临床康复护理实践

张艳婷 ◎著

辽宁科学技术出版社

沈 阳

图书在版编目（CIP）数据

临床康复护理实践 / 张艳婷著. —— 沈阳：辽宁科
学技术出版社，2022.7
ISBN 978-7-5591-2575-0

Ⅰ．①临… Ⅱ．①张… Ⅲ．①康复医学–护理学
Ⅳ．①R493

中国版本图书馆CIP数据核字（2022）第128366号

出版发行：辽宁科学技术出版社
　　　　　（地址：沈阳市和平区十一纬路25号 邮编：110003）、
印 刷 者：辽宁鼎籍数码科技有限公司
经 销 者：各地新华书店
幅面尺寸：185 mm × 260 mm
印　　张：14
字　　数：326千字
出版时间：2022年7月第1版
印刷时间：2022年7月第1次印刷
责任编辑：郑红
封面设计：李娜
责任校对：王玉宝

书　　号：ISBN 978-7-5591-2575-0
定　　价：88.00元

联系电话：024-23284526
邮购热线：024-23284502
http://www.lnkj.com.cn

前　言

　　近年来，随着康复医学的飞速发展，康复护理在理念、内容和技术等方面也发生了明显的改变，康复护理的定位更加清晰，康复护理的内容更加明确。因此，康复护理教材承载了更高的需求，并更为迫切。

　　本书重点介绍了康复、康复医学与康复护理学的基本概念、康复护理的评定、呼吸系统疾病的康复护理、心血管系统疾病的康复与护理、骨关节及骨系统疾病的康复护理、神经系统疾病的康复护理、常用康复护理技术等方面的内容，注重实用性、针对性、可读性，是临床护理人员不可或缺的学习资料，也是广大临床护理工作者了解康复护理学的重要参考书。

　　在编写过程中，由于时间和篇幅有限，难免存在疏漏和不足之处，望广大读者提出宝贵的意见和建议，以便日臻完善，在此表示感谢。

编　者

目　　录

第一章 绪论

1948年世界卫生组织（WHO）在《世界卫生组织章程》中确定的健康定义是：健康是指在身体上、精神上、社会生活上处于一种良好状态，而不仅是没有疾病或衰弱。该定义体现了医学观念的更新和模式转换。观念的更新是指完整的医学体系概念的更新。医学体系是指由预防、临床、康复和保健四个方面构成的完整体系。20世纪70年代以后生物医学模式向生物－心理－社会医学模式的转变，标志着以健康为中心的医学科学已迈进了一个崭新的发展时期，促进了社会医学、康复医学和整体医学的建立和发展。以健康的新概念和医学的新模式作为理念基础，提出指导康复治疗的四大原则，即功能训练、全面康复、融入社会和改善生活质量。

康复护理是伴随着康复医学而产生和发展的一门新兴学科，是护理学的一个重要分支。

我国的现代康复医学事业从20世纪80年代开始起步，目前得到了长足的进步，人们除了应用医疗措施外，还通过康复、教育、社会、职业和心理等方面措施改善患者功能，提高生活质量。因此，作为一名护理工作者，了解康复医学的基本知识，掌握康复护理的基本技能，对提高整体护理质量、改善和恢复患者的功能障碍、减少和防止残疾对患者的影响、促进患者全面康复是非常必要的。

第一节 康复

一、康复的概念

康复是达到下述目标的一个过程，旨在通过综合、协调地应用各种措施，消除或减轻病、伤、残者的身心、社会功能障碍，达到和保持生理、感官、智力精神和（或）社会功能上的最佳水平；使其借助某种手段，改变其生活，增强自立能力，使病、伤、残者能重返社会，提高生存质量。尽管有的病理变化无法消除，但经过康复，仍然可以达到个体最佳生存状态。

二、康复的内涵

康复使病、伤、残者所丧失或削弱的身心、社会功能尽快、尽可能地恢复、代偿或重建，以达到最佳状态，使病、伤、残者重返社会。在这一过程中，不只是单纯依靠医学手段，而要综合地采取教育康复、职业康复、社会康复和医学康复四个方面的措施。遵循全面康复的原则，即采取各种有效的措施使残疾人得到整体的康复，获得重返社会的能力。

（一）医学康复

医学康复是采用医学治疗方法（包括康复医学所特有的各种功能训练）促进康复。由临床医师、护士、康复医师和康复治疗师来实施。医学康复是康复的基础和出发点，是康复取得成效的关键。

（二）教育康复

教育康复主要是指通过对残疾人的特殊教育，提高功能障碍者的素质和能力。如盲人学习盲文、聋哑人学习手语等。

（三）职业康复

职业康复是指对残疾人在就业时进行就业能力的评定，帮助他们选择合适的职业，并进行就业前的训练，使残疾人获得适合其能力的职业。主要由职业咨询师来实施。职业康复是使残疾人自立于社会的根本途径，对实现康复目标具有十分重要的作用。

（四）社会康复

社会康复是研究和协助解决残疾人经过医学康复、教育康复和职业康复后，重返社会时遇到的一切社会问题的工作。社会康复是康复工作的重要组成部分，其水平与社会制度、经济发展水平及地域文化等密切相关。社会康复的中心工作是维护残疾人的权利与尊严，帮助残疾人解决各种困难，改善生活条件，使之充分参与社会活动，实现自身价值。社会康复的中心内容主要有以下四个方面：①建立无障碍设施。②改善法律环境。③改善经济环境。④改善社会精神环境。

三、康复服务的方式

WHO 提出康复服务的方式有康复机构的康复（IBR）、上门康复服务（ORS）和社区康复（CBR）三种。

（一）康复机构的康复

康复机构的康复包括综合医院中的康复医学科、康复门诊、专科康复门诊、专科康复医院（中心）以及特殊康复机构等。这些机构有较完善的康复设备，有经过正规训练的各类专业人员，有较高的专业技术水平，能解决病、伤、残各种康复问题，但收费较高，需要患者登门求医。

（二）上门康复服务

上门康复服务指有一定水平的康复人员，亲自到病、伤、残者家庭或社区进行康复服务。这种康复服务的范围受到制约，有一定的局限性。

（三）社区康复（基层康复）

社区康复（基层康复）是指在社区范围内，依靠社区资源（人、财、物、技术）为本社区病、伤、残者提供必要的以医疗康复为基础的全面康复服务。CBR 强调发动社区、家庭和伤残者参与，以医疗、护理、教育、社会、职业等全面康复为目标，建立固定的转（送）诊系统，以解决当地无法解决的一些康复问题。

以上三种康复服务是相辅相成的关系，并不相互排斥。WHO 十分重视社区康复的推广，认为这是解决诸多康复问题的根本途径。如果没有社区康复，仅靠康复机构无法解决占人口 10％～15％的残疾人的康复问题。

第二节　康复医学

一、康复医学的概念

康复医学（RM）是具有基础理论、评定方法及治疗技术的独特医学学科，是研究有关功能障碍的预防、诊断、评定、治疗、训练和处理的一门医学学科，是促进病、伤、残者康复的医学。康复医学是卫生保健不可缺少的部分，现已和保健医学、预防医学、临床医学并列成为现代医学的四大分支之一。康复医学不等同于康复学，只是康复学的一个组成部分，两者不能混用。康复医学工作主要是恢复残疾者的功能，为其重返社会创造基本的条件，而康复学则包括了使残疾者重返社会的一切工作。

现代康复医学发源于美国，以及欧洲、南美洲等，以"物理医学与康复（PM&R）"作为本学科名称。国际著名康复医学期刊都是以"物理医学与康复"作为其刊名。人们确定"康复医学"与"物理医学与康复"是同义语，可以互换。可见物理医学与康复的密切关系。

康复医学作为一门独立的学科，与临床医学有着显著的区别，临床医学主要是运用药物、手术等方法治愈疾病，而康复医学则主要是综合运用运动疗法、物理因子疗法、作业疗法以及康复工程等手段最大限度地恢复患者的功能。

二、康复医学的工作对象

康复医学的诊疗对象主要是损伤与急、慢性疾病和老龄带来的功能障碍者，先天发育障碍者。功能障碍是指身体、心理不能发挥正常的功能。功能障碍可以与伤病共存，也可以是伤后遗留的，还可以与伤病无关而独立存在，因此康复医学涉及临床相关专科，康复医学的主要病种如下：

（一）神经系统疾病和伤残

脑卒中、颅脑损伤、脊髓损伤、脑性瘫痪、脊髓灰质炎后遗症、周围神经疾病和损伤、帕金森病等。

（二）骨关节及肌肉疾病

截肢及断肢再植术后、手外伤、颈椎病、腰腿痛、肩周炎、关节炎、关节置换术后、骨折后及骨关节其他手术后、脊柱侧弯等。

（三）心肺疾病

冠心病、原发性高血压、慢性阻塞性肺疾病等。

（四）感官及智力残疾

儿童听力及语言障碍、智障者、大脑发育迟缓、视力残疾等。

（五）精神残疾

抑郁症、焦虑症等。

（六）其他

烧伤、慢性疼痛、糖尿病、恶性肿瘤等。

三、康复医学的组成和工作内容

康复医学的组成较广，包括康复医学理论基础、康复评定和康复治疗。

（一）康复医学理论基础

涵盖康复、康复医学的基本概念，康复医学基础（包括残疾学、人体运动学、人体发育学、物理学、功能重建的理论等）以及康复医学与其他临床医学的联系等。

（二）康复评定

康复评定是指在临床检查的基础上，对病、伤、残者的功能状况及其水平进行客观、定性和（或）定量的描述，并对结果做出合理解释的过程，又称功能评定。康复评定是康复治疗的基础，没有评定就无法规划治疗、评价治疗。评定不同于诊断，远比诊断细致而详尽。康复评定主要包括以下内容：

1. 运动功能评定

运动功能评定包括肌力、肌张力、关节活动范围、步态分析、平衡与协调功能等评定。

2. 感觉功能评定

感觉功能评定包括浅感觉、深感觉和复合感觉。

3. 生物力学评定

4. 日常生活活动能力与社会功能评定

日常生活活动能力与社会功能评定包括日常生活活动能力评定和生活质量评定。

5. 脑高级功能评定

脑高级功能评定包括言语功能、吞咽功能、心理功能等评定。

6. 神经生理功能测定

神经生理功能测定包括肌电图、诱发电位、神经传导速度测定等。

7. 康复医学特殊问题的评定

康复医学特殊问题的评定包括压疮、疼痛、大小便和性功能障碍等的评定。

8. 环境评定

9. 就业前评定

（三）康复治疗

康复治疗是康复医学的主要内容。根据康复评定所明确的障碍部位和程度，从而制订出行之有效的康复治疗方案。常用的康复治疗技术主要包括以下几个方法：

1. 物理治疗

广义的物理治疗包括运动疗法和物理因子疗法，前者主要应用各种运动、有氧训练来增强肌力，改善关节活动度，增强耐力等；后者主要利用电、声、光、磁和力等物理因子来减轻炎症，缓解疼痛，促进局部血液循环等。

2. 作业治疗

作业治疗是以有目的的、经过选择的作业活动，对于身体上、精神上、发育上有功能障碍或残疾，以致不同程度的丧失生活自理和职业能力的患者，进行治疗和训练，使其恢复、改善和增强生活、学习和劳动能力。

作业疗法强调在完成作业活动时，要对患者进行心理教育、指导和训练；并强调应用辅助器具以提供帮助。作业疗法的适应证是十分广泛的。凡需要改善手的运动功能（特别是日常生活活动和劳动能力）、身体感知觉功能、认知功能和情绪心理状态，需要适应住宅、职业、社会生活条件，都适宜用作业疗法进行训练。

3. 言语治疗

言语治疗是对于各种原因引起的交流能力障碍患者，矫治各种言语障碍，恢复其听、说、理解能力。

4. 心理治疗

心理治疗是通过观察、谈话、实验和心理测验等对心理、精神、情绪和行为有异常的患者进行个别或集体的心理治疗。

5. 文体治疗

文体治疗是选择患者力所能及的文娱、体育活动对患者进行功能恢复训练。它既可以促进残疾人功能的恢复，又可以使患者得到娱乐，增加自信心及得到参加集体活动的机会。

6. 中国传统康复疗法

中医学中的按摩、针灸、气功，以及传统体育项目太极拳、五禽戏等都可以促进机体功能的恢复。

7. 康复工程学

康复工程学是工程技术人员在全面康复和相关工程理论的指导下，与各个康复领域的康复工作者、残疾人及其家属密切合作，以各种工艺技术为手段，帮助残疾人开发潜能，恢复其独立生活、学习、工作并重返社会、参与社会活动的能力的科学，是生物医学工程的分支。

8. 康复护理

康复护理是早期康复的主要组成部分，也是决定患者康复成功与否的关键组成部分。如果患者的功能未能很好地发挥，不能正常生活和工作，这就意味着护理工作还没有结束。

9. 职业康复

职业康复是对残疾者的身心功能状况、工作技能、职业专长及兴趣进行综合性评定，提出适合其工作的建议，并对其就业进行适应性训练。

10. 社会服务

社会服务是一项为残疾人的社会需求提供服务的工作。社会服务人员负责在患者住院期间帮助患者尽快熟悉和适应环境，帮助患者正确对待现实和未来，帮助患者家属向有关部门求得帮助，在治疗期间协调患者与各专业人员之间的关系等。

（四）临床康复学

目前已形成多个临床康复亚专业，包括神经康复、骨科康复、儿科康复、心肺康复、疼痛康复等。临床各科都需与康复医学科密切配合，早期康复介入。

（五）社区康复

社区康复（CBR）是 WHO 在 20 世纪 70 年代所倡导的一种行之有效的康复服务形式。

四、康复医学的工作方式

康复医学涉及多个学科，只有与相关学科配合和协作才能完成整体康复的目标。在患者康复的过程中，常采用多学科、多专业合作的团队合作方式，该方式包括：①学科间团队：

指与康复医学密切相关的学科组成治疗团队，这些相关学科包括神经内科、神经外科、骨科、风湿科、心血管内科和心血管外科、精神科、老年医学科等。②学科内团队：指康复医学机构内部的多种专业。比如以康复医师为组长，物理治疗师、作业治疗师、言语治疗师、心理治疗师以及康复护士等围绕患者目前功能障碍情况展开评定和治疗。在治疗前、治疗中和治疗结束时多次召开团队会议，分别进行评定、修改治疗计划或进行疗效总结，提出下一步的康复治疗意见。

五、康复医学的发展概况

康复医学经历了漫长的发展历程，从世界范围看其发展的过程主要有 4 个阶段：①萌芽期（1910 年以前）：早在公元前 370 年，温泉、磁石、按摩以及健身运动等物理因素就已被应用于风湿病、慢性疼痛等疾患的治疗。到 1910 年，运动疗法、作业疗法、电疗法和光疗法已逐渐形成。②形成期（1910－1945 年）：第一次世界大战后，战伤及小儿麻痹流行使残疾人增多，刺激了物理医学的迅速发展，如电诊断、电疗等，不仅用于治疗还用于诊断及预防残疾，逐渐发展成为物理医学。③确立期（1946－1970 年）：第二次世界大战期间伤员较多，为使伤员尽快返回前线，康复工作人员在物理医学的基础上采用综合康复治疗，如物理治疗、作业治疗、言语治疗、心理治疗、假肢和矫形支具装配等，大大提高了康复效果。④发展期（1971 年以后）：20 世纪 70 年代以后，康复医学在医疗、科研、教育等方面都有了快速的发展。

第三节　康复护理学

一、概念

康复护理学是促进病、伤、残者康复的护理学科，研究有关功能障碍的评定、护理、预防和处理（协助治疗、训练的护理措施），是康复医学的一个重要组成部分。

康复护理是在康复医学理论的指导下，围绕全面康复（生理、心理和社会方面）的目标，运用护理学专业知识与康复技术技能，与其他康复专业人员共同协作，对致残性疾病或残疾人进行专门的护理和功能训练，预防继发性残疾，最大限度地恢复残疾人或患者的功能，以促进和提高其生活自理能力。

二、康复护理的特点

（一）自我护理

康复护理是通过指导患者进行各种康复训练，发挥患者潜能，并由被动地接受护理变为自我照顾的主动护理，减少对他人或对辅助器具的依赖性。

（二）康复治疗在病房的延续

功能障碍者常需要接受多种康复治疗，并经常需要在康复护理人员指导下在病房内继续进行康复治疗，有不少康复治疗会贯穿康复护理的始末。

（三）长期性和延伸性

功能障碍存在时间往往较长，有时甚至是终身的。患者不可能长期住在医院，因此，护士要指导和安排患者回归家庭和社会后的康复护理，包括帮助他们适应环境，维持和进一步提高日常生活活动能力，进行必要的生活基础护理和康复护理咨询等。

三、康复护理的内容和原则

（一）康复护理的内容

康复护理的工作内容是以减轻功能障碍为核心，帮助解决功能维持、重组、代偿、替代、适应和能力重建的有关问题。在伤、病、残的各个不同阶段，工作重点各有不同。

1. 急性期

急性期包括观察残疾情况（性质、程度、范围及影响），发现和了解失去和残存的功能以及潜在的问题；预防感染、压疮、关节畸形与挛缩、肌肉萎缩等。

2. 功能恢复期

功能恢复期包括潜在能力的激发，残余功能的保持和强化，日常生活活动能力的再训练，康复辅助用具的使用指导等。

（二）康复护理的原则

1. 早期同步

早期同步即早期预防、早期介入，与临床护理同步进行。应把康复护理的重点放在急性期和恢复早期，这是功能恢复的关键。

2. 主动参与

由替代护理变为自我护理、促进护理，激发患者独立活动的能力。

3. 功能重建

残疾发生后应按照复原、代偿、适应的原则重建功能。

4. 整体全面

把患者作为整体，从身心、职业及社会各方面，运用各种康复护理的措施，实现全面康复。

5. 注重实用

功能活动的引发应与日常生活活动相结合，与患者的家庭、社区环境相结合，以促进患者生活自理能力的提高。

四、康复护理与一般护理的关系

（一）康复护理与一般护理的相同点

1. 基础护理

康复护理前首先应完成生活上的护理和有关的基础医疗措施，即完成基础护理的内容。

2. 执行医嘱

准确执行康复医嘱是完成康复治疗计划的保证。

3. 观察病情

严密观察患者病情和残疾的动态变化以及康复治疗的效果，及时向康复医师反映。

（二）康复护理与一般护理的区别

1. 护理对象

康复护理的主要对象是残疾者和慢性病患者，他们均存在各种功能障碍，需要多方面康复服务，这给护理工作者提出了特殊的任务。

2. 护理目的

康复护理首先要达成与一般护理相同的目的，使患者减轻病痛和促进健康，此外，还要预防和减轻功能障碍的程度，最大限度地恢复其生活和活动能力，使患者早日回归社会。

3. 护理内容

康复护理除一般护理内容外还有：①观察患者的功能障碍，以及在康复训练过程中功能障碍程度的变化，并认真做好记录，向相关人员报告。②预防继发性残疾和并发症。③学习和掌握各种有关功能训练技术，配合康复医师及其他康复技术人员对患者进行功能评定和功能训练。④指导患者进行"自我护理"。⑤残疾人和慢性病患者有其特殊的、复杂的心理活动，甚至行为异常，康复医护人员应理解、同情患者，时刻掌握康复对象的心理动态，及时耐心地做好心理护理工作。

4. 病房管理

康复病房不仅是治疗疾病的地方，也是进行功能训练的场所，对设施和环境的要求与一般病房略有区别。比如环境及病区设施应进行无障碍改造，以适应残疾者的需要。应尽可能鼓励和指导患者多活动，减少卧床时间。

5. 护士在康复中的作用

随着人们健康观的改变，护士的作用也得到了扩展，护士的工作场所不再局限于医院，而是扩展到社区、家庭、学校、养老院等广泛区域。护士在康复治疗和训练中起着极其重要的作用，他们不仅是医嘱的执行者，还是功能训练的实施者、协调者、观察者、教育者和研究者。

五、社区康复护理

(一) 概述

社区康复作为康复医学服务的一种形式，已经成为康复医学的重要组成部分。1976 年WHO 建议，通过社区康复的形式为残疾人提供基本的康复服务，把社区康复作为初级卫生保健的重要内容。我国从 1986 年开始进行社区康复试点工作，1991 年《残疾人保障法》确立了社区康复的地位。社区康复护理是将现代整体护理融入社区，在康复护师（士）指导下，在社区的层次上，依靠残疾人家属、社区康复护理人员，对社区残疾人进行家庭康复护理。

社区康复的优点是服务面广，实用易行，方便快捷，费用低，促进残疾人回归家庭和社会，应大力推广，以解决大部分残疾人的康复问题，社区康复护理是社区康复的重要内容，是实施康复治疗的一种重要形式。

(二) 社区康复护士应具备的素质

社区康复护士工作在基层，需要利用有限的条件，独立地为患者服务，因此必须具备以下素质：

1. 具有较强的敬业精神

社区康复护士的服务对象是残疾者、慢性病患者和老年患者，必须具有良好的职业道德和敬业精神，对其服务对象充满爱心和耐心。

2. 具备全面的专科护理和康复护理技术

在社区康复护理工作中，一名护士常同时负责多个专科患者的护理，同时也要采用多种康复手段对患者进行康复，如进行作业治疗、物理治疗等。

3. 具备相关的知识和技能

社区康复护理过程中，护士经常独立面对患者，熟悉相关的知识和技能才能令人满意地解答患者的问题。如了解心电图、动态心电图、家庭吸氧机、各种物理治疗仪的使用方法等。

4. 具备现代康复的思想和理念

护士在社区康复工作中应该以现代康复思想为指导，把医学康复、职业康复、心理康复和社会康复紧密结合起来，以达到帮助残疾人恢复功能、重返家庭和社会的目的。

5. 具备良好的沟通能力

在社区康复护理中，护士常直接与患者及其家属接触，想要取得他们的信任和合作，必须具有良好的人际沟通能力。

（三）社区康复护理的工作内容

1. 残疾普查

在社区范围内调查残疾人的数量、残疾种类、致残原因、残疾人分布、残疾状况、社区概况等，为制订残疾预防方案和开展社区康复服务提供客观依据。

2. 残疾预防

依靠社区的力量，积极开展预防接种、环境卫生、优生优育和卫生宣传等工作，把"预防为主"的方针渗透到社区工作的各个方面，使之成为社区公众的意识和行为。

3. 康复训练

依靠社区的各种力量，在家庭和（或）社区康复站，对残疾人实施康复训练。

4. 就业咨询和指导

为残疾人提供就业咨询和指导，努力帮助他们解决就业问题，以提高残疾人的社会适应能力。

5. 义务教育

帮助残疾儿童完成九年义务教育。

6. 文体活动和社会活动

组织残疾人开展文体活动和社会活动，并帮助残疾人改善家居环境及社区内的无障碍生活环境。

六、康复护理学的发展

随着人口老龄化、慢性病患者的增多及医学急救技术的不断提高，康复医学所面临的服务对象越来越多，康复医学也得到了迅速发展。康复护理学作为康复医学中不可缺少的重要部分和一门新兴的学科，得到了各国政府的重视和社会的公认。1997年中华护理学会康复护理学分会成立，标志着我国对康复护理事业的重视。与此同时，康复护理理论、康复护理技术和康复护理科研也取得了十分显著的成绩，在我国康复专科护士的培训也初具规模。

人类对健康的需求提高，对康复护理的需求亦越来越迫切，为康复护理学的发展提供了更广阔的空间。具体体现在：①康复护理工作范围扩大，不仅在医院、康复中心、康复机构进行，还在养老院、疗养院、社区、家庭广泛开展，而社区亦将成为实施康复的重要场所之一。②康复护理学与各学科相互渗透，已广泛应用于神经、精神、肿瘤、骨折、内分泌等领域以及伤病的各个阶段，成为现代护理工作的重要组成部分。③传统康复护理与现代康复护理相结合，创建具有中国特色的康复护理，亦是促进我国康复护理事业发展的重要措施。④康复护理人员不仅要有临床护理人员的基础理论和实践经验，还要有康复医学及康复护理学的理论知识和专业技能，这就要求培养较高层次的康复护理人员，需要对其进行专业的规范化培训，并与各种形式的继续教育相结合。⑤康复技术的提高和康复设备的更新等，必将为培养较高层次的康复护理人才、加强康复护理学科的建设，以及开展康复护理的研究提供更为广阔的空间。

第二章 康复护理评定

康复护理评定是康复护理工作的重要内容，是康复护理的基础，一切康复护理工作都从评定开始，至评定结束，评定贯穿于康复护理的整个过程。康复护理人员只有掌握了正确的评定方法，才能根据专业特点和患者自身情况拟定康复护理目标，制订康复护理计划，确定康复护理的效果。

康复评定是对病、伤、残患者的功能状况及其水平进行定性和（或）定量描述，并对其结果做出合理解释的过程。康复评定是康复医学的重要组成部分，康复评定不同于临床医学的疾病诊断，不是寻找疾病的病因或进行疾病的诊断，而是客观地评定功能障碍的种类、性质、部位、范围、严重程度、发展趋势、预后和转归。康复护理评定也称康复护理评价或评估，是护理人员收集患者的相关资料，对其功能状况进行描述，并对其结果进行比较、分析、解释，对功能障碍进行诊断的过程。

康复护理评定的作用具体表现在以下几个方面：明确护理诊断、制定护理目标、判定护理效果、反馈调整、估计预后、有利于护理研究、为回归社会做准备。康复护理评定的方法有：访谈法、观察法、量表检查法、问卷调查法、器械检查等。

康复护理评定的过程一般分为收集资料、分析研究资料及确立康复护理目标、制订康复护理计划 3 个阶段。在每个阶段中都需要根据不同的目的采取不同的方法。

康复护理评定是康复护理工作科学、有序地进行的基本依据和保证，是康复护理工作的重要内容。为了做好康复护理评估工作，有以下几点要求：

1. 明确评定的目的

根据目的选择适宜的评定内容、方式和方法等。

2. 选择适宜的评定方法

任何康复护理评定方法必须满足可信性、有效性、灵敏性和统一性的基本要求。

3. 避免误差

评定的仪器必须处于良好的功能状态，尽可能减小误差。

4. 取得合作

评定前向患者解释说明评定的目的、需采用的方法，以消除其顾虑。检查时动作熟练、快捷、准确，时间应尽量短，避免引起患者疲劳和厌烦情绪。

5. 评定环境

光线明亮，环境舒适、幽雅；为减少外界干扰，减轻患者的心理负担，并从维护患者隐私的角度出发，评定环境应安静、隐蔽，必要时用屏风遮挡。

6. 确保结果客观可靠

一般检查与测量需做 3 次，取其平均值，并做健、患侧对照检查，以求结果客观可靠。

第一节 运动功能评定

一、肌力评定

肌力是指肌肉收缩产生的最大力量。肌力评定是测定受试者在主动运动时某块肌肉或肌群收缩的力量，以评定该肌肉的功能状态。神经系统的病变和损伤常引起肌力的改变，骨关节系统疾病和失用性肌萎缩也可造成肌力的减退。肌力测定对肌肉骨骼系统及神经系统病损，尤其对周围神经系统病损的功能评估十分重要。肌力评定方法有徒手肌力检查和器械检查两种方法。

（一）徒手肌力检查

徒手肌力检查（MMT）是目前临床常用的检查肌力的方法。检查时要求受试者在特定的体位下，分别在减重力、抗重力和抗阻力的条件下完成标准动作。检查者通过触摸肌腹、观察肌肉运动情况和关节的活动范围以及克服阻力的能力，来确定肌力的大小。

（二）器械检查

在肌力超过3级时，为了进一步较细致地定量评定，可以用专门器械和设备做肌力测试。根据肌肉不同的收缩方式可选用不同的测试方式，包括等长肌力检查、等张肌力检查及等速肌力检查。

1. 等长肌力检查

在标准姿势下用特制测力器测定一块肌肉或一组肌群的等长收缩肌力称为等长肌力检查。常用检查项目包括以下几项：

（1）握力：用大型握力计测定。测试时上肢在体侧下垂，握力计表面向外，将把手调节到适宜的宽度。测试2～3次，取最大值。正常值一般为体重的50％。

（2）捏力：测定拇指和其他手指指腹的捏力，可用捏力计测定。正常值约为握力的30％。

（3）背肌力：即背拉力，用拉力计测定。测定时两膝伸直，将把手调节到膝盖高度，然后做伸腰动作时拉把手。此法易引起腰痛患者症状加重或复发，因此一般不用于腰痛患者，而用俯卧位法检查代替。正常值：男性为体重的1.5～2倍，女性为体重的1～1.5倍。

（4）四肢各组肌力测定：在标准姿势下通过钢丝绳及滑轮拉动固定的测力计（弹簧秤），可对四肢关节各组肌肉的等长肌力进行个别测定。

2. 等张肌力检查

即测定肌肉进行等张收缩使关节进行全幅度运动时所能克服的最大阻力。做1次关节全幅度运动所能对抗的最大阻力称此关节屈或伸的1次最大阻力（1RM），测出完成10次规范的关节全幅度运动所能对抗的最大阻力称10RM，测定时对适宜负荷及每次测试负荷的增加量应有所估计，避免多次反复测试引起肌肉疲劳，影响测试结果。运动负荷可用哑铃、沙袋、砝码等可定量的负重练习器进行。

3. 等速肌力检查

等速运动是整个运动过程中运动速度（角速度）保持不变的一种收缩方式。用带计算机的 Cybex、kin-com 等等速测力器进行肌力测试。测试时肢体带动仪器的杠杆进行大幅度往复运动。运动速度用仪器预先设定，肌肉用力不能使运动加速，只能使肌张力增高，力矩输出增加。此力矩的变化由仪器记录，并同步记录关节角度的改变，绘成双导曲线，并自动进行数据记录。这种等速测试法精确合理，能提供多方面的数据，已成为肌肉功能评价及其力学特性研究的良好手段。但等速肌力测试仪价格昂贵，操作较复杂，不同型号仪器测试结果有显著差异，无可比性。

（三）肌力检查的注意事项

为使检查结果准确、稳定、具有较好的可重复性与可比性，应使操作过程严格规范化。要特别注意以下几个方面：

1. 采用正确的测试体位，等长测试时要特别注意使关节处于正确的角度。

2. 测试动作应标准化，方向正确，近端肢体应固定于适当体位，防止替代动作。

3. 进行适当的动员，使受试者积极合作，并处于适当的兴奋状态。

4. 规定适当的检查时机，一般锻炼后、疲劳时或饱餐后不可做肌力测试。

5. 每次测试都要做左右两侧对比，因正常肢体的肌力也有生理性改变。一般认为两侧差异大于 10% 有临床意义。

6. 避免引起不良反应，如持续的等长收缩可使血压明显升高，心脏负荷增加，有高血压或心脏疾病患者慎用，明显的心血管疾病患者忌用。

7. 注意肌力测试不适用于上运动神经元损害的运动功能评估，如脑卒中后偏瘫肢体出现痉挛后的偏瘫侧运动功能评估不宜采用肌力检查。

二、关节活动范围评定

关节活动范围（ROM）是指关节运动时所通过的运动弧，通常以度数表示，亦称关节活动度。关节活动可以分为主动活动和被动活动，因此关节活动度也可以分为主动关节活动度和被动关节活动度。关节活动度的评定是对于一些能引起关节活动受限的身体功能障碍性疾病，如关节炎、骨折、烧伤以及手外伤等的首要评定过程。关节活动度受限的因素主要有关节骨性解剖结构异常、关节周围软组织病变、运动关节的肌肉软弱无力和拮抗肌张力过高等。

（一）关节活动度检查的目的

1. 判定关节活动障碍的程度。

2. 通过检查发现影响关节活动度异常的原因。

3. 为选择治疗方案提供依据。

4. 作为治疗效果的评价手段。

（二）测量工具与测量方法

1. 测量工具

测量工具包括量角器、电子角度计、皮尺、两脚规等，根据测量部位和测量需要的不同，选择不同的测量工具。两脚规可用于测量拇指外展的活动度，但更多的是使用量角器，测量关节远端骨所移动的度数。

（1）通用量角器：由圆形的刻度盘、固定臂和移动臂构成。固定臂与刻度盘相连，不能移动；移动臂的一端与刻度盘的中心相连，可移动。通用量角器主要用于四肢关节活动范围的测量。

（2）电子角度计：固定臂和移动臂为 2 个电子压力传感器，刻度盘为液晶显示器。电子量角器测量准确程度优于通用量角器，且重复性好，使用方便。

（3）指关节量角器：为小型半圆形量角器，半圆形的刻度盘和固定臂相连为一体，不能移动；移动臂与半圆形的刻度盘相连，可以移动。指关节量角器适用于手指关节活动范围的测量。

（4）脊柱活动量角器：用于测量脊柱的屈、伸活动度，也可用于脊柱侧弯的测定。

2. 测量方法

关节活动度的测量是一项非常严格的评价技术，有较高的信度、效度要求，必须严格按照以下要求进行测量。

（1）体位：全身所有的关节按解剖中立位放置为 0°。前臂的运动手掌面在矢状面上状态为 0°。

（2）测量：将量角器的中心点准确对到关节活动轴中心（参照一定的骨性标志），固定臂与构成关节的近端骨长轴平行，移动臂与构成关节的远端骨长轴平行，并随着关节远端肢体的移动，在量角器刻度盘上读出关节活动度。使用方盘量角器时采取适当体位使关节两端肢体处于同一个垂直面上，并使一端肢体处于水平位或垂直位，以方盘的一边紧贴另一肢体，使其刻度面与肢体处于同一垂直面上，即可读得关节所处的角度。

（3）固定：检查时应帮助被检查者保持体位的固定，防止被测关节运动时其他关节参与运动。

（三）注意事项

1. 检查前应向患者耐心说明检查的方法和目的，以取得患者的配合，防止出现错误的姿势和代偿运动，必要时可以给患者做示范。

2. 充分暴露要测量的关节及肢体，以便寻找相应的骨性标志。

3. 测量应该在正确的体位下进行，注意两侧肢体对比。

4. 量角器的轴心应与关节活动的轴心保持一致，并应选择在适当的骨性标志上，固定臂和移动臂保持与关节两侧的肢体平行。

5. 通常先测量关节的主动活动范围，再查被动活动范围。

6. 被动运动关节时手法要柔和，速度要缓慢，特别是对有疼痛或痉挛的患者更不能进行快速运动。

7. 如果主动运动和被动运动的关节活动范围不一致，则提示有肌肉瘫痪、肌腱挛缩或粘连等问题，此时应以被动活动范围为准，而把主动运动的检查结果记录在括号内。

8. 在检测过程中如果发现关节变形、肿胀、疼痛、痉挛、挛缩等应予以记录。

三、平衡与协调功能评定

人体要正常进行随意运动和完成日常生活活动，必须要有一定姿势和体位的控制能力，也就是要有保持身体平衡的能力。与此同时，要使活动平稳、准确、协调，身体还必须有良好的协调能力。平衡和协调能力相互配合，共同发挥作用，才能完成人体的正常活动。因此，平衡和协调功能的评定是运动功能评定中不可缺少的组成部分。

（一）平衡功能评定

平衡是指身体重心偏离稳定位置时，通过自发的、无意识的或反射性的活动，以恢复重心稳定的能力。正常的平衡功能可以使人体在各种情况下，如静止、运动或受到外力等时能够保持正常的体位，在随意运动中随时调整姿势以及安全有效地对外来的干扰做出反应。

平衡的控制是一种复杂的运动技巧。人体平衡的实现，有赖于在中枢神经系统控制下的感觉和运动系统的共同参与和合作。许多疾病或损伤可以引起平衡功能障碍，了解平衡障碍的性质、程度及原因是进行康复治疗的基础，因此对平衡功能障碍的患者应进行全面系统的评定。

1. 平衡的种类

（1）静态平衡：又称一级平衡，指人体在无外力作用下，在睁眼和闭眼时维持某种姿势稳定的过程。

（2）自动态平衡：又称二级平衡，指人体在无外力作用下从一种姿势调整到另外一种姿势的过程，在整个过程中保持平衡状态。

（3）他动态平衡：又称三级平衡，指人体在外力的作用下，当身体重心发生改变时，迅速调整重心和姿势，保持身体平衡的过程。

2. 适用疾病及人群

①各种中枢神经系统损害：如脑外伤、脑卒中、帕金森病、脑性瘫痪、脊髓损伤等。②各种眩晕症。③各种骨科疾病或损伤：如骨折、截肢、关节置换、运动损伤及外周神经损伤等。④老年人、运动员及飞行员等。

3. 评定方法

常用方法有观察法、量表法和平衡测试仪评定三种，前两者属于主观评定，简单、方便，但准确性较差，后者属于客观评定，较为精确，是近十年来国际上发展较快的一种测试方法，但设备较为复杂。

（1）观察法：通过观察评定对象在静止状态和运动状态下的平衡表现，做出评定。①静止状态：分别让评定对象睁、闭眼坐，睁、闭眼站，双脚并立站，脚跟碰脚尖站，单脚交替站，观察能否保持平衡。②运动状态：分别让评定对象坐、站时移动身体，脚跟碰脚尖行走，足跟行走，足尖行走，走直线，侧方行走，倒退走，绕圈走，绕过障碍物行走等，观察能否保持平衡。

（2）量表法：按照量表的内容进行主观评定，然后记录并评分，较观察法更为客观一些。目前信度和效度较好的量表主要有 Berg 平衡量表、Tinnetti 量表等。Berg 平衡量表包括站起、坐下、独立站立、闭眼站立、上臂前伸、转身一周、双足交替踏台阶、单腿站立等 14 个项目。

（3）平衡测试仪评定：平衡测试仪评定包括静态平衡测试和动态平衡测试。设备由受力平台即压力传感器、显示器、电子计算机及专用软件组成，它可以通过高精度的压力传感器和计算机技术系统控制和分离各种感觉信息的输入，评定躯体感觉、视觉、前庭系统对于平衡及姿势控制的作用与影响。测试结果可以以数据和图的形式显示出来。此系统既可以评定平衡功能障碍的程度及病变部位，评价康复治疗的结果，又可以用于平衡训练。

（二）协调功能评定

协调是指人体产生平滑、准确、有控制的运动的能力。协调是完成精细运动和技能动作（如弹钢琴）的必要条件，也是姿势控制（如站、走、跑、跳）和完成日常生活活动（如做饭、打扫房间）等必须具备的基本条件。协调功能障碍又称为共济失调，患者在运动时表现为笨拙、不平衡和不准确。与平衡控制相似，保持人体协调也需要三个环节的参与：感觉输入、中枢整合、运动控制，但与平衡有所不同。

临床上主要通过观察患者在完成指定动作中有无异常来进行协调功能的评定，常用的检查方法有：

1. 指鼻试验

嘱被测试者一侧上肢外展，然后用食指跆跖屈挛缩时足跟不能着地，摆动时以增加髋及膝屈曲度来代偿，状如跨栏，故称跨栏步，此时患肢支撑期指尖触自己的鼻尖，分别在睁眼、闭眼、不同方向及不同速度下反复进行。

2. 指指试验

测试者与被测试者相对而坐，嘱其用示指触测试者的示指，先后在睁眼和闭眼时完成。小脑或迷路病损者，手指总是偏向患侧。

3. 轮替动作

让被测试者两手向前平伸，反复做快速的旋前、旋后动作，或双手反复同时（或交替）做握拳、伸开动作，速度逐渐增快。

4. 跟—膝—胫试验

嘱被测试者处于仰卧位，抬起一侧下肢，先将足跟放在对侧的膝关节上，再沿胫骨前缘向下推移。如小脑损害时，足跟不易放到膝关节上（辨距不良）或出现震颤，向下推移时左右摇晃。感觉性共济失调时闭目足跟难以放到膝关节上。

5. 龙贝格征

龙贝格征又称闭目难立征，让被测试者两脚并拢，两手向前平伸，闭目站立。出现身体摇晃或倾斜为阳性。小脑共济失调者闭目和睁目时均为阳性，感觉性共济失调者仅在闭目时出现阳性。

（三）注意事项

1. 测评时主要观察动作的完成是否直接、精确，时间是否正常，在动作的完成过程中有无辨距不良、震颤或僵硬、增加速度等。

2. 记录共济失调是一侧性或双侧性，什么部位最明显。

3. 准确记录睁眼、闭眼有无差别。

四、步态分析

步态是一个人行走时表现出的姿态，即行走的模式，它是人体结构与运动调节系统、行为及心理活动在行走时的外在表现。正常的步态有赖于中枢神经系统和运动系统正常协调的工作，其中任何部位出现病变和损害都会使步态出现异常。步态分析是研究不同规律的检查方法，旨在通过生物力学和运动学的手段，来分析患者是否存在行走功能异常，并揭示步态异常的原因，从而协助康复医师制订有针对性的步态矫正方案。

（一）步态周期

步态周期：人在正常步行时，从一侧的足跟着地起，到此侧足跟再次着地为止，称为一个步行周期。在每个步行周期中，该侧下肢要经历支撑期和摆动期两个阶段，其中支撑期指足接触地面和承受重力的时期，占整个步行周期的 60%；摆动期是指足在空中向前摆动的时期，占步行周期的 40%。支撑期包括了足跟着地、足放平、支撑中期、足跟离地、足趾离地 5 个阶段。摆动期包括了加速期、摆动中期、减速期 3 个阶段。

（二）步态分析的常用参数

1. 步宽

两侧足中线之间的距离，正常值：（8±3.5）cm。

2. 步长

行走时左右足跟或足尖先后着地两点间的距离，即一步移动的距离，正常值：男性（78±6）cm；女性（62±5）cm。

3. 跨步长

同侧足跟（或足尖）前后两次着地间的距离。正常值：男性（160±5）cm；女性（130±5）cm。

4. 足角

足角是足的长轴和纵轴线形成的夹角，正常值约为 6.75°。

5. 步频

步频指每分钟的行走步数，正常值为 95～125 步/min。

6. 步速

单位时间内行走的距离，正常值为 65～100m/min。

（三）步态分析的方法

分为临床分析和实验室分析两个方面。临床分析多用观察法和测量法，实验室分析需借助步态分析仪。

1. 观察法

观察法是一种定性分析的步态分析方法，采用目测观察的方法发现患者行走时的步态有无改变和异常，以及异常的部位、性质，并找出原因，作为制订康复治疗方案的依据。这种方法不需特殊仪器和设备，简便易行，是临床常用的步态评定方法之一，但这种方法的准确性与评定者的经验密切相关，主观性较强。具体检查方法：检查时让患者充分暴露下肢，以其习惯的姿态及速度来回步行数次，观察全身姿势是否协调，下肢各关节在各时期的角度是否正常，速度及步幅是否匀称，上肢摆动是否自然等；让患者快速及慢速步行，必要时做随意放松的步行及集中注意力的步行，分别进行观察；穿戴支具或矫形器后再进行观察，并进行前后对比。

2. 测量法

测量法是一种简单定量的方法。可以测定时间参数，即让患者在规定距离的道路上行走，用秒表计时，实测行走距离不少于 10 m，起点与终点两端应至少再加 2 m 的距离以便受试者加速起步和减速停下。也可测定距离参数，常用足印法，即用滑石粉或墨水使患者行走时能在规定的走道上或地面铺的白纸上留下足印。测试距离至少 6 m，每侧足部多于 3 个连续足印，以利于分析左右两侧步态参数。

3. 步行能力评定

步行能力评定是一种相对精细的和半定量的评定，常用 Hoffer 步行能力分级、Holden 步行功能分类等进行评价。

4. 实验室步态分析

实验室步态分析是一种定量的步态分析，包括运动学分析和动力学分析。①运动学分析：主要观察步态的距离和时间参数，如步长、跨步长、步频、站立相和摆动相在步态周期中分别所占时间及其比例以及步行速度等参数。②动力学分析：主要通过观察某种步态特征进行成因学分析，如人体的重力、地面反作用力、关节力矩、肌肉的拉力等力的分析及人体代谢能量与机械能的转换与守恒等的分析。动力学研究需要科技含量高的设备，价格昂贵，分析过程复杂，多用于步态的科学研究工作。

目前国际上较先进的步态分析系统由以下部分组成：①摄像机：一般需配备 4～6 台，带红外线发射源，固定于步态实验室的位置。②反光标记点：小球状，粘贴在关节部位。③测力台：用于测量行走时地面的支撑反作用力。④表面肌电图：将表面肌电图的电极放在检测肌肉的表面，动态观察步行过程中的肌电变化。⑤计算机分析系统：将摄像机、测力台和表面肌电图所收集到的数据进行三维分析，提供各种参数和图形。

（四）临床常见异常步态

1. 短腿步态

如一腿缩短超过 3 cm 时，患腿支撑时可见同侧骨盆及肩下沉，故又称斜肩步，摆动时则出现代偿性足下垂。

2. 关节强直步态

下肢各关节挛缩强直时步态随之改变，关节挛缩于畸形姿势和位置时改变更明显。如髋关节屈曲挛缩可以引起代偿性骨盆前倾，腰椎过伸，步幅缩短，膝屈曲挛缩30°以上时可出现短腿步态。膝伸直挛缩、摆动时可见下肢外展或同侧骨盆向上提起，以防止足趾拖地。踝跖屈挛缩时足跟不能着地，摆动时以增加髋及膝屈曲度来代偿，状如跨栏，故称跨栏步，此时患肢支撑期常有膝过度伸直，可引起膝反屈。

3. 关节不稳步态

如先天性髋关节脱位步行时左右摇晃如鸭步。

4. 疼痛步态

当各种原因引起患肢负重疼痛时，患者会尽量缩短患肢的支撑期，使对侧摆动腿呈跳跃式快速前进，步幅缩短，又称短促步。

5. 肌肉无力步态

①胫前肌无力步态：胫前肌无力时足下垂，摆动期增加髋及膝屈曲度以防足趾拖地，形成跨栏步。②股四头肌无力步态：在患腿支撑期不能主动维持稳定的伸膝，故患者使身体前

倾，以便膝被动伸直，髋微屈以加强臀肌及下肢后肌群的张力，帮助被动伸膝。在支撑早期利用膝的持续过伸作为一种代偿性稳定机制常导致膝反屈。如同时有伸髋肌无力，则患者常俯身按压大腿使膝伸直。③臀大肌无力步态：伸髋肌软弱时，患者常使躯干用力后仰，使重力线通过髋关节后方以维持被动伸髋，并控制躯干的惯性向前运动，形成仰胸凸肚的姿态。④臀中肌无力步态：常见于脊髓灰质炎后遗症。一侧臀中肌软弱时不能维持髋的侧向稳定，故患者在支撑期躯干偏向患侧，防止对侧髋部下沉并带动对侧下肢提起及摆动。两侧髋外展肌损害时，步行时上身左右摇摆，状如鸭子，又称鸭步。

6. 肌痉挛步态

因肌张力过高引起。①偏瘫步态：常有患足下垂、内翻，下肢外旋或内旋，膝不能放松屈曲，为了避免足部拖地，摆动时常使患肢沿弧线经外侧回旋向前，故又称回旋步。上臂常屈曲内收，摆动停止。临床所见的偏瘫步态可有较多的变异。②剪刀步：又称交叉步，多见于脑瘫或高位截瘫患者。因内收肌痉挛，步行时两髋内收，两膝互相摩擦，步态雀跃不稳。

7. 其他中枢神经损害

①小脑性共济失调时，步行摇晃不稳，状如醉汉，故称酩酊步态。②帕金森病或其他基底节病变时，步态短而快，有阵发性加速，不能随意立刻停止或转向，手臂摆动缩小或停止，称前冲步态或慌张步态。

（五）注意事项

1. 采用观察法评定步态时，要按照一定的顺序观察，比如踝关节、膝关节、髋关节、骨盆、躯干等。

2. 为了防止长时间评定造成患者疲劳，可以采用录像的方法，反复观看。

3. 定量分析时，嘱患者放松行走，双下肢分别踩在两块测力台上。

第二节　感觉功能评定

一、概述

感觉是人脑对直接作用于感受器的客观事物的个别属性的反映，如大小、形状、颜色、湿度、气味、味道等都是物体的个别属性。正常的感觉是人体进行有效的功能活动的基本保证，因此感觉检查是康复过程中非常重要的评定内容。感觉评定的目的就在于发现被检查者有无感觉障碍及感觉障碍的分布、性质及程度，从而为确定引起感觉障碍的病变部位，寻找病因提供依据，同时还可以为制订作业治疗方案、确定开始感觉再教育的时间以及如何在作业治疗中预防受伤提供指导。

（一）感觉的分类

通常将感觉分为一般感觉和特殊感觉两大类。

1. 一般感觉

一般感觉包括浅感觉、深感觉和复合感觉（皮质感觉）。

（1）浅感觉：包括痛觉、触觉和温度觉，是皮肤和黏膜的感觉。

（2）深感觉：包括运动觉、位置觉、振动觉，是肌腱、肌肉、骨膜和关节的感觉。

（3）复合感觉：包括形体觉、两点辨别觉、定位觉、图形觉、重量觉等，是皮质感觉。它是大脑顶叶皮质对各种感觉进行分析、比较和综合而形成的。

2. 特殊感觉

包括视觉、听觉、嗅觉、味觉等，具体检查方法同神经科检查。

（二）感觉障碍的性质

1. 感觉异常

在无外界刺激的情况下，患者身体的某部分自发地出现异常感觉，如麻木、蚁走感、针刺感、寒冷感、温热感等。

2. 感觉倒错

如对触觉刺激感到疼痛，对温热刺激感到寒冷。

3. 感觉迟钝

程度较强的刺激才能被感受到，或给予刺激后经过一定的潜伏期才能感知到，随后感觉向周围扩散，刺激停止后一段时间仍能被感觉到。

4. 感觉过敏

指患者对刺激的反应超过正常，轻微刺激就可引起剧痛。

5. 感觉减退

给予强烈刺激才能引起一般感觉。

6. 感觉缺失

在清醒状态下，对刺激全无感觉。

二、评定方法

康复感觉的评定主要是指对一般感觉的评定。具体方法如下。

（一）浅感觉检查

1. 痛觉

用大头针以均匀的力量刺激受试者的皮肤，同时让受试者指出受刺激的部位以及描述具体的感觉。

2. 触觉

检查者用棉絮或软毛笔轻触受试者的皮肤，让受试者指出有无轻痒的感觉以及受刺激的部位。

3. 温度觉

用盛有热水（40～45℃）及冷水（5～10℃）的试管接触受试者皮肤，询问有无热或冷的感觉。检查时冷热试管交替进行检查，并注意于双侧对称部位进行对比。

（二）深感觉检查

1. 位置觉

受试者闭目，检查者将其任一肢体放置在某一位置上，让受试者说出肢体所处的位置，或用另一肢体模仿出相同的位置。

2．运动觉

受试者闭目，测试者轻握其足趾或手指进行被动屈或伸的活动（5°左右），让其说出运动方向。检查活动幅度应由小到大，以了解减退程度。

3．振动觉

用振动的音叉（每秒振动 128 次）柄置于受试者骨隆起处，询问受试者有无振动感，并注意振动感持续的时间。

（三）复合感觉检查

复合感觉的检查只适合对深、浅感觉均正常的受试者进行。

1．两点辨别觉

用分规的两脚分别刺激皮肤的两点，如果受试者感觉为两点，逐渐缩小两点的距离，直到受试者感觉为一点位置，测量其距离。身体不同部位两点辨别觉的灵敏度不同，以舌尖、鼻尖、手指最灵敏，四肢近端和躯干最差。触觉正常而两点辨别觉障碍见于额叶疾患。

2．图形觉

让受试者闭目，用火柴棒或铅笔在其皮肤上写数字或画图形，看受试者能否辨别清楚。出现障碍常见于大脑皮质的病变。

3．实体辨别觉

受试者闭目，让其用单手触摸熟悉的日常生活用品，如小刀、钢笔、手表等，然后说出物品名称、大小及形状等。注意两侧对照，一般先检查患侧。出现障碍提示丘脑以上的病变。

三、注意事项

1．接受感觉检查的患者必须意识清晰，检查前向患者充分说明检查的目的和检查的方法，以取得患者的充分合作。

2．检查时要耐心、细致，检查应从感觉障碍的部位向正常部位进行，也可从肢体的远端向近端进行，注意双侧对比、远近对比。

3．检查时患者应闭目防止视觉干扰，检查过程中切忌带有暗示性的提问。

4．如有感觉障碍，应注意感觉障碍的类型、部位、范围、程度以及患者的主观感觉。

第三节　日常生活活动能力评定

一、概述

日常生活活动（ADL）是指人们为了维持生存以及适应生存环境而每天必须反复进行的、最基本的、最具有共性的活动，即进行衣、食、住、行，保持个人卫生和进行独立的社区活动所必需的一系列基本活动。要对患者进行 ADL 训练，必须首先了解患者的功能状况，即进行日常生活活动能力的评定。

二、日常生活活动能力的评定方法

(一) 日常生活活动分类

ADL 可以分为基础性日常生活活动（BADL）和工具性日常生活活动（IADL）。

1. 基础性日常生活活动

基础性日常生活活动是指维持最基本的生存及生活需要所必须每天反复进行的活动，包括自理活动如进食、梳妆、如厕、穿衣等，及功能性移动，如翻身、转移、行走、上下楼梯等

2. 工具性日常生活活动

工具性日常生活活动是指人们在社区中独立生活所需要的关键性的较高级的技能，如使用电话、购物、做饭、洗衣、使用交通工具等。这些活动常需要使用一些工具，因此被称为工具性日常生活活动。

(二) 日常生活活动能力评定的范围

日常生活活动能力测定是从实用的角度出发，对患者的综合能力进行测试，需要评定的内容较多，主要包括以下几大方面：

1. 运动方面

包括床上运动、更衣、进食、如厕、洗漱、修饰（梳头、刮胡子、化妆）、转移、使用轮椅等。

2. 交流方面

打电话、阅读、书写、使用计算机、识别环境标志等。

3. 家务劳动方面

购物、做饭、洗衣、使用家具及环境控制器（电源开关、水龙头、钥匙等）。

4. 娱乐活动方面

打扑克、下棋、摄影、旅游等。

(三) 日常生活活动能力评定的基本方法

日常生活活动能力评定的基本方法包括提问（问卷）、观察以及量表三种。

1. 提问法

此种方法是通过提问的方法来收集资料并进行评价。提问可以采用口头提问和问卷提问两种方式。在就某项活动进行提问时，内容应该从笼统到具体，例如询问"你能够自己洗澡吗？"这个笼统的问题之后，可以再询问"你能够自己进出浴缸吗？""你能够自己洗全身吗？"等具体的问题，这样可以发现患者具体的障碍点。检查时应尽量让患者本人回答问题，检查者在听取患者回答时要注意甄别患者的回答是否真实。

提问法可以在较短的时间内比较全面地了解患者 ADL 的完成情况，因此较适合用于对患者的残疾状况进行筛查。如果进行 ADL 评价是为了制订治疗计划，则不宜使用提问法。

2. 观察法

观察法是指检查者亲自观察患者进行日常生活活动的具体情况，评估其实际活动能力。具体方法是由检查者向患者发出动作指令，让患者实际去做。譬如对患者说"请你坐起来""请你洗洗脸""让我看看你是怎样梳头的"等，要逐项观察患者进行各动作的能力，进行评

估及记录。检查过程中要仔细观察患者的动作，了解其能做哪些动作及完成的程度。评定要尽量做到客观，避免主观，以防止夸大或缩小患者的能力。

用观察法进行检查可以在实际环境中进行，也可以在实验室中进行。实际环境不仅包括地点（如在家中），也包括所使用的物品（如家中的浴缸、肥皂等）及适当的时间，社区康复常采用此种方法。住院患者的 ADL 评定常在实验室中进行，也就是模拟的生活或工作环境。在实际环境和实验室中 ADL 评定的结果可能会有不同，在评定过程中应充分考虑到这一点。

3. 量表法

量表法是采用经过标准化设计、具有统一的内容及评价标准的检查表评定 ADL。这些方法都经过了信度、效度及灵敏度检验。评定的内容及评分方法统一，使评定结果可以在不同的患者之间、治疗的前后以及不同的医疗机构之间进行比较。因此，量表法是目前临床和科研中观察康复治疗效果、研究新疗法的常用手段。

（四）常用评价工具

临床常用的 ADL 评定量表主要有 Barthel 指数、PULSES 评定及功能独立性评定等。用这些量表进行评定既能够可靠地表明不同的功能水平及残损程度，又可以敏感地反映功能的改善或恶化。

1. Barthel 指数评定

该评定方法主要通过对进食、洗澡、修饰、穿衣、控制大便、控制小便、如厕、床椅转移、平地行走及上下楼梯 10 项日常活动的独立程度打分的方法来评定 ADL 能力。每项内容按照是否需要帮助及需要帮助的程度记分，满分 100 分。得分越高生活独立性越强，依赖性越小。

Barthel 指数分级是进行日常生活能力测定的有效方法，其内容比较全面，记分简便、明确，可以敏感地反映出病情的变化或功能的进展，可用作疗效观察及预后判断的手段。

Barthel 指数评分结果：正常总分 100 分，100 分表明患者的 BADL 不需要照顾，可以完全自理，但 IADL 不一定完全独立。60 分以上提示患者的 BADL 基本可以自理；60～40 分者为中度功能障碍，生活需要帮助；40～20 分者为重度功能障碍，生活依赖明显；20 分以下者生活完全依赖，需要完全帮助。Barthel 指数 40 分以上者康复治疗获益最大。

2. 功能独立性评定

功能独立性评定（FIM）是近年来提出的一种能更为全面、客观地反映患者 ADL 能力的评定方法。包括 6 个方面，共 18 项内容，其中运动性 ADL 为 13 项，认知性 ADL 为 5 项。按照患者在完成各项活动时的独立程度、对辅助器具或设备的需要以及他人给予帮助的量分为 7 级，每项最高得分为 7 分，最低得分为 1 分。

FIM 评分总分最高 126 分，最低 18 分。按照 FIM 评分可以对患者的自理能力进行分级。126 分：完全独立；108～125 分：基本独立；90～107 分：极轻度依赖或有条件独立；72～89 分：轻度依赖；54～71 分：中度依赖；36～53 分：重度依赖；19～35 分：极重度依赖；18 分：完全依赖。

FIM 评定在反映残疾水平及需要帮助的量方面比 Barthel 指数更详细、精确和敏感，因此是评价康复治疗效果的有力指标。由于增加了认知和社交两方面的内容，使此评定方法不仅可以用于运动功能损伤所致的 ADL 能力障碍，而且也可以用于评价认知功能障碍对 ADL 的影响。

（五）注意事项

1. 评定前应与患者交谈，让患者明确评定的目的，以取得患者的理解与合作。

2. 评定前必须对患者的基本情况有所了解，如肌力、关节活动范围、平衡能力等，还应考虑到患者生活的社会环境、反应性、依赖性等。

3. 重复进行评定时应尽量在同一条件或环境下进行。

4. 在分析评定结果时应考虑有关的影响因素，如患者的生活习惯、文化素养、职业、社会环境、评定时的心理状态和合作程度等。

三、生存质量的评定方法

（一）概述

1. 定义

生存质量（QOL）又称生活质量、生命质量，是一个内涵十分丰富而复杂的概念。生存质量原本是一个社会学概念，作为宏观评估不同国家社会发展水平的重要指标。广义被理解为人类生存的自然、社会条件的优劣状态，其内容包括：国民收入、健康、教育、营养、环境、社会服务与社会秩序等方面。而医学领域是相对于生命数量（寿命）而言的概念，即个体生理、心理、社会功能三个方面的状态评估，即健康相关的生存质量。世界卫生组织（WHO）对生存质量的定义是"不同文化和价值体系中的个体对与他们的目标、期望、标准以及所关心的事情有关的生存状况的体验"，是一种个体的主观评价。康复医学中主要是指个体生存的水平和体验，这种水平和体验反映了病、伤、残患者在不同程度的伤残情况下，维持自身躯体、精神以及社会活动处于一种良好状态的能力和素质。

2. 评定内容

WHO 提出的与生存质量有关的因素包括：①躯体功能。②心理功能。③自理能力。④社会关系。⑤生活环境。⑥宗教信仰与精神寄托。

（二）生存质量评定

标准化的量表评价法是目前评定生存质量时被广为采用的方法，通过使用具有较好信度和效度的标准化量表对病、伤、残患者的生存质量进行多方面综合评价。目前医学领域已经开发了多种生存质量评定量表，概括而言可分为 3 类：①普适性量表，适用于不同健康状态下和不同疾病类型患者的评定。②疾病专用量表，专门用于某一种疾病患者的评定。③领域专用量表，用于测量生存质量构成各种领域的量表。临床科室根据具体情况选用，以下为临床常用的生存质量评定量表。

1. 世界卫生组织生存质量评定量表（WHOQOL-100 量表）

WHOQOL-100 量表是 WHO 于 1993 年组织 15 个不同文化背景下中心经多年协作研制而成的一套测量个体与健康相关的普适性生存质量量表，内容涉及生存质量 6 个领域（即生理，心理，独立，社会关系，环境，精神支柱、宗教和个人信仰）24 个方面，共计 100 个问题。得分越高，生存质量越好。

2. 简明调查问卷-36（SF-36）

由美国医疗结局研究组开发的普适性量表，共 36 个条目，内容包括 8 个领域：躯体功能、躯体角色、躯体疼痛、总的健康状况、活力、情绪角色、心理卫生和社会功能。是目前公认的较高信度和效度的普适性生存质量量表之一。

3. 生活满意度量表（SWLS）

有 5 个项目的回答，从 7 个判断中选取一个。对生活的满意程度分为 7 级，分别从完全不同意到完全同意，用来评价生活的满意程度。

4. 疾病影响程度量表（SIP）

共 12 个方面 136 个问题，内容包括活动能力、独立能力、情绪行为、警觉行为、饮食、睡眠、休息、家务、文娱活动等，判断伤病对患者躯体、心理、社会健康造成的影响。

5. 脑卒中专用生存质量量表（SS-QOL）

脑卒中专用生存质量量表是专门用于脑卒中患者的生存质量量表，包括体能、家庭角色、语言、移动能力、情绪、个性、自理、社会角色、思维、上肢功能、视力和工作能力等 12 个方面，49 个条目。此表的针对性较强，覆盖面较广。

第四节 言语功能评定

一、概述

语言（Language）是人类独有的复杂认知和心理活动。语言是运用符号进行交流的能力，符号不仅包括口头符号（口语）和书面符号（文字），还包括姿势语言、手势表情等，而言语（Speech）则仅指口语交流能力。虽然"言语"和"语言"严格来讲存在区别，但这两个词在汉语里经常混用。

言语评定主要是通过交流，让患者阅读、书写、观察或使用通用的量表，必要时通过仪器检查发音器官，评定其有无言语功能障碍。根据言语行为的解剖生理学基础，以及言语行为的心理学结构来划分，言语障碍主要包括：失语症、构音障碍、言语失用症。

二、评定方法

（一）失语症

失语症是指由于脑部损伤，使原来已获得的语言功能受损或缺失的一种语言障碍综合征。患者表现为听、说、读、写和手势表达等能力的减弱或丧失，同时还表现出其他高级信号活动如计算等的障碍。即出现听觉理解障碍、口语表达障碍、阅读障碍、书写障碍。临床常表现为语言流畅度和韵律障碍、找词错误、复述困难、命名不能、造句困难、语言行为异常、失写及失读等。失语的评定方法很多，常用的有以下几种：

1. 波士顿诊断性失语症测验（BDAE）

由 Goodglass 和 Kaplan 发表（1972 年），1983 年修订出版，是目前英语国家普遍采用的一种失语症诊断测验方法。该方法设计全面，使用广泛，包括语言功能和非语言功能的测验；可对患者交流水平进行定量分析，并可对语言特征进行分析，确定失语程度和做出失语症分类。许多国家都据此修改实际操作方式或作为蓝本制订本国的诊断试验。缺点是检查时间较长（2～3小时）。

2. 西方失语成套试验（WAB）

从 BDAE 衍变而来，1982 年发表，包括了 BDAE 的大部分测验项目，最后提供一个总分，称失语症指数（AQ），AQ＜93.8 诊断为失语症。此方法保留了 BDAE 的优点，减少了评分的主观性，检查时间约 1 小时。

3. 我国的汉语语言功能检测法

我国使用的汉语与西方语言迥然不同，而且我国幅员辽阔，民族众多，生活内容差异较大，人群的文化程度参差不齐。目前国内尚无统一的语言功能评测法。较常用的有：

（1）河北省人民医院张清丽等编制的失语症汉语评测法：此法设计的条目框架是以国外通用的波士顿诊断性失语症测验法为依据，结合汉语和我国文化特点对该测验进行了修改，基本上能客观、准确地反映出患者语言的功能状态。

（2）中国康复中心失语症检查（CRRCAE）：此种方法主要参考了日本标准失语检查和国内成人测验制成，适用于成年失语症患者。

（3）北京大学第一医院神经科简短语言检查表：此种检查时间短，可以用于失语症筛查。

（4）汉语失语检查法（ABC）：是由北京高素荣等参考 BDAE 和 WAB，结合汉语的特点编制的，已经实现规范化和标准化。

双语和多语失语检查：对有双语或多语能力的人出现失语后的评定和治疗与单语失语不同。国内目前已有普通话－英语双语检测法和粤语－英语双语检测法。

（二）构音障碍

构音障碍是由于发音构音器官结构异常、神经肌肉的器质性病变或功能性因素所引起的言语运动控制障碍。患者通常听觉理解正常并能正确选择词汇和按语法排列，但要精确地控制重音、音量、音调则感到困难，常表现为发音、发声、构音、共鸣、韵律等多种言语基本过程障碍。其原因复杂，评定较烦琐。目前国内常用的方法有以下两种：

1. 构音器官功能检查

（1）中国康复中心评定法：此方法是中国康复中心与日本专家共同制定的一种检查方法。目的主要是判定患者是否有构音障碍，及其种类和程度，并且推定疾病或损伤的部位，为制订治疗计划提供依据。

（2）Frenchay 构音障碍评定法：此方法主要是通过对构音器官的解剖、生理和感觉检查，多方面描述构音的状况。张清丽等在此评定法基础上，根据汉语特点进行了修改，内容包括 8 个项目 26 个分测验，每项检查的结果可以分成 9 级，并把结果画在总结图上，可以清晰地看出哪些功能受损以及受损的程度。

2. 实验室检查

可以采用频谱分析、肌电图、喉镜、电视荧光放射照相术及气体动力学检查等，其中电视荧光放射照相术应用逐渐受到重视。

（三）言语失用症

言语失用症（AOS）是一种言语运动性疾患，构音器官本身没有肌肉麻痹、肌张力异常、失调、不随意运动等症状，但患者在言语表达时，随意说话的能力由于言语运动器官位置的摆放及按顺序进行发音出现障碍而受到影响。

言语失用症的言语障碍包括语音的省略、替代、遗漏、变音、增加和重复，患者常常自己很清楚要说什么，但说出的话却音义全错，不是自己要表达的意思，自己也知道错误，试图改正。例如想说"樱桃树上结樱桃"，但说出的却是"西花树上结雪桃"。在检查时有以下特点：言语的错误常常音义全错；重复念同一个句子时，每次念错的部位都不同，反复练习后可改善；复述单个音比连续音的错误少；复述他人所说的话比自己说话的错误多；词汇越长、意思越复杂越容易出错。

对于言语失用症的评定，国外采用标准化失语试验，其结果通常为听觉及阅读理解能力相对完整，书写技能与说话技能较好。目前在国内尚无公认的评定标准，一般从以下 3 个方面进行评定：

1．言语可理解程度

常常选择一定数量的单词和句子进行评分。

2．说话速率

可以采用节拍器或录音带。

3．韵律

即说话的自然程度，可以从对重音、音调、速率等的主观判断和声学分析的客观判断两方面进行评定。

三、注意事项

1．选择正确的评定方法，要全面、有针对性，同时保证患者的安全。

2．评定前向患者和家属讲明检测的目的、要求和具体方法，以取得配合。

3．评定时最好录音，为患者提供判断其程度和性质的机会。

4．评定过程中，患者不能明显进一步得分时，应停止评定，以免患者窘迫、紧张，以致拒绝评定。

5．患者如答错而不知错或连续失败时，可将评定拆散，先易后难，以提高兴趣和动力使评定能顺利通过。

6．评定需要较长时间时，最好分几次完成，并选择患者头脑较为清醒时进行。

第五节　认知功能评定

一、概述

认知属于大脑皮质的高级活动范畴。认知是大脑对外界信息感知、识别、记忆、概念形成、思维、推理及形成表象的过程。引起认知障碍的常见原因有脑卒中、脑外伤、脑性瘫痪、痴呆、药物或酒精中毒、原发情感障碍等。认知功能障碍表现为：注意力障碍、记忆力障碍、推理或判断问题障碍、执行功能障碍以及其他（如情感淡漠不愿与人交流、空间与距离判断有困难等）。认知评定主要是对患者的记忆、注意力、智力及综合思维等方面进行测评。

二、评定方法

1. 认知功能测量

（1）认知功能测量表：根据我国背景和残疾患者的认知缺陷设计修订，适用于临床。

（2）Loewenstein 作业治疗认知量表：可以用于作业治疗的认知测验，内容分为 4 类：定向检查、知觉检查、运动组织检查和思维运作检查。该量表操作简便实用，在康复中适用于中枢神经系统疾病导致的认知障碍检测，现于国内逐渐推广使用。

2. 智力测验

（1）简明精神状态检查法（MMSE）：Olstein 等（1975 年）编制，目前使用广泛，不仅可以检查患者的智商水平，还可以简便地进行痴呆筛查。该检查法共有 30 个项目，正确回答或完成 1 项记 1 分。30 项得分相加即为总分。

（2）韦克斯勒（Wechsler）智力测验：韦克斯勒智力量表（简称韦氏智力量表）是目前世界上最为通用的智力量表，包括 3 种不同的量表：韦氏成人智力量表（WAIS-RC）适用于 16 岁以上成人；韦氏儿童智力量表（C-WISC）适用于 6～16 岁儿童；韦氏幼儿智力量表（C-WYCSD）适用于 4～6 岁幼儿。韦氏成人智力量表包括语言测验和操作测验两部分，可以分别评价患者的言语智商和行为智商。儿童智力量表的项目与成人量表相同，但内容浅显，范围也较狭窄。韦氏量表的优点是内容全面，能够为临床诊断提供依据。但此量表对患者的要求较高，患者必须首先理解各项检查内容，才能完成检查，因此严重智力障碍患者难以完成检查，只适用于轻度智力障碍者。

3. 记忆测验

（1）韦氏记忆量表（WMS）：本测验方法共有 10 项测验，已标准化，且得到全世界公认。

（2）临床记忆量表：由中国科学心理研究所等单位编制。适用于成年人，年龄范围在 20～90 岁。

（3）Rivermead 行为记忆试验（RBMT）：是英国 Rivermead 康复中心设计的成组试验，可用于测验每日生活中的记忆能力。

三、注意事项

1. 在评定认知功能时，应先询问病史和进行临床观察，再选择评定量表。

2. 患者必须首先理解各项检查内容，才能进行测验。

第六节　心理评定

一、概述

在现代医学模式中，康复不仅要使患者残疾躯体的功能改善，还应重视其心理及行为的康复。康复心理评定是应用各种心理测量手段对康复患者的心理障碍进行各种科学的检测，从而评定其心理行为变化和心理特征。

在患者康复的整个过程中，心理评定是不可缺少的手段。心理评定不仅能对临床诊断、治疗和康复技能训练提供科学的依据，判断心理障碍的程度和性质，还可以对康复的效果予以客观的评估，另外在患者康复后，心理学家可以从心理学的角度，对其职业选择提出恰当的建议。

二、评定方法

心理评定的方法可以分为两大类，即观察法和心理测验法。观察法是指对患者残疾发生之后心理变化过程进行观察，主要适用于以肢体残疾为主，而无脑损伤的患者。这类患者一般无智力、记忆力和神经心理问题。心理测验是运用标准化的工具，由专业人员严格按照测试规范，对患者进行评定，一般多用于脑损伤的患者，常用的测验方法有智力测验、神经心理测验、人格测验及情绪测验等。心理评定可以使用的心理测验方法很多，所以评定时要结合患者的具体情况，灵活选择适宜的测验方法。心理测验只能反映患者当时的心理状态。

（一）智力测验

参见本章第五节认知功能评定。

（二）神经心理测验

通过心理或行为的测验，包括感觉、知觉、言语、运动、记忆、注意、思维、情绪和人格等关于脑功能的各个方面的测验来对脑部病变进行早期的定性和定位诊断。神经心理测验可以分为单项测验和成套测验。单项测验有韦氏记忆量表（WMS）和临床记忆量表，单项测验重点突出、简捷方便。成套测验有 Halstead-Reitan 成套神经心理测验（H.R.B）、LOTCA 成套检验法（LOTCA）。成套测验检查范围较广、形式多样，能全面反映脑功能状况，其中 H.R.B 对大脑的定位诊断较敏感。

（三）人格测验

人格又称个性，是人在适应活动时显示出来的独特的心理特征，是人对现实稳定的态度和与之相应的习惯化的行为方式。

目前采用的人格测验方法有多种，如投射测验（罗夏墨迹测验、主题统觉测验等），主题测验（会谈法、自我概念测量），自陈量表（明尼苏达多相人格问卷、艾森克人格问卷等）及行为观察。

1. 明尼苏达多相人格问卷（MMPI）

最初主要用于鉴别精神病患者与正常人，现在已广泛用于人类学、心理学及医学检查中。共有 566 个题目，内容范围非常广，一般只需做前面 399 题。该问卷适合小学文化水平以上、没有影响测验结果的生理缺陷、年龄超过 16 岁的测试者。

2. 艾森克人格问卷（EPQ）

艾森克人格问卷分成人问卷和儿童问卷两种。此问卷问题少，容易测验，信度和效度都比较高且适合我国国情，是康复医学中最常用的个性测定方法。此问卷分 N（内向—外向）、E（神经质）、P（精神质）、L（测谎）四个量表，并分别记分。

3. A、B 型性格评定

此表中给出了 35 个问题，检查时根据检查者与患者交谈的结果评分，N26 分为 A 型性格；V26 分为 B 型性格。A 型性格者常常表现为：为取得成就而努力奋斗，有竞争性，很容易不耐烦，有时间紧迫感，言语和举止粗鲁，对工作和职务过度地提出保证，有旺盛的精力和过度的敌意。B 型性格的人与此相反，他们心境平静，随遇而安，不争强好胜，做事不慌不忙。有些人是介于这两者之间的类型。

（四）情绪测验

情绪是人们对客观事物是否满足自己的需要而表现出来的态度，它反映客观事物与人的需要之间的关系。残疾和疾病可使人的情绪发生很大变化，容易出现焦虑、抑郁，甚至悲观失望。

1. 焦虑

焦虑是对刺激产生不适当的严重的长时间的恐惧、焦急和忧虑反应的情绪和情感异常。焦虑的评定可以用他评量表和自评量表进行。

（1）他评量表：以汉密尔顿焦虑量表（HAS）最为常用。量表的内容包括焦虑心境、紧张、恐怖、睡眠障碍、认知障碍、抑郁心境、躯体系统、自主神经功能障碍、交谈、行为等 14 项内容，每项根据轻重程度分 0～4 五级。

（2）自评量表：焦虑自评量表（SAS）是较为简单实用的量表，一般适用于有焦虑症状或可疑焦虑的成年患者。对焦虑相关表现按四级评分：没有或很少时间有（1 天/周）为 1分；少部分时间有（1～2 天/周）为 2 分；相当多时间有（3～4 天/周）为 3 分；绝大部分或全部时间均有（5～7 天/周）为 4 分。反向评分项目的评分与此相反。各项分数相加得到粗分，用粗分乘以 1.25，取整数为标准分。标准分小于 46 分为正常，标准分越高焦虑越明显。

2. 抑郁

抑郁是一种对外界不良刺激出现长时间的沮丧感受反应的情绪改变。国内外广泛采用汉密尔顿抑郁量表（HRSD）。该量表主要包括抑郁心境、罪恶感、自杀、睡眠障碍、工作和活动、迟钝、焦虑、躯体症状、疑病、体重减轻、自知力、人格解体、妄想、强迫、孤立无援、失望、无价值等 24 个项目。每项根据轻重程度分 0～4 五级。

三、注意事项

1. 心理评定者需要通晓基础心理学的基本知识，并且经过心理评定的专门培训。

2. 心理评定者需要遵守道德规范，客观评定，不能因自己的好恶主观下结论，不能任意修改结论，并要注意保护被测者的个人隐私。

3. 测验前必须慎重考虑选择什么样的测验问题。心理测量的结果是否有效，首先必须考查测验本身的信度和效度，另外测验实施者必须明确所选测验的适用范围及其测验目的。

4. 在进行心理评定前，实施者都要向被测者说明如何完成心理测量。测试前应约定好，做好充分准备，测验时正确使用指导语，不可随意提示或加以暗示。

5. 测量中要最大限度地减少环境中无关因素对测量效度的影响。对测量中心理环境的控制就是要求测验实施者与被试者之间建立起和谐的人际关系，营造出良好的心理氛围，以消除被测者对测量的非适度焦虑。

6. 测量中要注意时间的限制。

第三章　呼吸系统疾病的康复护理

第一节　慢性阻塞性肺疾病的康复护理

一、概述

慢性阻塞性肺疾病（Chronic Obstructive Pulmonary Disease，COPD）是一种可以预防、可以治疗的疾病，以不完全可逆的气流受限为特点。气流受限常呈进行性加重，且多与肺部对有害颗粒或气体，主要是吸烟的异常炎症反应有关。虽然 COPD 累及肺，但也可以引起显著的全身效应。

慢性支气管炎是指气管、支气管黏膜及其周围组织的慢性非特异性炎症。临床上以咳嗽、咳痰或伴有喘息及反复发作的慢性过程为特征。

阻塞性肺气肿，简称肺气肿，是由于吸烟、感染、大气污染等因素的刺激，引起终末细支气管远端（呼吸细支气管、肺泡管、肺泡囊和肺泡）的气道弹性减退，过度膨胀、充气和肺容积增大，并伴有气道壁的破坏。

（一）流行病学

COPD 是呼吸系统疾病中的常见病和多发病，患病率和病死率均高。在我国北部和中部地区的农村成年人调查中，COPD 的患病率为 3.17%；COPD 的病死率居所有死因的第 4 位，且有逐年增加之势。

（二）病因

COPD 的病因有很多，主要包括吸烟、空气污染、呼吸道感染等几方面。

1. 吸烟

吸烟包括直接的和被动的吸烟，是 COPD 发生的最首要的因素。在吸烟的人群里13.2%患 COPD，不吸烟的人群里 5.1%患 COPD，而且随着吸烟量的增加 COPD 的患病率增加。在 COPD 患者中吸烟者肺功能下降速度远大于非吸烟者，吸烟指数（每天吸烟支数×吸烟年限）与肺功能损害严重程度呈正相关。

2. 空气污染

空气质量指数与人群 COPD 的病死率存在显著的正相关，此外，室内空气污染也可造成 COPD 患病率升高，有研究表明，厨房烹调产生的油烟与 COPD 发生有着密切的关系。

3. 呼吸道感染

COPD 的发生有 59%与呼吸道感染或过敏有关。有研究表明，儿童期呼吸系统感染是 COPD 发生的重要危险因素之一，儿童期反复的气道感染可导致气道高反应性，大大增加成年后发展成慢性支气管炎的概率。

二、临床表现

COPD 起病多缓慢，病程较长，大多数患者有多年的大量吸烟史，部分患者反复发生下呼吸道感染而迁延不愈，主要症状为慢性咳嗽、咳痰和呼吸困难。病情早期可能无症状或仅有活动后呼吸困难，也可能只出现咳嗽、咳痰。随着病变发展，患者由于呼吸困难而活动能力下降，最后出现静息状态下呼吸困难，从而影响日常生活的自理能力。晚期患者常有体重下降、食欲减退、精神抑郁和焦虑等。

（一）有效呼吸降低

患者呼吸运动障碍，有效通气量降低，影响了气体交换功能；长期慢性炎症，呼吸道分泌物的引流不畅，加重了换气功能障碍常导致缺氧和二氧化碳潴留；不少慢性支气管炎患者年龄偏大，有不同程度的驼背，肋软骨有钙化，限制了胸廓的活动，导致肺功能进一步下降，使有效呼吸降低。

（二）病理性呼吸模式

肺通气功能明显障碍，影响了患者平静呼吸过程中膈肌的上下移动，减少了肺的通气量；患者为了弥补呼吸量的不足，加紧胸式呼吸，以增加频率来提高氧的摄入，即形成了病理式呼吸模式，造成正常的腹式呼吸模式无法建立，更限制了有效呼吸。

（三）呼吸肌无力

患者有效呼吸减少，呼吸困难及病理性呼吸模式的产生，活动量减少，均影响膈肌，肋间肌、胸大肌等呼吸肌的运动，失代偿后产生呼吸肌无力。

（四）能耗增加和活动能力减退

气短、气促常使患者精神和颈背部乃至全身肌群紧张，使机体体能消耗增加。另外，患者因惧怕出现劳累性气短，限制自己的活动，有的患者长期卧床，丧失了日常活动能力和工作能力。

三、主要功能障碍

1. 咳嗽、咳痰和呼吸困难，活动甚至休息时喘息。
2. 运动量减少，社会活动、业余生活、户内和户外活动减少。
3. 呼吸障碍、活动受限，日常生活等基本活动受限，独立性丧失。
4. 急性发作期日常生活活动能力自理障碍。
5. 心理障碍。患者因长期阻塞性肺疾病，使有效通气功能下降。机体供氧不足，造成乏力、气短、精神紧张、喘息，影响休息和睡眠，产生焦虑、压抑、恐惧心理。有些患者伴有各种神经精神症状。

四、康复评定

（一）健康状态评估

1. 评估患者一般情况并了解家族史。
2. 在 COPD 的各种致病因素中，吸烟是最重要的因素，应询问吸烟时间及吸烟量。
3. 了解患者既往史，是否患有慢性支气管炎、肺气肿、哮喘等。

（二）肺功能测试

第一秒用力呼气量（FEV1）百分比预计值。

第一秒用力呼气量/用力肺活量比值（FEV1/FVC）。

（三）COPD 严重程度评估

对确诊为 COPD 的患者，可以根据其 FEV1％预计值下降的幅度做出严重程度的分级。

（四）运动能力评估

1. 平板或功率车运动试验：通过活动平板或功率车进行运动试验获得最大吸氧量、最大心率、最大代谢当量（MET）值、运动时间等相关量化指标来评估患者运动能力。

2. 定量行走评估：对于不能进行活动平板运动试验的患者可行 6 分钟或 12 分钟行走距离测定，以判断患者的运动能力及运动中发生低氧血症的可能性。

（五）日常生活能力评估

1. 1 级

一般劳动时出现气短。

2. 2 级

平地步行无气短，较快行走、上坡或上下楼梯时气短。

3. 3 级

慢走不及百步即有气短。

4. 4 级

讲话或穿衣等轻微动作时即有气短。

5. 5 级

安静时出现气短，无法平卧。

（六）影像学检查

可见两肺纹理增粗、紊乱。并发肺气肿时，可见肋间隙增宽，膈低平，两肺透亮度增加。心脏常呈垂直位，心影狭长。

（七）血气分析

表现为动脉血氧分压下降，二氧化碳分压升高，pH 降低等。可出现代偿性呼吸性酸中毒。

（八）心理社会评估

详细了解患者及家庭对疾病的态度，了解疾病对患者的影响，如心情、性格、生活方式的改变，是否感到焦急、忧虑、恐惧、痛苦，是否悲观失望，是否失去自信自尊、退出社会和躲避生活。

（九）与健康相关的生活质量

圣·乔治呼吸问卷分为 3 部分：症状、活动能力、疾病对日常生活的影响。主要是询问患者咳嗽、咳痰、气喘和呼吸困难等发作情况及对日常生活和工作的影响。对生活影响越严重，权重越高，分值越大，范围是 0～100 分，对生活完全没有影响是 0 分，对生活极度影响是 100 分。

五、康复治疗

（一）体位

患者采取坐位或半卧位，有利于肺扩张。保持和改善呼吸道的通畅。

（二）呼吸训练

1. 有效咳嗽

方法：先深吸气，然后关闭喉头增加气道内压力，再收缩腹肌（通过增加腹压抬高膈肌）同时收缩肋间肌（固定胸廓不使其扩张）以提高胸腔内压，在肺泡内压力明显增高时突然将声门打开，即可将痰液喷出，气流排出。

2. 胸部叩拍

将手掌微曲呈碗口状在吸气和呼气时叩击患者胸壁。叩拍力可通过胸壁传至气道，将支气管壁上的分泌物松解。叩拍应沿支气管的走向从上往下拍或从下往上拍，叩拍时间1～5分钟。高龄或皮肤易破损者可用薄毛巾或其他保护物包盖在叩拍部位以保护皮肤。

3. 体位引流

体位引流是依靠重力作用促使各肺叶或肺段气道分泌物的引流排出。适用于神志清楚体力较好，分泌物较多的老年人。原则：应将病变部位置于高处，使引流支气管的开口方向向下。体位引流方法：每天做2～3次，总治疗时间30～45分钟，每种体位维持5～10分钟。宜在早晨清醒后做体位引流。为了预防胃食管反流、恶心和呕吐，应在饭后1～2小时进行头低位引流。引流过程中需注意生命体征的变化。

4. 呼吸训练

放松练习：患者可采取卧、坐、站立位，放松全身肌肉。对不易松弛的患者可以教给放松技术，还可做肌紧张部位节律性摆动或转动以利于该部肌群的放松。放松练习有利于气急、气短症状的缓解。

5. 腹式呼吸

是进行COPD康复的重要措施，腹式呼吸的关键，在于协调膈肌和腹肌在呼吸运动中的活动。呼气时，腹肌收缩帮助膈肌松弛，随腹腔内压增加而上抬，增加呼气潮气量。吸气时，膈肌收缩下降，腹肌松弛，保证最大吸气量。呼吸运动时，尽可能减少肋间肌、辅助呼吸肌的无效劳动，使之保持松弛休息。

6. 腹部加压暗示呼吸法

可在卧位或坐位进行，患者用一只手按压在上腹部，呼气时腹部下沉，此时该手再稍加压用力，以使进一步增高腹内压，迫使膈肌上抬。吸气时，上腹部对抗该手的压力，将腹部徐徐隆起，该压力既可吸引患者的注意力，同时又可诱导呼吸的方向和部位。按此法进行练习，可使膈肌活动范围增加2～3 cm，从而有效地增加通气量达500 mL以上。

（三）提高活动能力训练

1. 氧疗

慢性肺气肿患者多存在低氧血症或潜在低氧血症，尤其夜间明显。低氧血症可致多脏器功能不全。专家已肯定，长期坚持夜间持续低流量（1～3L/min）吸氧＞12小时，能延缓疾病进展，降低病死率，延长生存期，改善心肺功能，提高生活质量。家庭氧疗每天吸氧时间14～16小时，流量为0.5～1 L/min，若能达到持续24小时吸氧效果更好。条件许可的患者应尽可能在活动时应用携带式氧气筒。运动吸氧能改善运动时产生的乳酸中毒。

2. 步行为主的有氧训练

通常可做最简单的12分钟行走距离测定，了解患者的活动能力。然后采用亚极量行走和登梯练习，改善耐力。开始进行5分钟活动，休息适应后逐渐增加活动时间。当患者能耐受20分钟/次运动后，即可以增加运动。每次运动后心率至少增加20％～30％，并在停止运动后5～10分钟恢复至安静值。

3. 提高上肢活动能力

可以用体操棒做高度超过肩部的各个方向的练习或高过头的上肢套圈练习，还可手持重物（0.5～3 kg）做高于肩部的活动，每活动1～2分钟，休息2～3分钟。每天2次。

（四）饮食调整

营养不良是慢性阻塞性肺气肿患者的常见并发症。营养不良还影响通气驱动力，降低呼吸中枢对氧的反应，营养不良使呼吸肌贮备下降易于疲劳。由于呼吸负荷加重或呼吸频率增加使呼吸功能增加，致使能量消耗增高。此外，饮食摄入不足也是一个因素。指导患者多食一些有营养价值的饮食，如肉类、蛋类、奶类，注意补充维生素和矿物质。同时创造良好的进食环境以增进食欲，吃饭的时间必须充足，在放松的心情下愉快进食。

（五）心理治疗

焦虑和抑郁是COPD患者常伴随的情绪障碍，神经敏感及抑郁可引起呼吸短促。COPD患者由于对呼吸困难和窒息的恐惧，可引起紧张和焦虑，心理指导及治疗在COPD患者康复中的治疗十分重要。

1. 药物

选择性5-羟色胺再摄取抑制剂是公认治疗COPD相关性焦虑一线用药。

2. 心理社会干预

包括心理社会支持和行为干预策略，如戒烟、改变饮食、保持运动锻炼等。

3. 认知—行为治疗模式

认知—行为治疗模式是目前心理社会干预策略中的重要模式，对治疗COPD相关性焦虑和抑郁有效，包括对不现实和有害思维模式的矫正（如灾祸性气短），采取一些技术，如引导性意象、放松和呼吸操练习。

六、康复护理

（一）康复护理目标

1. 提高患者的生活质量，减少急性发作次数和住院期，延长生存时间，使患者能够带病延年。预防呼吸系统的并发症，增进呼吸功能，增强心理健康。

2. 制订个体化护理方案，在制订康复护理方案时要全面了解患者的病情，按病情的不同阶段分步骤教导，向患者宣传有关本病康复护理的知识。调动其主观能动性，积极配合康复治疗与护理，让患者做循序渐进的运动，提高对运动的耐力，并逐步进行耐寒锻炼，有条件者可进行氧疗，劝告患者戒烟并注意饮食的调整。

（二）康复护理

COPD患者呼吸浅速，若有膈肌疲劳可出现胸腹矛盾呼吸，这些呼吸模式异常可降低通气效率，腹式呼吸、缩唇呼吸和我国传统医学中的气功锻炼可以改善COPD患者呼吸模式，提高呼吸效率。慢性阻塞性肺气肿患者以呼吸系统康复为主，以提高呼吸肌肉的耐力和力量，增加呼吸的有效性，改善通换气功能。

1. 指导呼吸训练

（1）腹式呼吸做法，全身放松，采取上身前倾位，吸气时有意识鼓腹，呼气时收缩腹部，可以用自己的手置于腹部，略加压力，加大腹腔压力，长期锻炼可增加膈肌运动幅度。

（2）臀高位呼吸，患者取臀高位，类似胸膝位，利用内脏对横膈的压力，在呼气时增加横膈运动幅度。

（3）吹蜡烛、吹瓶练习：即对一排蜡烛吹气，从近到远，逐渐增加吹灭蜡烛的根数；串连两个瓶子，瓶内置水，用力将甲瓶内水吹向乙瓶。

（4）缩唇呼吸：用鼻吸气，用口呼气，呼气时口唇收拢，作吹口哨样，呼吸须按节律进行，吸与呼的时间之比为 1：2～3。这使肺内残留气减少，吸气量增加，肺泡内氧分压增进，使氧气吸入增加，提高气道内压，防止气道过早闭合，增加呼吸的有效性。

（5）深呼吸技术的指导：深呼吸通常指胸式呼吸，目的是增加肺容量，使胸腔充分扩张。方法是：患者处于放松体位，经鼻深吸一口气，在吸气末，憋气几秒钟，以便使部分塌陷的肺泡有机会重新扩张。然后经口腔将气体缓慢呼出，可以配合缩唇呼吸，使气体充分排出。

2. 运动训练指导

运动可以改善心肺功能，恢复活动能力。运动训练是呼吸功能康复的重要组成部分，包括下肢训练、上肢训练及呼吸肌训练。

3. 保持和改善呼吸道的通畅

有效咳嗽、体位引流排痰。

4. 吸氧疗法

休息时 $PaO_2 < 50$ mmHg 应予以吸氧。改善低氧血症引起的神经精神症状及呼吸困难。减轻肺动脉高压，减轻右心负荷，改善呼吸功能不全。做好持续低流量吸氧护理。

5. 劝告戒烟

70%～80%慢性阻塞性肺气肿疾病的发生是由于长期吸烟引起的，吸烟能引起咳嗽、咳痰、气短等呼吸系统症状和呼吸功能减退，应耐心对患者讲解吸烟与疾病的关系，劝告患者戒烟，室内要保持适宜的温度、湿度、空气流通。

6. 心理康复护理

患者长期缺氧、气短、气促且疾病反复发作，消耗体能，疾病带来较大的心理压力和精神负担。鼓励及支持患者进行力所能及的各种社会活动和正常交往，积极配合功能锻炼，提高战胜疾病的信心。坚持运动训练，提高机体免疫力，减少发病，延缓疾病的进展。

7. 康复健康教育

（1）呼吸道相关知识，如呼吸道的解剖结构、呼吸肌的功能。

（2）COPD 病因、病理生理、症状的正确评估。

（3）康复治疗的意义、方法和注意事项。

（4）长期低流量吸氧可提高患者生活质量。

（5）预防感冒，戒烟。增加营养的重要性。

七、社区家庭康复指导

（一）饮食

因慢性阻塞性肺疾患是消耗较大的疾病，饮食应富含营养、易消化、高热量、高蛋白、高维生素，多食新鲜水果、蔬菜，养成定时、定量进食的习惯。急性期一般给半流质，缓解期给普食，鼓励多饮水。要时刻注意"八分饱"，不要吃得太饱，因为吃多了容易腹胀而影响膈肌的运动，引起呼吸困难。通过补充和调整饮食来提高摄入量，从而改善营养状况和呼吸肌功能。

（二）坚持呼吸训练及活动

根据具体情况安排适当活动，将腹式呼吸练习和一般性全身运动相结合，如气功、太极拳、医疗步行等，在疾病缓解期坚持康复运动。

（三）注重疾病预防，提高机体抗病能力

防止感冒及呼吸道感染，可采取：①耐寒锻炼，入冬前坚持冷水洗鼻，每天2～3次，每次2～3分钟，还可以用冷水洗脸，自我按摩鼻部，揉迎香穴、风池穴等预防感冒。②提高呼吸道免疫功能：核酪、卡介苗定期注射。③冬病夏治，中医治疗。

（四）家庭用药指导

COPD患者稳定期仍然要用多种药物维持治疗，正确用药非常重要。①抗生素类药物：告诉患者不要随便服用，以免引起细菌耐药。当出现呼吸困难加重，咳嗽伴有脓痰量增加时，应及时就医。②祛痰药：患者呼吸道内产生黏液较多，痰液不及时咳出可继发感染，增加气道阻力，应及时咳出。氯化铵容易引起胃肠道反应、皮疹等，若有不适应及时调整药物。③平喘药：可松弛支气管平滑肌，扩张支气管，缓解气流受限。茶碱的主要不良反应有胃部不适、恶心、心悸、头痛、失眠等，指导患者严格按照医嘱服用，教会患者正确使用沙丁胺醇和沙美特罗等气雾剂，做到定时、等量使用。④家庭内应备有支气管解痉药、抗生素、痰液溶解剂，必要时应备有氧气，掌握正确使用方法。

（五）定期到呼吸门诊随访

出现上呼吸道感染时应及时去医院就诊，外出随带急救药。

第二节 支气管哮喘的康复护理

一、概述

支气管哮喘简称哮喘，是由多种细胞（特别是肥大细胞、嗜酸性粒细胞和T淋巴细胞、中性粒细胞、气道上皮细胞等）参与的慢性气道炎症性疾病。这种慢性炎症导致气道高反应性和广泛多变的可逆性气流受限，此种症状还伴有气道对多种刺激因子反应性增高。在易感者中此种炎症可引起反复发作的喘息、气促、胸闷和咳嗽等症状，多在夜间或凌晨发作或加重，但可部分地自然缓解或经治疗缓解。支气管哮喘如贻误治疗，随病程的延长可产生气道不可逆狭窄和气道重塑。因此，合理的防治至关重要。

（一）流行病学

哮喘是全球性疾病，全球约有 1.6 亿患者，我国患病率为 1%～4%，其中儿童患病率高于青壮年，城市高于农村，老年人的患病率有增高的趋势。成人男女患病率相近，约 40% 的患者有家族史。支气管哮喘患病率在世界大部分地区正以惊人的速度上升，尤其是儿童支气管哮喘，已成为全球关注的公众健康问题和儿童最常见的慢性呼吸道疾病。许多地区在 10～20 年哮喘患病率增加了 1 倍，全世界每年约 25 万哮喘患者死亡，其中年轻人占很大比例。我国儿童哮喘患病率为 0.12%～3.34%，平均 1.54%，较 10 年前平均上升了 64.84%。哮喘的危险因素主要包括遗传、肥胖、性别、变应原、感染、烟草烟雾、空气污染、饮食及其他因素。

（二）支气管哮喘发病病因

本病的病因还不十分清楚。目前认为哮喘是多基因遗传病，受遗传因素和环境因素双重影响。

1. 遗传因素

哮喘患者的亲属患病率高于群体患病率，且亲缘越近、病情越严重，其亲属患病率越高。有研究表明，与气道高反应、IgE 调节和特应性相关的基因在哮喘的发病中起着重要作用。

2. 环境因素

主要为哮喘的激发因素，包括：①吸入性变应原：如尘螨、花粉、真菌、动物毛屑、二氧化硫、氨气等各种特异和非特异性吸入物。②感染：如细菌、病毒、原虫、寄生虫等。③食物：如鱼、虾、蟹、蛋类、牛奶等。④药物：如普萘洛尔（心得安）、阿司匹林等。⑤其他：气候改变、运动、妊娠等。

（三）支气管哮喘的分类、分型

1. 根据免疫学分型

根据免疫学分型将支气管哮喘分为过敏性哮喘和非过敏性哮喘，以过敏性哮喘更为常见。过敏性哮喘又可分为 IgE 介导哮喘和非 IgE 介导过敏性哮喘，这是目前被广泛认可的哮喘病分类方法。

2. 根据发病诱因分类

根据常见发病诱因的不同将哮喘病分为过敏性哮喘、感染性哮喘、运动性哮喘、药物性哮喘、职业性哮喘、心因性哮喘以及某些特殊类型的哮喘（如月经性和妊娠性哮喘）等。

3. 根据哮喘的病程分类

根据哮喘的病程长短将哮喘病分为缓解期和急性发作期，然后根据缓解期和急性期的不同特点进行病情严重程度的分类。

4. 根据临床表现分类

（1）急性发作期：是指气促、咳嗽、胸闷等症状突然发生，常有呼吸困难，呼气流量降低等特征，常因接触刺激物或治疗不当所致。

（2）慢性持续期：在哮喘非急性发作期，患者仍有不同程度的哮喘症状。根据临床表现和肺功能可将慢性持续期的病情程度分 4 级。

（3）缓解期：系指经过或未经治疗症状、体征消失，肺功能恢复到急性发作前水平，并维持 4 周以上。

5．根据病情严重程度分类

临床上通常将慢性哮喘的病情依据严重程度分为 4 型：①轻度间歇性哮喘。②轻度持续性哮喘。③中度持续性哮喘。④重度持续性哮喘。根据患者是否有气道阻塞和阻塞的严重程度将哮喘病分为隐匿型哮喘、咳嗽变异性哮喘、难治性哮喘和脆性哮喘等。

6．根据发病的年龄分类

婴幼儿哮喘（2 岁及以下）、儿童哮喘（3～12 岁）、青少年哮喘（13～20 岁）、成年人哮喘（21～60 岁）和老年性哮喘（60 岁以上）。

7．根据发病时间分类

根据发病有无季节性可分为常年性哮喘和季节性哮喘。根据哮喘发病的昼夜变化又单独从哮喘病中分出夜间哮喘。

二、临床表现

（一）症状

1．急性发作

典型表现为发作呼气性呼吸困难或发作性胸闷和咳嗽，伴有哮鸣音。严重者呈强迫坐位或端坐呼吸，甚至出现发绀等；干咳或咳大量白色泡沫痰。部分患者仅以咳嗽为唯一症状（咳嗽变异性哮喘）。在夜间及凌晨发作和加重常是哮喘的特征之一。有些青少年，可在运动时出现胸闷、咳嗽和呼吸困难，称为运动性哮喘。

2．发作间歇期

在此期患者常自觉胸闷不适，肺部听诊呼吸音减弱，无哮鸣音，但多数患者症状和体征全部消失。

3．咳嗽变异型哮喘

气道高反应性是支气管哮喘发病的基础，由于气道高反应性的程度不同，临床上出现的症状也就不一样，少数患者只表现为呼吸道过敏的症状，如反复咳嗽、定时的阵咳及刺激后的痉咳。这些患者可以没有喘息，甚至没有干湿性啰音，但可能有变应性疾病病史，如湿疹、过敏性鼻炎或荨麻疹。其血清 IgE 可能升高，抗过敏药或平喘药有效。如果进行气道反应性测定（过去称支气管激发试验），可能会出现异常。这种以咳嗽为主要表现的哮喘，也称咳嗽变异型哮喘，往往起病较早，多在 3 岁前就有表现，如未经特殊处理，可以发展为典型哮喘，也可以一直表现为咳嗽变异型哮喘。

（二）发病特征

1．发作性

当遇到诱发因素时呈发作性加重。

2．时间节律性

常在夜间及凌晨发作或加重。

3．季节性

常在秋冬季节发作或加重。

4. 可逆性

平喘药通常能够缓解症状，可有明显的缓解期。

（三）体征

发作时胸部呈过度充气征象，双肺可闻及广泛的哮鸣音，呼气音延长。严重者可出现心率加快、奇脉、胸腹反常运动和发绀。但在轻度哮喘或非常严重哮喘发作时，哮鸣音可不出现，称之为"寂静胸"。

（四）并发症

1. 下呼吸道和肺部感染

哮喘患者约有半数系因上呼吸道病毒感染而诱发，由于呼吸道的免疫功能受到干扰，容易继发下呼吸道和肺部感染。

2. 水电解质和酸碱失衡

哮喘急性发作期，患者由于缺氧、摄食不足、大汗等，常并发水、电解质和酸碱平衡紊乱，这些均是影响哮喘疗效和预后的重要因素。

3. 气胸和纵隔气肿

由于哮喘急性发作时气体潴留于肺泡，使肺泡含气过度，肺内压明显增加，哮喘已并发的肺气肿会导致肺大疱破裂，形成自发性气胸。重症哮喘需要机械通气治疗时，气道和肺泡的峰压过高，也易引起肺泡破裂而形成气压伤，引起气胸甚至伴有纵隔气肿。

4. 呼吸衰竭

严重哮喘发作造成肺通气不足、感染，治疗和用药不当，并发气胸、肺不张和肺水肿等，均是哮喘并发呼吸衰竭的常见诱因。

5. 致命的心律失常

哮喘急性发作时可出现致命性的心律失常，原因可能是由于严重缺氧，水、电解质和酸碱平衡紊乱，也可能是由于药物的使用不当。

6. 黏液栓阻塞与肺不张

哮喘急性发作缓解后可咯出支气管树状的痰，由黏液及嗜酸性粒细胞所组成。支气管因含有黏稠的痰液，在较小的支气管或细支气管内则经常可发现特殊的浓厚且黏稠的黏液栓。黏液栓阻塞了细支气管，并因支气管壁增厚及黏膜充血，水肿形成的皱襞而导致肺不张。

7. 闭锁肺综合征

哮喘急性发作时，由于痰栓广泛堵塞了支气管，或频繁使用 β 受体激动剂造成气道平滑肌上受体功能下调，如异丙肾上腺素，该药代谢的中间产物 3-甲氧异丙肾上腺素，不仅不能兴奋 β 受体，而且还能引起 β 受体阻滞作用，引起支气管平滑肌痉挛而使通气阻滞。

8. 肺气肿、肺动脉高压和慢性肺源性心脏病发生

与哮喘控制不佳导致的长期或反复气道阻塞、感染、缺氧、高碳酸血症、酸中毒及血液黏稠度增高等有关。

9. 肺结核

长期使用皮质激素导致机体免疫功能减退，可诱发肺结核，出现结核症状。

10.发育不良和胸廓畸形

儿童哮喘，常引起发育不良和胸廓畸形，其原因是多方面的，如营养不足、低氧血症、内分泌紊乱等。有报告显示，长期全身使用皮质激素的患儿，有30%发育不良。

三、主要功能障碍

（一）呼吸功能障碍

哮喘急性发作时呼吸动力学改变，对患者呼吸类型及潮气呼吸时的压力波动产生了影响，哮喘重度发作时，最大呼吸流速，尤其是最大呼气流速明显受限，当残气量增加时，要使潮气呼吸过程处于最适当的呼气流速，其潮气呼吸还应处在最大吸气状态，由于 VC 的降低，呼气流速的受限，因而潮气量必然减少，患者要维持足够的通气，只能增加呼吸频率，因而形成浅快的呼吸形式。产生用力呼气，导致严重的气促。

（二）通气/血流比例失衡和气体交换障碍

哮喘时气道病理学的改变也引起肺泡通气/血流比例失调（在某些肺泡区 V/Q 比值降低）以及氧的弥散距离增大，导致低氧血症，通气增加，$PaCO_2$ 正常，甚至降低。重症哮喘患者常见中度低氧血症。

（三）循环功能障碍

哮喘时由于过度充气，呼吸肌做功增加，胸膜腔内压波动幅度增大，影响循环系统。胸内负压增高可降低静脉的回流，最终将导致每搏输出量和收缩压的下降。患者通过增加心率以维持心排出量，胸膜腔内压增加，右心室后负荷增加，心搏耗功增加，心电图有时可见右心肌劳损。

（四）支气管哮喘伴发的精神障碍

1.情绪障碍型

患者在发作时常伴有恐惧、焦虑、烦躁、抑郁等不良情绪。

2.抑郁-妄想型

可出现妄想。可伴有幻听，也常伴有轻度意识模糊。

3.癫痫样意识障碍型

多为短暂的意识丧失，类似癫痫小发作。患者在哮喘发作时还可伴有癫痫样抽搐。

四、康复评定

（一）危险因素评估

1.宿主因素

（1）遗传因素：目前认为哮喘为多基因遗传与环境因素相互作用导致的疾病。据统计，哮喘的遗传度为70%～80%，父母其中一方患有哮喘的儿童，其哮喘的发病率是其他儿童的2～5倍。

（2）肥胖：多项流行病学研究证实肥胖和超体质量可增加哮喘发生的危险性。肥胖患者潮式呼吸时小气道关闭，导致肺泡与支气管的黏附破坏，气道狭窄加重。而且这种小气道的关闭还能导致局部低氧性肺血管收缩，引起肺间质水肿，继而增加支气管周围的压力。肥胖和哮喘之间关联的基础可能与慢性全身性炎症以及能量调节激素等有关。

（3）性别：流行病学调查显示，男性是儿童哮喘的高危人群，随着成长，在性别中的差异随之减少，但最近研究显示成人女性患病比例可能超过男性。

2. 环境因素

（1）变应原：包括引起哮喘发生和发展各种特异性和非特异性物质。特异性变应原，如尘螨、花粉、真菌、动物毛屑等。

（2）感染：感染对哮喘的发病具有两方面的作用。一方面，在婴儿期接触一些病毒和非典型病原体，如呼吸道合胞病毒（RSV）、流感病毒和支原体等，可诱发哮喘的发生。另一方面，婴幼儿早期接触一些特定的呼吸道感染，可以避免哮喘的发生。特异性体质和病毒感染之间的关系十分复杂，强烈的特异性体质可能影响下呼吸道对病毒感染的反应，病毒感染可以影响变应性疾病的发生和发展。

（3）空气污染：大气污染、汽车尾气（DEP）、烟草烟雾和电磁烟雾等空气污染使哮喘患者呼出气一氧化氮（FeNO）水平增加，降低第一秒用力呼气量（FEV1），增加哮喘的急性发作。

（4）饮食：如抗氧化剂和 CO-3 多不饱和脂肪酸摄入减少，CO-6 多不饱和脂肪酸增加可使哮喘和过敏反应性疾病增加；盐、冷饮、巧克力等食物摄入量增加亦可增强呼吸道高反应，从而引发或加重哮喘。引起过敏最常见的食物是鱼类、虾蟹、蛋类、牛奶等。

（5）药物：阿司匹林，2.3%～20% 哮喘患者因服用阿司匹林类药物而诱发哮喘，称为阿司匹林哮喘。患者症状多在用药后 2 小时内出现。普奈洛尔等 β 受体阻滞剂，可因阻断 β 肾上腺素能受体而引起哮喘。

（6）运动：70%～80% 的哮喘患者在剧烈运动后诱发哮喘，称为运动诱发性哮喘或称运动性哮喘。典型的病例是在运动 6～10 分钟，停止运动后 1～10 分钟内支气管痉挛最明显，许多患者在 30～60 分钟自行恢复。剧烈运动后因过度通气致使气道黏膜的水分和热量丢失，呼吸道上皮暂时出现分子浓度过高，导致支气管平滑肌收缩。

（7）气候改变：当气温、湿度、气压和（或）空气中离子等改变时可诱发哮喘，故在寒冷季节或秋冬气候转变时较多发病。

（8）精神因素：患者情绪激动、紧张不安、怨怒等都会促使哮喘发作，一般认为它是通过大脑皮质和迷走神经反射或过度换气所致。哮喘发病的第一高峰期为 0～14 岁，第二高峰期为 30～40 岁。

（二）实验室及其他检查

1. 血液常规检查

发作时可有嗜酸性粒细胞增高，但多数不明显，如并发感染可有白细胞数增高，分类中性粒细胞比例增高。

2. 痰液检查

涂片在显微镜下可见较多嗜酸性粒细胞，可见嗜酸性粒细胞退化形成的尖棱结晶，黏液栓和透明的哮喘珠。

3. 肺功能检查

缓解期肺通气功能多数在正常范围。在哮喘发作时，由于呼气流速受限，表现为第一秒用力呼气量（FEV1），第一秒用力呼气量/用力肺活量比值（FEV1/FVC）、最大呼气中期流速（MMER）、呼出 50％与 75％肺活量时的最大呼气流量（MEF50％与 MEF75％）以及呼气峰值流速（PEFR）均减少。

4．血气分析

哮喘严重发作时可有缺氧、PaO_2 和 SaO_2 降低，由于过度通气可使 $PaCO_2$ 下降，pH 上升，表现为呼吸性碱中毒。如为重症哮喘，气道阻塞严重，可有缺氧及 CO_2 潴留，$PaCO_2$ 上升，表现为呼吸性酸中毒。如缺氧明显，可合并代谢性酸中毒。

5．胸部 X 线检查

早期在哮喘发作时可见两肺透亮度增加，呈过度充气状态；在缓解期多无明显异常。如并发呼吸道感染，可见肺纹理增加及炎症性浸润阴影。同时要注意肺不张、气胸或纵隔气肿等并发症的存在。

6．特异性过敏原的检测

可用放射性过敏原吸附试验（RAST）测定特异性 IgE，过敏性哮喘患者血清 IgE 可较正常人高 2～6 倍。在缓解期可作皮肤过敏试验判断相关的过敏原，但应防止发生过敏反应。

（三）呼吸功能评定

1．通气功能评定

发作时呈阻塞性通气功能障碍，呼气流速指标显著下降，FEV1％、FEV1/FEV、最大呼气中期流速（MMEF）、呼气峰值流速（PEFR）均减少。

2．支气管激发试验

用以测定气道反应性。在设定的激发剂量范围内，如 FEV1 下降大于 20％，可诊断为激发试验阳性。

3．支气管舒张试验

用以评定气道气流的可逆性。如 FE 较用药前增加大于 15％，且绝对值增加大于 200 mL，可判断阳性。

五、康复治疗

（一）康复治疗目标

1．尽可能控制症状，包括夜间症状。

2．改善活动能力和生活质量。

3．使肺功能接近最佳状态。

4．预防发作及加剧。

5．提高自我认识和处理急性加重的能力，减少急诊或住院。

6．避免影响其他医疗问题。

7．避免药物的不良反应。

8．预防哮喘引起死亡。

上述治疗目标的意义在于强调：①应该积极地治疗，争取完全控制症状。②保护和尽可能维持正常的肺功能。③避免或减少药物的不良反应。为了达到上述目标，关键是有合理的治疗方案和坚持长期治疗。

（二）康复治疗原则

消除病因，控制急性发作，巩固治疗，改善肺功能，防止复发，提高生活质量。

1. 发作期

（1）一般治疗：卧床休息，解除思想顾虑，保持安静，去除过敏原及其他诱因，适当补液，有继发感染者积极抗感染治疗。

（2）控制急性发作：单用或联用支气管舒张剂。

2. 哮喘持续状态

要积极解除支气管痉挛，改善通气及防治并发症。

3. 缓解期

查找过敏原进行脱敏治疗。

（三）康复治疗

尽管哮喘的病因及发病机制均未完全阐明，但目前的治疗方法，只要能够规范地长期治疗，绝大多数患者能够使哮喘症状得到理想的控制，减少复发甚至不发作，与正常人一样生活、工作和学习。

1. 药物治疗

治疗哮喘药物因其均具有平喘作用，常称为平喘药，临床上根据它们作用的主要方面又将其分为：

（1）缓解哮喘发作：主要作用是舒张支气管，即支气管舒张剂。

①β_2受体激动剂：为首选药物。常用的药物有：短效的作用时间为 4~6 小时，有沙丁胺醇（舒喘宁，全特宁）、特布他林（博利康尼、喘康速）和非诺特罗。长效的作用时间为 10~12 小时，常用的有福莫特罗、沙美特罗及丙卡特罗等。

②茶碱类：增强呼吸肌的收缩，气道纤毛清除和抗感染的作用。

③抗胆碱类：常用的有异丙托溴铵、噻托溴铵吸入或雾化吸入。

（2）控制哮喘发作：此类药物主要控制哮喘的气道炎症，即抗感染药。主要有糖皮质激素，白三烯受体拮抗剂及其他如色甘酸钠等。沙美特罗替卡松粉吸入剂以联合用药形式（支气管扩张剂和吸入皮质激素），用于可逆性阻塞性气道疾病的常规治疗，包括成人和儿童哮喘。

2. 急性发作期的治疗

急性发作的治疗目的是尽快缓解气道阻塞，纠正低氧血症，恢复肺功能，预防病情进一步恶化或再次发作，防止并发症。一般根据病情的分度进行综合性治疗。

（1）脱离诱发因素：处理哮喘急性发作时要注意寻找诱发因素。多数与接触变应原、感冒、呼吸系统感染、气候变化、服用不适当的药物（如解热镇痛药、β受体拮抗剂等）、剧烈运动或治疗不足等因素有关。找出和控制诱发因素，有利于控制病情，预防复发。

（2）正确认识和处理重症哮喘是避免哮喘死亡的重要环节。对于重症哮喘发作，应该在严密观察下治疗。治疗的措施包括：①吸氧，纠正低氧血症。②迅速缓解气道痉挛：首选雾化吸入 β_2 受体激动剂，其疗效明显优于气雾剂。③经上述处理未缓解，一旦出现 $PaCO_2$ 明显增高（$\geqslant 50$ mmHg）、吸氧状态下 $PaO_2 \leqslant 60$ mmHg、极度疲劳状态、嗜睡、神志模糊，甚至呼吸减慢的情况，应及时进行人工通气。④注意并发症的防治：包括预防和控制感染；补充足够液体量，避免痰液黏稠；纠正严重酸中毒和调整水电解质平衡，当 pH＜7.20 时，尤其是合并代谢性酸中毒时，应适当补碱；防治自发性气胸等。

3．运动治疗

支气管哮喘患者在哮喘缓解期或药物控制下可进行适当的体育锻炼，增强心肺功能，以达到减少、减轻支气管哮喘发作的目的。适合支气管哮喘患者锻炼项目有游泳、划船、太极拳、体操、羽毛球、散步、骑车、慢跑等耐力性运动练习。

耐力运动的原则是做适当强度的运动，并持续一定的时间，具体方法视体力情况而定。体力较差时做散步、太极拳等低强度的运动练习，体力较好时练习较快的步行、慢跑、缓慢登楼、游泳等。运动强度应控制在运动时的最高心率为 170 减去年龄数字的水平，主观感觉以稍感气急，尚能言谈为宜。

4．呼吸训练

（1）放松训练：①前倾依靠位：患者坐于床前或桌前，桌上或床上放两床叠好的被子或4 个枕头，患者两臂置于棉被或枕下以固定肩带并放松肩带肌群，头靠在被上或枕上放松颈肌。②椅后依靠位：患者坐于非常柔软舒适的有扶手的椅或沙发上，头稍后靠于椅背或沙发背上，完全放松 5～15 分钟。③前倾站立位：自由站立，两手指互握置于身后并稍向下拉以固定肩带，同时身体稍前倾以放松腹肌，也可前倾站立，两手支撑于前方的低桌上以固定肩带，此体位不仅可起到放松肩部和腹部肌肉群的作用，还是腹式呼吸的有利体位。

（2）呼吸模式训练

1）缩唇呼吸：也称吹口哨式呼吸法，经鼻吸气，呼气时缩唇，吹口哨样缓慢呼气，口唇缩小到以能够忍受为止，将气体均匀地自双唇之间逸出，一般吸气和呼气的时间比为1：2 或1：3。利用这一方法可减少下呼吸道内压力的递减梯度，防止小气道过早闭塞。

2）腹式呼吸方法：患者取立位，也可取坐位或仰卧位，上身肌群放松做深呼吸，一手放于腹部，一手放于胸前，吸气时尽力挺腹，也可用手加压腹部，呼气时腹部内陷，尽量将气呼出，一般吸气 2 秒，呼气 4～6 秒。吸气与呼气时间比为1：2 或1：3。用鼻吸气，用口呼气要求缓呼深吸，不可用力，每分钟呼吸速度保持在 7～8 次，开始每天 2 次，每次 10～15 分钟，熟练后可增加次数和时间，使之成为自然的呼吸习惯。

3）主动呼气训练：主动呼气代替吸气训练，每次呼气后不要忙于吸气，要稍停片刻，适当延长呼气过程，使呼气更加完善，减少肺泡内残留的气量。然后放松肌肉，轻轻地吸气。这样，增加了呼气量，就增加了吸气量，使呼吸更加完全。

在进行上述呼吸训练时应注意：思想集中，肩背放松，吸鼓呼瘪，吸气时经鼻，呼气时经口，细呼深吸，不可用力。

5．肌力—耐力训练

（1）下肢训练

①方式：采用有氧训练的方法，如步行、划船、骑车、登山等。

②强度：根据活动平板或功率车运动试验，得到最大心率及最大 MET 值。运动后不应出现明显气短、气促或剧烈咳嗽。

运动时间 30～45 分钟，准备及结束活动时间保证各 5～10 分钟。频率：3～5 次/周，尽可能终生坚持。运动合适的指征：无明显气短、气促。

（2）上肢训练：包括手摇车训练及提重物训练。

①手摇车训练：从无阻力开始，每阶段递增 5W，运动时间 20～30 分钟，速度为 50 转/分，以运动时出现轻度气短、气促为宜。

②提重物训练：患者手持重物，开始 0.5 kg，以后增至 2～3 kg，做高于肩部的各个方向运动，每次活动 1～2 分钟，休息 2～3 分钟，每天 2 次，监测已出现轻微的呼吸急促和上臂疲劳程度。

6. 排痰训练

排痰训练包括体位引流、胸骨叩击、震颤和直接咳嗽，目的是促进呼吸道分泌物直接排出，降低气流阻力，减少支气管及肺的感染。

（1）咳嗽训练：深吸气→短暂闭气→关闭声门→增加胸膜腔内压，使呼气时产生高速气流→声门开放，即可形成由肺内冲出的高速气流，促进分泌物移动，随咳嗽排出体外。

（2）理疗：超短波治疗和超声或氧气雾化治疗等。有利于抗炎、抗痉挛、排痰及保护黏膜和纤毛功能。超短波治疗采用无热量或微热量，每天一次，15～20 次为一疗程。超声雾化治疗每次 20～30 分钟，每天一次，7～10 天为一疗程。氧气雾化治疗每次 5～10 分钟，每天 2 次，7～10 天为一疗程。

7. 中医外治法

中医外治法是指运用非口服药物的方法，通过刺激经络、穴位、皮肤、黏膜、肌肉、筋骨等以达到防病治病目的的一种传统医学疗法。其治疗疾病的范围也越来越广泛。特别是哮喘病这样的既是常见难治病，又属心身疾病的病症，增加外治法可以显著地提高临床疗效，延长缓解期，减少医药费用，促进康复。咳喘灵膏药即是中医外治法的典型代表。

六、康复护理

（一）康复护理目标

1. 呼吸困难症状减轻

呼吸形态、深度、节律、频率正常，动脉血气分析值正常。

2. 能进行有效呼吸

掌握呼吸功能锻炼的方法，能自行坚持有效锻炼。

3. 能进行有效咳嗽

掌握有效咳嗽的方法，排出痰液。

（二）康复护理

1. 环境与体位

有明确过敏原者，应尽快脱离。提供安静、舒适、温湿度适宜的环境，保持室内清洁、空气流通。根据病情给予舒适体位，如为端坐呼吸者提供床旁桌以支撑，减少体力消耗。病室、家庭不宜摆放花草，避免使用皮毛、羽绒或蚕丝织物。保持病室内空气新鲜，每天通风 1～2 次，每次 15～30 分钟，室内保持适宜的温度和湿度。温度为 20～22℃，湿度为 50%～70%。

2．缓解紧张情绪

哮喘新近发生和重症发作的患者，通常会情绪紧张，甚至惊恐不安，应多巡视患者，尽量陪伴患者，使患者平静，以减轻精神紧张。耐心解释病情和提供治疗措施，给以心理疏导和安慰，消除过度紧张情绪，这对减轻哮喘发作的症状和病情的控制有重要意义。

3．氧疗护理

重症哮喘患者常伴有不同程度的低氧血症，应给以鼻导管或面罩吸氧，氧流量为 $1\sim3$ L/min。吸入的氧浓度不超过 40%。吸入的氧气应尽量温暖湿润，以避免气道干燥和寒冷气流的刺激而导致气道痉挛。给氧的过程中，监测动脉血气分析。如哮喘严重发作，经一般药物治疗无效，或患者出现神志改变，$PaO_2 < 60$ mmHg，$PaCO_2 > 50$ mmHg 时，准备进行机械通气。

4．饮食护理

大约 20% 的成年患者和 50% 的患儿可以因为不适当饮食诱发或加重哮喘。应提供清淡、易消化、足够热量的饮食，避免进食硬、冷、油煎的食物。尽量避免食用鱼、虾、蟹、蛋类及牛奶等可能导致哮喘发作的食物。某些食物添加剂如酒石黄、亚硝酸盐亦可诱发哮喘发作，应当引起注意，同时戒烟戒酒。

5．口腔与皮肤护理

哮喘发作时，患者常会大量出汗，应每天用温水擦浴，勤换衣服和床单，保持皮肤清洁、干燥和舒适。鼓励并协助患者咳嗽后用温开水漱口，保持口腔清洁。

6．用药护理

观察疗效及不良反应。

（1）β_2 受体激动剂：指导患者按医嘱用药，不宜长期、规律、单一、大量使用。因为长期应用可引起受体功能下降和气道反应性增高，出现耐药性；指导患者正确使用雾化吸入剂，保证药物疗效；静脉滴注沙丁胺醇时注意控制滴速。用药过程中观察有无心悸、骨骼肌震颤、低血钾等不良反应。

（2）糖皮质激素：吸入药物治疗，全身不良反应少，少数患者可出现口腔念珠菌感染、声音嘶哑或呼吸道不适，指导患者喷药后 $2\sim3$ 分钟用清水漱口以减轻局部反应和胃肠道吸收。口服宜在饭后服用，以减少对胃肠道黏膜的刺激。气雾吸入糖皮质激素可减少其口服量，当用气雾剂替代口服剂时，通常同时使用 2 周后再逐步减少口服量，指导患者不得自行减量或停药。

（3）茶碱类：静脉注射时浓度不宜过高，速度不宜过快，注射时间宜在 10 分钟以上，以防中毒症状发生。其不良反应有恶心、呕吐等胃肠道症状；有心律失常、血压下降和兴奋呼吸中枢作用，严重者可致抽搐甚至死亡。用药时监测血药浓度，安全浓度为 $6\sim16$ μg/mL。发热，妊娠，小儿或老年有心、肝、肾功能障碍及甲状腺功能亢进者不良反应增加。合用西咪替丁、喹诺酮类、大环内酯类药物等可影响茶碱代谢而使排泄减慢，应该加强观察。茶碱缓释片有控释材料，不能嚼服，必须整片吞服。

（4）其他：色甘酸钠及奈多罗米钠，少数患者吸入后可有咽干不适、胸闷，偶见皮疹，孕妇慎用。抗胆碱药吸入后，少数患者有口苦或口干感。酮替芬有镇静、头晕、口干、嗜睡等不良反应，对高空作业人员、驾驶员、操纵精密仪器者应予以强调。白三烯调节剂的主要不良反应是较轻微的胃肠道症状，少数有皮疹、血管性水肿、转氨酶升高，停药后可恢复。

（三）康复健康教育与管理

哮喘患者的教育和管理是提高疗效、减少复发、提高患者生活质量的重要措施。根据不同的对象和具体情况，采用适当的、灵活多样的、为患者及其家属乐意接受的方式对他们进行系统教育，提高积极治疗的主动性，提高用药的依从性，才能保证疗效。哮喘患者通过规范治疗可以达到长期控制，保证良好的生活质量。在急性发作期，患者由于各种不适症状明显，甚至影响正常生活，所以治疗依从性较好。但是，在慢性持续期和缓解期，由于症状减轻甚至没有症状，很多患者就放松了警惕，甚至开始怀疑医生的诊断，擅自停药或减量，从而使症状加重或急性发作。与患者共同制订长期管理、防止复发的计划，对患者进行长期系统管理是非常必要的。对哮喘患者进行长期系统管理，包括以下相关的内容：

1. 哮喘长期管理

根据哮喘的严重程度，在医生的指导下制订长期治疗方案。护士指导患者每天做好哮喘日记，记录哮喘症状和出现的频次以及 PEF 值，判定哮喘控制的效果。通常达到哮喘控制并至少维持 3 个月，可试用降级治疗，最终达到使用最少药物维持症状控制的目的。

（1）通过规律的肺功能监测（PEF）客观地评价哮喘发作的程度。

（2）避免和控制哮喘促（诱）发因素，减少复发。

（3）制订哮喘长期管理的用药计划。

2. 康复健康教育

（1）提供有关哮喘防治的科普书籍和科普文章供患者和家属翻阅；向患者和家属发放防治哮喘的宣传手册；组织哮喘患者座谈，交流防治经验和体会；责任护士对住院患者进行有针对性的宣教。

（2）教育患者了解支气管哮喘目前并没有特效的治疗方法，治疗的目标是：控制症状，维持最轻的症状甚至无症状；防止病情恶化；尽可能保持肺功能正常或接近正常水平；维持正常活动（包括运动）能力；减轻（避免）哮喘药物的不良反应；防止发生不可逆气道阻塞；避免哮喘死亡，降低哮喘病死率。

（3）教育患者了解哮喘控制的标准：①最少慢性症状，包括夜间症状。②哮喘发作次数减至最少。③无须因哮喘而急诊。④最少按需使用 β_2 受体激动剂。⑤没有活动限制。⑥PEF昼夜变异率<20%，PEF 正常或接近正常。

（4）教育患者了解导致哮喘发病有关原因和诱发因素，使患者能够避免触发因素。

①变应原，如花粉类、尘螨、屋尘和粉尘、真菌、蜂螂、纤维（丝、麻、木棉、棕等）、食物（米面类、鱼肉类、乳类、蛋类、蔬菜类、水果类、调味食品类、硬壳干果等）、动物皮毛、化妆品等。②烟草烟雾；油烟、煤烟、蚊香烟雾。③刺激性或有害气体，如油漆、杀虫剂、发胶、香水、煤气或天然气燃烧所产生的二氧化硫等。④职业性因素。⑤呼吸道感染，气候因素，气压的变化。⑥运动和过度通气。⑦过度的情感变化和精神因素。

（四）并发症的防治

1. 下呼吸道和肺部感染

①在哮喘患者缓解期应提高免疫功能，保持气道通畅，清除气道内分泌物，保持室内清

洁，预防感冒，以减少感染机会。②一旦有感染先兆，应尽早经验性应用抗生素治疗，进一步根据药敏试验结果选用敏感抗生素治疗。

2. 水电解质和酸碱失衡

及时检测血电解质和动脉血气分析，及时发现异常并及时处理。除此，对于心功能较好的患者，应注意积极补液，在维持水、电解质平衡的基础上，也利于患者痰液的引流。

3. 气胸和纵隔气肿

当哮喘患者出现下列情况时应警惕并发气胸的可能：

（1）病情加重发生于剧烈咳嗽等促使肺内压升高的动作之后。

（2）出现原发病无法解释的严重呼吸困难伴刺激性干咳。

（3）哮喘加重并出现发绀、突发昏迷、休克。

哮喘合并气胸治疗的关键在于尽早行胸膜腔穿刺或引流排气，加速肺复张，同时配合抗感染、支气管扩张剂和糖皮质激素等治疗。对于张力性气胸则应尽早采取胸腔闭式引流，特别是合并肺气肿的哮喘患者。对于张力性气胸和反复发作的气胸，可考虑行外科手术治疗。

哮喘并发纵隔气肿是哮喘急性加重、危及生命的重要原因之一。哮喘急性发作可造成肺泡破裂，气体进入间质，沿气管、血管末梢移行至肺门进入纵隔引起纵隔气肿。

4. 呼吸衰竭

一旦出现呼吸衰竭，由于严重缺氧、二氧化碳潴留和酸中毒，哮喘治疗更加困难。要尽量消除和减少诱因，预防呼吸衰竭的发生。应注意观察患者治疗后的反应及监测动脉血气分析的变化。如症状持续不缓解，血气分析 pH 和 $PaCO_2$ 值进行性升高，应考虑及早机械通气治疗。

5. 致命的心律失常

如并发心力衰竭时应用洋地黄制剂，为使支气管舒张频繁应用 β 受体激动剂、茶碱制剂等。如果静脉注射氨茶碱，血浓度＞30 mg/L 时，可以诱发快速性心律失常。在治疗早期，应积极纠正离子紊乱，保持酸碱平衡。目前，临床上常用多索茶碱替代普通的氨茶碱治疗，可有效地避免由氨茶碱引起的不良反应。雾化吸入 β₂ 受体激动剂也能有效减低心动过速的发生。

6. 黏液栓阻塞与肺不张

积极、有效地控制支气管哮喘，注意出入水量的平衡，防止脱水的发生，尽快采取呼吸道引流和积极的体位引流及叩击背部等护理措施。经上述处理，约 75% 的患者可在 4 周内恢复，如果效果不佳，尽快应用纤维支气管镜冲洗吸出黏液栓。

7. 闭锁肺综合征

一旦发生闭锁肺综合征，提示预后不好，抢救不及时，常有生命危险。因此，在重症哮喘患者治疗中，应早期应用糖皮质激素和平喘药物，保持出入水量平衡，尽量避免其发生。

8. 肺气肿、肺动脉高压和慢性肺源性心脏病

加强哮喘患者的教育，指导早期规律用药，避免气道发生不可逆的阻塞。

七、社区家庭康复指导

（一）鼓励哮喘患者与医护人员建立伙伴关系

为患者建立个体化的控制哮喘加重的治疗计划和定期随访。建立哮喘患者档案，安排专

职护士跟踪管理,定期或根据患者病情对患者进行电话随访,及时解答患者的疑问,指导患者正确地监测病情和使用药物,使患者症状得到控制,维持最轻的症状甚至无症状,减少哮喘发作,维持长期稳定,提高生活质量。

(二)建立哮喘患者联盟,定期举行哮喘患者联谊会

在会上通过科学讲座、哮喘患者经验交流、哮喘知识竞赛、哮喘患者座谈等形式,最大限度调动起哮喘患者及家属防治哮喘的积极性,提高哮喘患者防病治病水平。强调吸入疗法的重要性及使用要点,介绍监测风流速的意义和风流速仪的使用方法。

(三)减少螨虫滋生

引起过敏的主要是尘螨,生长于居室的皮毛制品或其他柔软的物品中,如地毯、皮毛玩具和床垫,一个床垫中的螨虫数量可有 200 万只之多。被褥不要用羽绒被和丝绵被,不用动物皮毛制成的被褥。

定期烫洗、日晒被罩、枕套、床罩等物品。卧具应经常暴晒和拍打。室内避免用呢绒制成的沙发、软椅、窗帘和坐垫。地面最好采用水泥或木地板,以便擦洗,勿使用地毯。小儿患者不要玩呢绒或动物皮毛制成的松软玩具,要定期(如每周一次)把此类玩具放入冰箱的冷冻室内 12 小时以冻死螨虫。

(四)减少室内其他产生异体蛋白的来源

室内要避免潮湿、阴暗,减少真菌的滋生;避免种植一些有花植物;特别是当春季等花粉飘扬高峰季节宜关闭门窗。室内不要喂养各种宠物,因猫、狗、鸟类等宠物的皮毛、皮屑、分泌物及排泄物均有可能作为过敏原而导致哮喘发作,狗、猫等宠物的皮屑、皮毛具有更强的致敏作用。陈旧的羽毛和羊毛也常引起过敏。一些昆虫(主要是蟑螂)的排泄物也可引起哮喘发作,对以上过敏原都要尽量避免。

(五)减少室内灰尘

室内灰尘可以作为载体诱发哮喘。如尘螨及其排泄物、真菌及其孢子、花粉等。这些物质大多数属于过敏性物质,当患者吸入这些灰尘后,有可能会导致哮喘发作,室内灰尘愈陈旧其致敏性就愈强。

因此应定期清除尘土,最好由患者家属处理(避免患者吸入灰尘)。一般每 1～2 天简单清扫一次,大清扫每月一次。室内家具应简单洁净,表面易于清扫。

(六)减少室内气体污染

居住环境最好避免空气污染,这样可以减少不必要的刺激因素。切勿使用各种喷雾杀虫剂,避免樟脑、香水、化妆品等刺激性气味。

室内不要吸烟,要采用适当方法减少煤气和油烟的污染。室内注意通风。每天至少通风 2 次,每次根据季节通风 10～30 分钟(室外空气污染较重时或花粉飘扬高峰季节除外),必要时可采用室内空气净化装置来维持室内空气清洁。

(七)正确地使用吸入剂

治疗支气管哮喘常用的是支气管扩张剂,学会发现先兆表现眼和结膜的卡他症状、鼻痒、打喷嚏、流涕、眼痒、流泪和干咳等;还可有胸部发紧、喉部发痒、胸闷、呼吸不畅、精神紧张等应立即服用平喘药,如沙丁胺醇、氨茶碱等,避免症状加重。教会患者正确使用喷雾剂以及使用后的注意事项，当哮喘袭来时，正确使用吸入剂，可迅速减轻病情。教育患者学会对付哮喘病的最佳方式，愈早行动，病情愈轻微。

（八）控制呼吸道感染

呼吸道感染与支气管哮喘发作直接相关，因此支气管哮喘患者在流感、副流感等呼吸系统传染病流行时应尽量避免去公共场所，家人有呼吸道感染时也应注意。平时注意保暖，起居有节，避免过度劳累、淋雨等。

（九）学会发现哮喘的早期征兆

及时发现体内的警示信息。就要求患者及家属必须能够识别早期征兆：如咳嗽加重，活动能力下降，乏力，胸闷等，发现症状就要立即采取行动，以避免哮喘发作。学会应急，支气管哮喘发作时，应采取舒适的半卧位或坐位。以帮助排痰吸氧，并找医生。病情缓解时，可做预防性治疗。支气管哮喘一年四季都可以发病，其中春秋季或遇寒时支气管哮喘症状会加重。因此患者要避免受凉引起疾病的发生。

（十）支气管哮喘的饮食指导

支气管哮喘患者的饮食应遵循以下原则：饮食宜清淡，忌肥腻；宜温热，忌过冷过热；宜少量多餐细嚼慢咽，不宜过饱；忌过咸过甜；不喝冷饮及人工配制的含气饮料；避免吃刺激性食物和产气食物。哮喘患者忌吃（或少吃）食物有鸡蛋黄、公鸡、肥猪肉、羊肉、狗肉、海鱼、蛤类、蟹、虾、木瓜、韭菜、金针菜、笋（或笋干）、花生、咸菜、辣椒、胡椒、糖精、香精、色素、巧克力、雪糕等冷饮、碳酸饮料、酒、咖啡、浓茶等。

（十一）心理指导

指导患者保持精神愉快、乐观开朗，心境平和是防止哮喘复发的重要措施。首先应了解哮喘病的有关知识，树立战胜哮喘的信心，消除紧张情绪，减轻压力，患者家属在这方面应对患者进行鼓励和开导，协助患者克服恐惧、抑郁、自卑、依赖等心理。要多培养一些兴趣爱好比如听音乐等方式来陶冶情操，进行放松训练等心理调控方法，来使自己保持一个良好的心境。

第三节　慢性呼吸衰竭的康复护理

一、概述

呼吸衰竭简称呼衰，是指各种原因引起的肺通气和（或）换气功能严重障碍，以致在静息状态下亦不能维持足够的气体交换，导致低氧血症伴（或不伴）高碳酸血症，进而引起一系列病理生理改变和相应临床表现的综合征。动静脉血气分析常被用于诊断呼吸衰竭的标准。即在海平面大气压下（760 mmHg），静息状态呼吸空气并除外心内解剖分流等因素，动脉血氧分压（PaO_2）＜8.0 kPa（60 mmHg），或同时伴有二氧化碳分压（$PaCO_2$）＞6.67 kPa（50 mmHg）时，作为呼吸衰竭（简称呼衰）的标准。

慢性呼吸衰竭是指原有慢性呼吸病的基础上发生了呼吸衰竭。多见于慢性阻塞性肺疾病（COPD）、重度肺结核、间质性肺疾病、神经肌肉病变等。由于呼吸功能损害逐渐加重，虽伴有缺氧或同时伴有 CO_2 潴留，但通过机体代偿适应，生理功能障碍和代谢紊乱不严重，仍可保持一定的生活活动能力，动脉血气分析 pH 尚在正常范围称为代偿性慢性呼衰。但慢性呼吸衰竭患者一旦并发呼吸道感染，或因其他原因（如并发气胸）增加了呼吸生理负担，出现了严重的缺氧和（或）CO_2 潴留，动脉血气分析常 pH<7.35，机体出现失代偿，称为慢性呼衰急性加重。

慢性呼吸衰竭常为支气管肺疾患所引起，如慢性阻塞性肺疾病（COPD）、重症哮喘、严重肺结核、支气管扩张症、弥散性肺组织纤维化、肺尘埃沉着病等，其中 COPD 最常见。胸廓病变如胸部手术、外伤、广泛胸膜增厚、胸廓畸形亦可引起呼吸衰竭。

二、临床表现

（一）按照血气分析改变可分为 I 型呼衰和 II 型呼衰

1. I 型呼衰

仅有缺氧而无 CO_2 潴留，即 PaO_2<60 mmHg，$PaCO_2$ 降低或正常，多见于换气功能障碍（弥散功能障碍，通气/血流比例失调，肺动-静脉样分流增加）的病例，如 ARDS、间质性肺炎、急性肺栓塞等。

2. II 型呼衰

缺氧伴 CO_2 潴留，即 PaO_2<60 mmHg，$PaCO_2$>50 mmHg，主要由于肺泡通气不足所致。慢性呼衰急性加重时多属于此类型，如慢性阻塞性肺疾病。

（二）按病理生理可分泵衰竭和肺衰竭

1. 泵衰竭

由于呼吸驱动力不足（呼吸中枢运动）或呼吸运动受限（周围神经麻痹，呼吸肌疲劳，胸廓畸形）引起的呼吸衰竭。

2. 肺衰竭

由于气道阻塞，肺组织与胸膜病变和肺血管病变所致的呼吸衰竭。

（三）症状体征

除呼衰原发疾病的症状、体征外，主要为缺氧伴 CO_2 潴留所致的呼吸困难和多脏器功能障碍。

1. 呼吸困难

主要表现为呼吸频率、节律和幅度的改变。慢性呼吸衰竭表现为呼吸费力伴呼气延长，严重时呼吸浅快，并发 CO_2 麻醉时，出现慢呼吸或潮式呼吸。

2. 发绀

是缺 CO_2 的典型表现。当动脉血氧饱和度低于 85% 时，出现口唇、指甲和舌发绀。另外，发绀的程度与还原型血红蛋白含量相关，因此红细胞增多者发绀明显，而贫血患者则不明显。

3. 精神神经症状

慢性呼吸衰竭随着 $PaCO_2$ 升高，出现先兴奋后抑制症状。兴奋症状包括烦躁不安、昼夜颠倒甚至谵妄。CO_2 潴留加重时导致肺性脑病，出现抑制症状，表现为表情淡漠、肌肉震颤、间歇抽搐、嗜睡甚至昏迷。

4. 循环系统表现

CO_2 潴留可使外周浅表静脉充盈，皮肤温暖多汗，眼部球结膜水肿，心率增快，由于心排出量增加，脉搏洪大有力，血压升高。由于脑血管扩张，可产生搏动性头痛，严重的缺氧和酸中毒可引起周围循环衰竭、血压下降、心肌损害、心律失常甚至心搏骤停。慢性呼衰并发肺心病时可出现体循环淤血等右心衰竭表现。

5. 消化和泌尿系统表现

严重呼衰时可损害肝、肾功能。并发肺心病时出现尿量减少。部分患者可引起应激性溃疡而发生上消化道出血。

三、主要功能障碍情况

1. 呼吸困难

活动甚至休息时喘息。

2. 运动量减少

社会活动、业余生活、室内和室外活动减少。

3. 活动受限

日常生活基本活动受限，独立性丧失。

4. ADL 自理障碍

四、康复评定

（一）肺通气功能评定方法

1. 常规肺活量测定（VC）

在平静呼吸 3~4 个潮气量之后进行深吸气至极限后，不限制时间的深呼气至残气量水平，取其最高值。

2. 用力肺活量（FVC）

在平静呼吸数次后尽力深吸气至 TLC（肺总量）位，然后做最大力、最快速的呼气至 RV（残气量）位，一口气完成不能中断。其中第一秒呼出的气量就称为第一秒用力呼气量。

3. 最大通气量（MVV）

是单位时间内的最大呼吸量，反映呼吸动态功能。

4. 峰流速

指受试者用力呼气时最大流速。

（二）肺换气功能的评定

通过检测二氧化碳的弥散量来判断肺的弥散功能，通过核医学的检测并结合一些生理指标测定来判断肺的通气血流比例。

（三）通气血流比例测定

正常情况下 V/Q 约为 0.8，大于或小于 0.8，均提示存在影响肺部通气血流比例失调的因素，检测方法包括放射性核素测定、静-动脉分流量测定、肺泡-动脉氧分压差测定、多种惰性气体检测法等。

（四）血气分析评估

临床最常用的血气分析标本为动脉血样，主要取血部位有肱动脉、桡动脉、股动脉。

1. 进行酸碱失衡判断

主要通过血气结果中 HCO_3^- 与 $PaCO_2$ 这两个关键参数并结合 pH 的变化来进行判断。

2. 呼吸功能判断

（1）判断是否有呼吸衰竭及其类型：当 $PaO_2 < 60$ mmHg，$PaCO_2$ 降低或正常时为 Ⅰ 型呼衰，当 $PaO_2 < 60$ mmHg，$PaCO_2 > 50$ mmHg 时，为 Ⅱ 型呼衰。

（2）判别急性与慢性：一般情况下急性患者血气结果中常有 pH 改变，慢性病变时 pH 常接近或已经正常（代偿），并持续 1 个月以上。

（3）对换气状况判断：肺泡气-动脉血氧分压差（$PA-aDO_2$）> 15 mmHg 提示有换气功能障碍。

（五）运动负荷试验

1. 运动试验

在运动试验中具体检测记录每分通气量、心率等，分别测定安静、定量活动后及恢复期中的耗氧量或测最大运动能力时的最大摄氧量。主要的运动试验方法有两种：

（1）6 分钟步行试验：是一种运动试验，在平坦的地面划出一段长达 30.5 m 的直线距离，折返处应有锥形标志。患者围绕锥形体往返走动，步履缓急由患者根据自己的体能决定。在旁监测的人员每 2 分钟报时 1 次，并记录患者可能发生的气促、胸痛等不适。如患者体力难支可暂时休息或中止试验。6 分钟后试验结束，监护人员统计患者步行距离进行结果评估。划为 4 个等级：1 级少于 300 m，2 级为 300～374.5 m，3 级为 375～449.5 m，4 级超过 450 m。级别越低心肺功能越差。达到 3 级与 4 级者，可说心肺功能接近或已达到正常。

（2）踏功率车：运动强度以功率表示。由于受试者是坐在踏车上进行原地踏车运动的，躯干及上肢相对固定，对血压测量和心电图记录干扰小，对于不能适应跑台的患者更为合适。操作时通过增加阻力来增加运动负荷。

2. 运动负荷实验的评定

运动能力的评定：直接反映心肺功能综合能力的最主要指标是最大摄氧量（$VO_{2\,max}$），在逐渐递增的运动试验中，一段时间内 VO_2 会随运动功率增加而增加，但当运动到一定程度时，VO_2 即会维持在一定水平，不再随运动功率的增加而增加了，此时的 VO_2 即为 $VO_{2\,max}$。正常值：大于预计值的 84%。各种心肺疾病、贫血等均能引起氧的运输或利用障碍，导致 $VO_{2\,max}$ 下降。

（六）呼吸系统主观症状的评定方法

呼吸系统的主观症状通常以有无出现气短、气促为标准。采用 6 级制，即按日常生活中出现气短、气促症状，分成 6 个等级。

五、康复治疗

呼吸衰竭康复治疗原则是在保持呼吸道通畅的条件下，迅速纠正缺氧、CO_2 潴留、酸碱失衡和代谢紊乱，防治多器官功能受损，积极治疗原发病，消除诱因，预防和治疗并发症。

（一）保持呼吸道通畅

气道不通畅可加重呼吸肌疲劳，气道分泌物积聚时可加重感染并可导致肺不张，减少呼吸面积，加重呼吸衰竭，因此，保持气道通畅是纠正缺氧和 CO_2 潴留的最重要措施。

1. 缓解支气管痉挛

用支气管舒张药，必要时给予糖皮质激素以缓解支气管痉挛。

2. 建立人工气道

如上述方法不能有效地保持气道通畅，可采用简易人工气道、气管插管或气管切开建立人工气道，以方便吸痰或做机械通气治疗。

（二）氧疗

任何类型呼吸衰竭都存在低氧血症，氧疗是呼衰患者重要治疗措施。不同类型呼衰其氧疗指征和给氧方法不同。原则是Ⅱ型呼衰应给予低浓度（＜35％）持续给氧，Ⅰ型呼衰应给予较高浓度（＞35％）持续给氧。

（三）增加通气量、减少 CO_2 潴留

1. 呼吸兴奋剂

呼吸兴奋剂通过刺激呼吸中枢或外周化学感受器，增加呼吸频率和潮气量，改善通气，当同时增加呼吸做功，增加氧耗量和 CO_2 的产生量，所以必须在保持呼吸道通畅的前提下使用，否则会促发和（或）加重呼吸肌疲劳，加重 CO_2 潴留。主要用于以中枢抑制为主所致的呼衰，不宜用于以换气功能障碍为主所致的呼衰。常用药物有尼可刹米、洛贝林、多沙普仑等。

2. 机械通气

当呼吸衰竭严重、经上述处理不能有效改善缺氧和 CO_2 潴留时需考虑机械通气。

3. 抗感染

感染是慢性呼吸衰竭急性加重最常见诱因，一些非感染性因素诱发的呼衰加重也常继发感染，因此须进行积极抗感染治疗。

4. 纠正酸碱平衡失调

慢性呼吸衰竭常有 CO_2 潴留，导致呼吸性酸中毒，宜采用改善通气的方法纠正。如果呼吸性酸中毒发生发展过程缓慢，机体常以增加碱储备来代偿，当呼吸性酸中毒纠正后原已增加的碱储备会使 pH 升高，对机体造成危害，因此，在纠正呼吸性酸中毒的同时须给予盐酸精氨酸和氯化钾，以防止代谢性碱中毒发生。

5. 病因治疗

由于引起呼吸衰竭的原因很多，因此在解决呼吸衰竭本身造成危害的同时，须采取适当的措施消除病因，此乃治疗呼吸衰竭的根本所在。

6. 一般支持治疗

重症患者须转入 ICU 进行积极抢救和监测，预防和治疗肺动脉高压、肺源性心脏病、肺性脑病、肾功能不全和消化功能障碍，防治多器官功能障碍综合征。

（四）物理治疗

超短波治疗、超声雾化治疗等有助于消炎、抗痉挛，利用排痰保护黏液毯和纤毛功能。

（五）自然疗法

提高机体抵抗力是预防慢性呼衰急性加重发作的基本措施，包括合适的户外运动锻炼、保健按摩，空气浴、日光浴、森林浴等，均有一定效果。

六、康复护理

（一）康复目标

1. 症状改善，呼吸困难发作减少，自信心增加，抑郁、焦虑和恐慌改善，睡眠质量改善。

2. 在家中、社区和休闲活动时活动能力改善。

3. 下肢肌、上肢肌和呼吸肌耐力和肌力改善。

4. 在自我照料、购物、休闲活动和工作、性功能等方面有改善。

5. 增强自我照顾能力，如分泌物清除、药物及氧气使用、营养摄入和家庭事务处理。

（二）康复护理

1. 营养指导

指导患者制订高热量、高蛋白、高维生素的饮食计划，少量多餐，避免在餐前或餐后过多饮水，餐后避免平卧，有利于消化，腹胀的患者应进软食，细嚼慢咽，指导患者避免进食过高糖类以免产生过多的 CO_2，避免进食产气的食物，如汽水、啤酒、豆类、马铃薯和胡萝卜等，避免进食易引起便秘的食物，如油煎食物、干果、坚果等。改善营养状态可增强呼吸肌力量，最大限度改善患者的整体健康状态。

2. 运动训练

运动和活动受限是患者典型特征，疾病早期过度用力会引起呼吸困难，中后期进行一般体力活动（工作、娱乐活动、休闲、日常保洁）就会出现呼吸困难、腿无力，有不适感。为了避免上述症状的出现，患者会限制自己的活动，这将形成恶性循环，加重体力和精神状态的恶化。因此运动训练是肺功能康复的基础所在。运动训练的绝对禁忌证包括伴发眩晕或用力性昏厥的严重肺动脉高压、药物不能控制的严重充血性心力衰竭、不稳定的冠状动脉综合征以及易引起骨折或顽固性疲劳的恶性肿瘤。

（1）呼吸功能锻炼：是以有效的呼吸增强呼吸肌，特别是膈肌的肌力和耐力为主要原则，以减轻呼吸困难、提高机体活动能力、预防呼吸肌疲劳、防止发生呼吸衰竭及提高患者生存质量为目的，常见的呼吸功能锻炼方法有：腹式呼吸、缩唇呼吸及全身呼气体操。要想取得效果，达到运动目的，最为重要的是持之以恒，每天坚持。

全身呼吸体操将腹式呼吸、缩唇呼吸和扩胸、弯腰、下蹲等动作结合，每天1～2次，每次1～2遍，逐渐增加至3～4遍。其步骤如下：①平静呼吸。②立位吸气，而后前倾呼气。③单举上臂呼气，双手压腹呼气。④平举上肢吸气，双臂下垂呼气。⑤平伸上肢吸气，双手压腹呼气。⑥抱头吸气，转体呼气。⑦立位上举上臂吸气，蹲位呼气。⑧缩唇呼吸。⑨平静呼吸及放松。

（2）上、下肢力量和耐力训练、排痰训练、咳嗽训练。

3. 氧疗护理

慢性呼吸衰竭患者的呼吸中枢对 CO_2 刺激的敏感性明显降低，有赖于低氧状态来兴奋中枢。持续性低流量吸氧（1～2 L/min）可提高患者生活质量，使患者生存率提高 2 倍。给氧温度保持 37℃，湿度 100％为宜。

4. 无创通气护理

①保持呼吸道通畅，及时清除口鼻、咽喉部分泌物和胃反流物，鼓励患者饮水 1000～1500 ml/d，采用雾化吸入，并应用祛痰药使气道充分湿化。对咳嗽、咳痰无力者定时翻身、叩背，予湿化后吸痰。有舌根后坠者可用口咽通气管保持气道通畅。②合理调节参数，肺大疱患者注意吸气压力不可过大，以免导致气胸发生。指导患者吸气闭口，跟随呼吸机同步呼吸预防胃胀气发生。③选择大小合适的鼻面罩，头带松紧适宜，以能伸入一指为宜，每 1～2 小时松解面罩 5～10 分钟，以预防面部压疮发生，饭后停用呼吸机 30 分钟，防止呕吐误吸发生。④密切观察精神神经症状及球结膜水肿体征，出现神志不清、嗜睡、球结膜水肿明显，分泌物不能自行有效清除，血气分析结果 CO_2 潴留加重等，应做好气管插管准备行有创通气治疗。⑤做好呼吸机管道管理，预防呼吸机相关性肺炎发生。

5. 心理护理

老年慢性呼吸衰竭患者心理负担较重，易产生恐惧、紧张和焦虑抑郁等情绪。对前途、家庭经济问题顾虑重重，产生不同程度悲观、淡漠、沮丧、失眠、孤独感，康复训练消极等。护士要多抽时间与患者交谈，讲明病情和预后情况，打消其顾虑，激发其坚强的意志力去战胜疾病，增强康复信心，从而提高患者的生活质量和自我照顾能力。生活上给予体贴，夜间睡眠光线要弱，尽量满足患者生活所需。使用无创通气经济费用较高，因而患者常出现焦虑情绪，对疾病治疗失去信心；有些患者不能适应呼吸机，造成人机对抗反而加重病情，造成恐惧心理。上机前一定先和患者做模拟训练，使患者呼吸能跟随机器同步，同时使患者充分认识到无创通气相较于有创通气的诸多优点。

七、社区家庭康复指导

慢性呼吸衰竭患者度过危重期后，重要的是预防和及时控制呼吸道感染等因素，以减少急性发作，尽可能延缓肺功能恶化的进程，使患者能在回归家庭后的较长时间内保持生活自理能力，包括进食、沐浴、如厕、功能性转换（厕所、浴盆、沐浴扶手、床、椅）、食物的准备、餐具清洁、衣物清洗。家庭安排、工作、休闲等，提高生活质量。

（一）疾病治疗知识指导

在疾病治疗中使患者了解药物剂量、用法、不良反应、禁忌证。使患者认识到氧疗的治疗作用十分重要。指导患者及家属如何利用医疗资源，包括正确使用相关设备，对治疗要有依从性。利用脉搏氧饱和度仪监测血氧饱和度的增高情况，以加深患者对正确呼吸技巧的认识。教育患者运用咳嗽技巧、拍打及震动和体位引流来清除过多的痰液。

(二) 运动指导

制订个人运动计划，鼓励患者养成良好的运动习惯。针对个体进行呼吸设备的教育和训练，包括使用设定剂量的吸入器、氧输送系统和储存系统、呼吸肌训练设备、非侵袭性和侵袭性通气辅助装置及气管造口术后护理等。

(三) 氧疗知识指导

正确及安全使用氧气：在氧气使用过程中注意应防止火灾及爆炸，在吸氧过程中禁止吸烟。患者自感喘憋加重时常自行调节流量吸入高浓度氧而导致 CO_2 潴留，加重缺氧，要对患者及家属进行氧疗知识的宣教。

(四) 疾病预防知识指导

指导患者预防感冒，防止受凉，注意天气变化，适时增减衣物，保持室内温度。可采用防感冒按摩、冷水洗脸、食醋熏蒸、增强体质等方法来预防。教育患者戒烟，治疗尼古丁依赖，避免环境或职业刺激，做好呼吸系统感染的早期自我监测，以尽早开始治疗计划，避免病情的全面恶化。

(五) 饮食指导

推荐合适食物的摄入，以达到适宜体重，摄入足够水量，纠正电解质失衡。

(六) 心理指导

主要指导患者减少压力，控制焦虑和抑郁，少发脾气，使家庭关系更融洽，改变行为方式。

第四章　心血管系统疾病的康复护理

第一节　冠心病的康复护理

一、概述

冠状动脉粥样硬化性心脏病是指冠状动脉粥样硬化使血管狭窄或阻塞，或（和）因冠状动脉功能性改变（痉挛）导致心肌缺血缺氧或坏死而引起的心脏病，简称冠心病。冠心病康复是指综合采用主动积极的身体、心理、行为和社会活动的训练与再训练，帮助患者缓解症状，改善心血管功能，在生理、心理，社会、职业和娱乐等方面达到理想状态，提高生活质量。同时强调积极干预冠心病危险因素，阻止或延缓疾病的发展过程，减轻和减少疾病再次发作的危险。冠心病康复治疗会影响患者周围人群对冠心病风险因素的认识，从而有利于尚未患冠心病的人改变不良生活方式，达到预防疾病的目的。冠心病康复可扩展到尚未发病的人群。

目前，在发达国家心血管疾病已经成为第一大死亡原因，由心血管疾病所导致的残疾也已经超过其他疾病而占首位，因此心血管疾病的康复已成为康复医学的一个重要组成部分，其中以冠心病的康复效果最为显著。近40年来，对冠心病的处理，在观念上发生了变化。过去对急性心肌梗死（Acute Myocardial Infarction，AMI）患者的治疗，主张卧床数周，尽量避免活动。现在从心脏病康复的观点强调三个环节：即早期下床和运动训练、对患者和其家属进行健康教育、早期及重复运动试验。国外以早期活动和心理治疗为中心的急性心肌梗死和冠状动脉旁路移植术后康复，已经积累了丰富经验。由于积极推行康复医疗，在20世纪70年代末，美国65岁以下无并发症的急性心肌梗死患者，住院已缩短到2周；85％以上办公室工作人员和机械工人可在病后7周，重体力劳动者可在病后13周恢复原来的工作。

冠心病的病理基础是冠状动脉粥样硬化，是属于发病率高的不可逆性疾病，所以冠心病具有发病率高的特点，冠心病患者的二级预防即为恢复期的防治重点，这无论对冠心病患者或冠心病高发危险人群都十分必要。冠心病的可靠防治应该是从饮食、锻炼、用药、危险因素控制等方面综合性地进行防治，尤其对已发生的冠心病患者而言，预防的目的就是改善症状，防止进展、复发。冠心病的防治应该包括两个"ABCDE"，应贯穿在冠心病急性后期、恢复期、后遗症期的各个阶段。

（一）流行病学

冠心病是动脉粥样硬化导致器官病变的最常见类型，也是严重危害人们健康的疾病。本病多发生于40岁以后，男性多于女性。目前我国年发病率120/10万，年平均病死率男性为90.1/10万，女性为53.9/10万。随着人民生活水平提高，饮食结构的改变，我国冠心病发病率和病死率正在继续升高。

（二）病因

本病病因尚未完全明确，目前认为是多种因素作用于不同环节所致，这些因素亦称为危险因素或易患因素。主要的危险因素有：

1. 年龄、性别

本病多见于40岁以上人群，男性与女性相比，女性发病率较低，但在更年期后发病率增加。

2. 血脂异常

脂质代谢异常是动脉粥样硬化最重要的危险因素。总胆固醇（TC）、三酰甘油（TG）、低密度脂蛋白（LDL）或极低密度脂蛋白（VLDL）增高；高密度脂蛋白尤其是它的亚组分I（HDLI）减低，载脂蛋白A（Apo A）降低和载脂蛋白B（Apo B）增高都被认为是危险因素。新近又认为脂蛋白（a）[Lp（a）]增高是独立的危险因素。

3. 高血压

血压增高与本病密切相关。60%～70%的冠状动脉粥样硬化患者有高血压，高血压患者患本病较血压正常者高3～4倍，收缩压和舒张压增高都与本病关系密切。

4. 吸烟

吸烟可造成动脉壁氧含量不足，促进动脉粥样硬化的形成。吸烟者与不吸烟者比较，本病的发病率和病死率增高2～6倍，且与每天吸烟的支数成正比，被动吸烟也是冠心病的危险因素。

5. 糖尿病和糖耐量异常

糖尿病患者中本病发病率较非糖尿病者高2倍。糖耐量减低者中也常见本病患者。

次要的危险因素包括：①肥胖。②缺少体力活动。③进食过多的动物脂肪、胆固醇、糖和钠盐。④遗传因素。⑤A型性格等。

近年来发现的危险因素还有：①血中同型半胱氨酸增高。②胰岛素抵抗增强。③血中纤维蛋白原及一些凝血因子增高。④病毒、衣原体感染等。

二、临床表现

（一）分型和临床表现

1. 无症状性心肌缺血

患者无症状，但静息、动态时或负荷试验心电图有ST段压低、T波降低变平或倒置等心肌缺血的客观证据；或心肌灌注不足的核素心肌显像表现。

2. 心绞痛

由于心肌暂时性缺血而引起的一种发作性的胸骨后或胸骨略偏左处，或在剑突下的压榨性、闷胀性或窒息性疼痛和不适感。并可放射至左肩或上臂内侧，可达无名指和小指，疼痛可持续1～5分钟，休息或含服硝酸甘油可缓解。

3. 心肌梗死

冠状动脉闭塞、血流中断，使部分心肌因严重而持久的缺血发生局部坏死，临床上常出现较心绞痛更为严重和持久的胸痛，硝酸甘油不能缓解，多伴有发热恶心呕吐等症状，常并发心律失常、心力衰竭和休克等。75%～95%的患者可发生心律失常，24小时内最多见，以室早最为常见,严重的可出现室性心动过速、室颤、心脏停搏。心力衰竭主要以急性左心力衰竭为主,患者出现呼吸困难、咳嗽,不能平卧,两肺有湿性啰音,有时可听到哮鸣音,心率增快,出现第三心音奔马律。X线可见肺血管阴影扩大而模糊,心影增大,严重的可出现肺水肿。心源性休克时,患者表现为皮肤湿冷,神志迟钝或烦躁,脉搏细弱,血压明显降低,尿少或无尿。此外,还可并发心脏破裂,常为致命的并发症,可以看作为一种严重泵衰竭,大多数发生于心肌梗死的前3天,还有心室游离壁破裂、心室间隔穿孔及乳头肌断裂。

4. 缺血性心肌病

表现为心脏增大、心力衰竭和心律失常,为长期心肌缺血或坏死导致心肌纤维化而引起。临床表现与扩张型心肌病类似。

5. 猝死

猝死是指突然和意外的死亡。世界卫生组织定义为发病后6小时死亡者为猝死,多数学者主张为1小时,但也有人将发病后24小时内死亡列为猝死。心源性猝死中冠心病猝死最常见,急性心肌缺血造成局部电生理紊乱引起暂时的严重心律失常,可使心脏突然停搏而引起猝死。心脏停搏的直接原因大多为心室颤动,这类患者如能得到及时、恰当的急救,相当一部分可以幸存。

（二）急性冠状动脉综合征

近年来提出的急性冠状动脉综合征包括了不稳定型心绞痛（UA）、非ST段抬高心肌梗死（NSTEMI）及ST段抬高心肌梗死（STEMI）。

三、主要功能障碍

冠心病患者除了由于心肌供血不足直接导致的心脏功能障碍之外,还有一系列继发性躯体和心理障碍,这些功能障碍往往被临床忽视,然而对患者的生活质量有直接影响,因此是康复治疗的重要目标。

（一）循环功能障碍

冠心病患者往往减少体力活动,从而降低了心血管系统的适应性,导致循环功能降低。这种心血管功能衰退只有通过适当的运动训练才能逐渐恢复。

（二）呼吸功能障碍

长期心血管功能障碍可导致肺循环功能障碍,使肺血管和肺泡气体交换的效率降低,吸氧能力降低,诱发或加重缺氧症状。呼吸功能的训练是需要引起重视的环节。

（三）运动功能障碍

冠心病患者因缺乏运动而导致机体吸氧能力减退、肌肉萎缩和氧化代谢能力降低,从而限制了全身运动耐力。运动训练的适应性改变是提高运动功能的重要环节。

（四）代谢障碍

代谢障碍主要是脂质代谢和糖代谢障碍,血胆固醇和三酰甘油增高,高密度脂蛋白胆固醇降低。脂肪和能量物质摄入过多而缺乏运动是基本原因。缺乏运动还可导致胰岛素抵抗,除了引起糖代谢障碍外,还可以促使形成高胰岛素血症和血脂升高。

（五）行为障碍

冠心病患者往往伴有不良生活习惯、心理障碍等,也是影响患者日常生活和治疗的重要因素。

四、康复评定

(一) 危险因素

在冠心病发病的危险因素中，最重要的是高血压、高脂血症、吸烟，其次是肥胖、糖尿病及精神神经因素，还有一些不能改变的因素，如家族遗传史、年龄、性别等。

(二) 6 分钟步行试验

6 分钟步行试验是独立的预测心力衰竭致残率和致死率的方法，可用于评定患者心脏储备功能，在心脏康复中用于评价疾病或手术对运动耐受性的影响，常用于患者在康复治疗前和治疗后进行自身对照。要求患者在走廊里尽可能行走，测定 6 分钟内步行的距离。在行走中途，允许患者在需要时停下来休息，但不能延长总试验时间。在试验过程中，评定师也可以给予口头鼓励。试验前和试验结束时应立即测量心率、血压、呼吸频率、呼吸困难的程度和血氧饱和度。6 分钟内，若步行距离<150 m，表明严重心力衰竭，150～425 m 为中度心力衰竭，426～550 m 为轻度心力衰竭。

(三) 超声心动图运动试验

超声心动图可以直接反映心肌活动的情况，从而揭示心肌收缩和舒张功能，还可以反映心脏内血流变化情况，可提供运动心电图所不能显示的重要信息，运动超声心动图比安静时检查更加有利于揭示潜在的异常，从而提高试验的敏感性。检查一般采用卧位踏车的方式，以保持在运动时超声探头可以稳定地固定在胸壁，减少检测干扰。较少采用坐位踏车或活动平板方式。运动方案可以参照心电运动试验。

(四) 行为类型评定

1. A 类型

工作主动，有进取心和雄心，有强烈的时间紧迫感（同一时间总是想做两件以上的事），但是往往缺乏耐心，易激惹，情绪易波动。此行为类型的应激反应较强烈，因此需要将应激处理作为康复的基本内容。

2. B 类型

平易近人，有耐心，充分利用业余时间放松自己，不受时间驱使，无过度的竞争性。

五、康复治疗

(一) 康复治疗分期

根据冠心病康复治疗的特征，国际上将康复治疗分为 3 期：

Ⅰ期：急性心肌梗死或急性冠脉综合征住院期康复，发达国家为 3～7 天。

Ⅱ期：自患者出院开始，至病情稳定性完全建立为止，时间 5～6 周。由于急性阶段缩短，Ⅱ期的时间也趋向于逐步缩短。

Ⅲ期：指病情处于较长期稳定状态的冠心病患者，包括陈旧性心肌梗死、稳定型心绞痛及隐性冠心病。康复程序一般为 2～3 个月，自我训练应该持续终生。有人将终生维持的锻炼列为第Ⅳ期。

(二) 适应证

Ⅰ期：患者生命体征稳定，无明显心绞痛，安静心率<110 次/min，无心力衰竭、严重心律失常和心源性休克，血压基本正常，体温正常。

Ⅱ期：与Ⅰ期相似，患者病情稳定，运动能力达到 3 代谢当量（Metabolic equivaent，MET）以上，家庭活动时无显著症状和体征。

Ⅲ期：临床病情稳定者，包括陈旧性心肌梗死、稳定型劳力性心绞痛、隐性冠心病、冠状动脉分流术和腔内成形术后、心脏移植术后、安装起搏器后。过去被列为禁忌证的一些情况如病情稳定的心功能减退、室壁瘤等现正在被逐步列入适应证的范畴。

（三）禁忌证

凡是康复训练过程中可诱发临床病情恶化的情况都列为禁忌证，包括原发病临床病情不稳定或并发新病症的患者。稳定与不稳定是相对概念，与康复医疗人员的技术水平、训练监护条件、治疗理念都有关系。此外，不理解或不合作者不宜进行康复治疗。

（四）康复治疗

1. Ⅰ期康复

（1）治疗目标：低水平运动试验阴性，可以按正常节奏连续行走 100～200 m 或上下 1～2 层楼而无症状和体征。运动能力达到 2～3 MET，能够适应家庭生活。患者理解冠心病的危险因素及注意事项，在心理上适应疾病的发作和处理生活中的相关问题。

（2）治疗方案：以循序渐进地增加活动量为原则，生命体征一旦稳定，无并发症时即可开始。

①床上活动：从床上的肢体活动开始，包括呼吸训练，强调活动时呼吸自然、平稳，没有任何憋气和用力的现象，然后逐步开始抗阻运动，例如捏气球、皮球或拉橡皮筋等，一般不需要专用器械，吃饭、洗脸、刷牙、穿衣等日常生活活动可以早期进行。

②呼吸训练：主要指腹式呼吸，要点是吸气时腹部浮起，膈肌尽量下降，呼气时腹部收缩，把肺的气体尽量排出。呼气和吸气之间要均匀、连贯缓慢，但不要憋气。

③坐位训练：坐位是重要的康复起始点。开始坐时可以有靠背或将床头抬高。有依托坐的能量消耗与卧位相同，但是上身直立位使回心血量减少，同时射血阻力降低，心脏负荷实际低于卧位。在有依托坐位适应以后，患者可以逐步过渡到无依托独立位。

④步行训练：从床边站立开始，然后床边步行。开始时最好进行若干次心电监护活动。此阶段患者的活动范围明显增大，因此监护需要加强。要特别注意避免上肢高于心脏水平的活动，此类活动的心脏负荷增加很大，常是诱发意外的原因。

⑤排便：务必保持大便通畅。卧位大便时由于臀部位置提高，回心血量增加，使心脏负荷增加，同时由于排便时必须克服体位所造成的重力，所以需要额外用力（4 MET），因此卧位大便对患者不利。在床边放置简易坐便器，让患者坐位大便，其心脏负荷和能量消耗均小于卧床大便（3.6 MET），同时也比较容易排便。

⑥上楼：上、下楼的活动是保证患者出院后在家庭活动安全的重要环节。下楼的运动负荷不大，而上楼的运动负荷主要取决于上楼的速度，必须保持非常缓慢的上楼速度。一般每上一级台阶可以稍事休息，以保证没有任何症状。

⑦出院前评估及治疗策略：当患者顺利达到训练目标后，可以进行症状限制性或亚极量心电运动试验，或在心电监护下进行步行。如果确认患者可连续步行 200 m 无症状和无心电图异常，可以安排出院。患者出现并发症或运动试验异常者则需要进一步检查，并适当延长住院时间。

⑧发展趋势：由于患者住院时间日益缩短，国际上主张 3～5 天出院。所以Ⅰ期康复趋向于具有并发症及较复杂的患者，而早期出院患者的康复治疗不一定遵循固定的模式。

2．Ⅱ期康复

（1）康复目标：逐步恢复一般日常生活活动能力，包括轻度家务劳动、娱乐活动等。运动能力达到 4～6 MET，提高生活质量。对体力活动没有更高要求的患者可停留在此期。此期在患者家庭完成。

这一期需要 5～6 周。对于进展顺利，无明显异常表现的患者，6～8 个月即可达到 6MET 的运动负荷，并顺利地进入心脏康复的第三期。在恢复后期应进行功能性运动试验，以评估身体负荷能力和心血管功能。试验中一旦见 ST 段显著下移即可评估出最大身体负荷能力。功能性试验的结果可用于决定患者是否能恢复工作、锻炼及性活动，并且可用于评价治疗效果。进行运动试验的时间主要取决于心脏损伤的范围、患者年龄、重返工作的迫切性等。

（2）治疗方案：散步、医疗体操、气功、家庭卫生、厨房活动、园艺活动或在邻近区域购物，活动强度为 40%～50%HR$_{max}$，活动时主观用力计分（RPE）不超过 13～15。一般活动无须医务监测；较大强度活动时可用远程心电图监护系统监测，无并发症的患者可在家属帮助下逐步过渡到无监护活动。所有上肢超过心脏平面的活动均为高强度运动，应该避免或减少。日常生活和工作时间应采用能量节约策略，如制订合理的工作或日常活动程序，减少不必要的动作和体力消耗等，以尽可能提高工作和体能效率。每周需要门诊随访一次，有任何不适均应暂停运动，及时就诊。

3．Ⅲ期康复

（1）康复目标：巩固Ⅱ期康复成果，控制危险因素，改善或提高体力活动能力和心血管功能，恢复发病前的生活和工作。此期可以在康复中心完成，也可以在社区进行。

（2）治疗方案：全面康复方案包括有氧训练、循环抗阻训练、柔韧性训练、医疗体操、作业训练、放松性训练、行为治疗、心理治疗等。在整体方案中，有氧训练是最重要的核心。

①运动方式：步行、登山、游泳、骑车、中国传统形式的拳操等。慢跑曾经是推荐的运动，但是其运动强度较大，运动损伤较常见，近年来已经不主张使用。

②训练形式：可以分为间断性和连续性运动。间断性运动：指基本训练期有若干次高峰靶强度，高峰强度之间强度降低。优点是可以获得较强的运动刺激，同时时间较短，不至于引起不可逆的病理性改变。缺点是需要不断调节运动强度，操作比较麻烦。连续性运动：指训练的靶强度持续不变，这是传统的操作方式，主要优点是简便，患者相对比较容易适应。

③运动量：运动量是康复治疗的核心，要达到一定阈值才能产生训练效应。合理的每周总运动量为 2931～8374 kJ（相当于步行 10～32 km）。运动量＜2931 kJ/周只能维持身体活动水平，而不能提高运动能力。运动量＞8374 kJ/周则不增加训练效应。运动总量无明显性别差异。

运动量的基本要素为：强度、时间和频率。①运动强度：运动训练所必须达到的基本训练强度称之为靶强度，可用心率、心率储备、最大摄氧量、MET、RPE 等方式表达。靶强度与最大强度的差值是训练的安全系数。靶强度一般为 40%～85%VO$_{2\,max}$ 或 60%～80%HR

储备，或 $70\%\sim85\%HR_{max}$。靶强度越高，产生心脏中心训练效应的可能性就越大。②运动时间：指每次运动锻炼的时间。靶强度运动一般持续 $10\sim60$ 分钟。在额定运动总量的前提下，训练时间与强度成反比。准备活动和结束活动的时间另外计算。③训练频率：训练频率指每周训练的次数。国际上多数采用每周 $3\sim5$ 天的频率。合适运动量的主要标志：运动时稍出汗，轻度呼吸加快，但不影响对话，早晨起床时感觉舒适，无持续的疲劳感和其他不适感。

④训练实施：每次训练都必须包括准备、训练和结束活动。①准备活动：目的是预热，即让肌肉关节、韧带和心血管系统逐步适应训练期的运动应激。运动强度较小，运动方式包括牵伸运动及大肌群活动，要确保全身主要关节和肌肉都有所活动，一般采用医疗体操、太极拳等，也可附加小强度步行。②训练活动：指达到靶训练强度的活动，中低强度训练的主要机制是外周适应作用，高强度训练的机制是中心训练效应。③结束活动：主要目的是冷却，即让高度兴奋的心血管应激逐步降低，适应运动停止后血流动力学改变。运动方式可以与训练方式相同，但强度逐步减小。

充分的准备与结束活动是防止训练意外的重要环节（75% 的训练心血管意外均发生在这两个时期），对预防运动损伤也有积极的作用。

（3）性功能障碍及康复：Ⅲ期康复应该将恢复性生活作为目标（除非患者没有需求），判断患者是否可以进行性生活的简易试验有：①上 2 层楼试验（同时作心电监测）。通常性生活中心脏射血量约比安静时高 50%，这和快速上 2 层楼的心血管反应相似。②观察患者能否完成 $5\sim6$ MET 的活动，因为采用放松体位的性生活最高能耗 $4\sim5$ MET。日常生活中看精彩球赛时的心率可能会超过性生活。在恢复性生活前应该经过充分的康复训练，并得到经治医生的认可。

应该教育患者采用放松姿势和方式，避免大量进食后进行。必要时在开始恢复性生活时采用心电监测。国外通过质性研究，显示心肌梗死患者对性功能的认识体现在自我概念、交流和环境 3 个方面，护理人员的职责在于引导患者识别自身角色，提供必要信息，教授患者使用语言和非语言的沟通技巧等。

六、康复护理

（一）康复护理目标

冠心病康复护理的目标是改善心脏功能，减少再梗死和猝死的发生，提高患者生活质量。

1. 从冠心病有临床表现时就开始采取措施进行康复。

2. 康复服务的范围包括生理、心理社会和职业康复，并维持良好适应性。

3. 对潜在的疾病过程，采取针对性的措施推迟其发展。具体内容包括控制危险因素，增加患者相关知识，减少心理的焦虑和抑郁，进行医院、家庭和社区 3 阶段康复治疗，提高其再就业的能力。

（二）康复护理

1. 无症状性心肌缺血

观察患者有无自觉症状，察看心电图有无心肌缺血的改变。控制诱发因素、合理饮食及合理安排工作与生活，进行药物治疗，按运动处方进行合适的康复运动。

2. 心绞痛

康复护理实施达到两个目标，即缓解急性发作和预防再发作。

（1）指导患者了解药物治疗的知识，有心绞痛发作时立即停止活动或工作，含服硝酸甘油或复方硝酸甘油片，每次 1 片舌下含服。用药时要控制剂量，量过大时，易引起血压下降，冠状动脉灌注压过低，增加心肌耗氧，从而加重心绞痛。

（2）有心绞痛多次发作病史的患者，指导正确服用硝酸甘油的方法，随身携带有效期内药片，应放置于棕色瓶内，超出有效期应及时更换。从事运动、爬坡时，先在舌下含 1/2 片硝酸甘油；情绪处于紧张状态，有发作征兆时，立即舌下含 1 片，在吞咽前稍保留唾液，使药物完全溶解，用药后尽可能卧位休息。同时向患者说明，初次含服药片时舌上有烧灼感，头部有发胀和搏动感，颜面潮红，这些不良反应在产生耐受性后会减轻或消失，药物不会成瘾，经常服用也不会降低药效。

（3）指导患者控制和减少诱发因素：合理安排日常活动，做到劳逸结合，保证充足的睡眠，并督促患者睡前服用镇静剂，同时床头适当垫高，以减少静脉血回流量，减轻心脏负担。饮食要少食多餐，限制动物脂肪及含胆固醇食物的摄入，肥胖者要限制食量，控制并减轻体重。

3. 急性期心肌梗死的护理

（1）急性期 12 小时绝对卧床休息，一切生活护理要有专人负责，尽可能让患者进监护病房。向患者及其家属介绍监护病房的情况及心电监护仪的作用。

1）氧气吸入。

2）密切观察病情，注意有无并发症的发生和生命体征的改变，对重症者应做全面的监测，包括监测循环状态，测量血压、脉搏、尿量，了解肾微循环状态，监测心率和心律，观察患者的神志、意识、对外界的反应以及肢体活动情况，了解有无脑缺氧、脑栓塞等。1～2小时记录血压、脉搏和呼吸 1 次；4 小时测量体温 1 次。记录液体的出入量，保持静脉通道通畅，注意观察液体的滴速（50～60 滴/min），防止输液过快，以免加重心脏负荷和诱发肺水肿。

3）急性心肌梗死恢复后的所有患者均应采用饮食调节，可减少再发，即低饱和脂肪和低胆固醇饮食。

4）心理康复护理：急性心肌梗死是一种威胁生命而须做紧急医疗救护的疾病，患者多有紧张和焦虑、忧郁和压抑的心理，做好心理护理对患者的身心康复至关重要。①护理人员向患者解释病情及各项必需的诊疗措施和康复过程，使患者树立战胜疾病的信心，配合治疗。多数患者初次发生心肌梗死，部分人曾经有过心绞痛，但再发时胸痛更剧烈，持续时间更长，从而产生濒死感，表现出极度的恐惧，加之疾病发作时需在短期内采取一系列的检查和治疗措施，特别是一些床边的器械操作，会进一步增加患者的紧张和焦虑，迫切希望获得良好的医疗和护理。故护理人员应多与患者交流，使其尽快习惯监护病房中的环境和气氛。②在不影响监护和治疗情况下，允许少数亲属来探视及问候，消除患者的抑郁和焦虑情绪，在心理上给予支持。③树立高度的责任感和同情心，护理工作必须一丝不苟，恪守职责。协助医师完成各项诊疗工作。注意康复室内的环境，室内灯光柔和，护理人员操作时动作轻盈，避免惊扰患者。

（2）恢复期康复运动指导

1）根据患者个体情况指定的运动处方，督促、监护完成训练项目。运动方法宜选用有氧运动，如散步、骑自行车、太极拳等运动方式，要循序渐进。运动时心率增加小于 10 次/min 可加大运动量，心率增加 10～20 次/min 为正常反应，运动强度逐渐增加到中等强度（运动时脉率＝170－年龄），每次持续时间 40～60 分钟，频率 3～5 次/周。运动以不引起胸痛、心悸、呼吸困难、出冷汗和疲劳为度。康复运动前指导进行 5～10 分钟的热身运动，然后进行 30 分钟的运动锻炼，最后做 5～10 分钟的恢复运动。为了保证活动的安全性，在心电监护下开始所有的新活动。

2）运动监测注意事项：①要教会患者自己数脉搏，在运动后即刻数脉搏 10 秒，然后将所得数乘以 6，即是运动时的最大心率。②只在感觉良好时运动。感冒或发热症状和体征消失 2 天以上再恢复运动。③注意周围环境对运动反应的影响，包括寒冷和炎热气候要相对降低运动量的运动强度，避免在阳光下和炎热气温时剧烈运动（理想环境：温度 4～28℃，风速＜7 m/s），穿戴宽松、舒适、透气的衣服和鞋，上坡时要减慢速度，饭后不做剧烈运动。④患者需要了解个人能力的限制，应定期检查和修正运动处方，避免过度训练。药物治疗发生变化时，要注意相应调整运动方案。⑤警惕状态，运动时如发现心绞痛或其他症状，应停止运动，立即汇报医生。⑥训练必须持之以恒，如间隔 4～7 天或以上，再开始运动时宜稍降低强度。⑦避免在运动后即刻用热水洗澡，至少应在休息 15 分钟后，并控制水温在 40℃以下。

（三）康复健康教育

1. 改变生活方式

生活方式的改变是冠心病治疗的基础，应指导患者：①合理膳食：宜摄入低热量、低脂、低胆固醇、低盐饮食，多食蔬菜、水果和粗纤维食物如芹菜、糙米等，避免暴饮暴食，注意少量多餐。②控制体重：在饮食治疗的基础上，结合运动和行为治疗等综合治疗。③适当运动：运动方式应以有氧运动为主，注意运动的时间和强度因病情和个体差异而不同，必要时需要在监测下进行。④戒烟。⑤减轻精神压力：逐渐改变急躁易怒的性格，保持平和的心态，可采取放松技术或与他人交流的方式缓解压力。要养成良好的生活习惯，起居要有规律，科学安排时间，保证充足睡眠，注意劳逸结合，量力而行，不要过于劳累，以免加重病情。

2. 避免诱发因素

告知患者及家属过劳、情绪激动、饱餐、寒冷刺激等都是心绞痛发作的诱因，应注意尽量避免。

3. 病情自我监测指导

教会患者及家属心绞痛发作时的缓解方法，胸痛发作时应立即停止活动或舌下含服硝酸甘油。如服用硝酸甘油不缓解，或心绞痛发作比以往频繁，程度加重，疼痛时间延长，应立即到医院就诊，警惕心肌梗死的发生。不典型心绞痛发作时可能表现为牙痛、上腹痛等，为防止误诊，可先按心绞痛发作处理并及时就医。

4. 用药指导

指导患者出院后遵医嘱服药，不要擅自增减药量，自我监测药物的不良反应。外出时随身携带硝酸甘油以备急需。硝酸甘油见光易分解，应放在棕色瓶内存放于干燥处，以免潮解失效。药瓶开封后每 6 个月更换 1 次，以确保疗效。

5. 定期复查

告知患者定期复查心电图、血糖、血脂等。

七、社区家庭康复指导

（一）调节饮食结构

向患者说明饮食与本病的发病率有着密切的关系（但患者出院后立即改变饮食习惯并非容易，护理人员要掌握患者心理，采取有针对性的教育方法），对患者晓以利害，使其积极主动配合，巩固疗效。

1. 肥胖者必须减少食物总能量摄入，少食多油多糖食物，减轻体重。

2. 高血脂者选用豆油、花生油、芝麻油等，瘦肉、鱼、豆制品可适量食用，避免食用猪油、羊油、奶油、肥肉、动物内脏及蛋黄、墨鱼等。

3. 预防便秘，食用高纤维素的食物及含果胶多的水果。高纤维素蔬菜有芹菜、竹笋、豆芽、金针菜等。含果胶多的水果有梨、苹果等。

（二）合理安排生活和工作

参加力所能及的工作，可使精神愉快、心情舒畅。对增强体力、改善心脏功能、促进血液循环、调整代谢、防止肥胖等均有裨益。要注意劳逸结合，避免连续做过度繁忙的工作，坚持锻炼，如保健操、太极拳、散步、打乒乓球等。保证足够的睡眠时间，避免精神紧张或突然用力的动作，饭后休息 0.5～1 小时，冬天注意保暖，避免迎风或在雪地上快步行走。在任何情况下一旦有心绞痛发作及急性心肌梗死先兆，即应停止活动，安静休息。

（三）戒烟

戒烟是心肌梗死后的二级预防的重要措施。研究表明，急性心肌梗死后继续吸烟再梗死和死亡危险增高 22%～47%，每次随诊都必须了解并登记吸烟情况，积极劝导患者戒烟，并实施戒烟计划。

（四）心理指导

心肌梗死后患者焦虑情绪多来自对今后工作能力和生活质量的担心，应予以充分理解并指导患者保持乐观、平和的心情，正确对待自己的病情。告诉家属生活中避免对其施加压力，当患者出现紧张、焦虑等不良情绪时，应设法进行疏导。

（五）康复指导

掌握脉搏测量方法；出院后按照运动处方积极进行康复训练。

（六）用药指导

按医嘱服药，定期门诊随诊。

（七）照顾者指导

心肌梗死是心脏性猝死的高危因素，应教会家属紧急呼救方法及心肺复苏的基本技术以备急用。

第二节 慢性充血性心力衰竭的康复护理

一、概述

慢性充血性心力衰竭（Chronic Congestive Heart Failure，CHF）是以循环功能衰竭为特征的临床综合征。可以由多种心脏疾病引起，如缺血性心脏病、心肌梗死、高血压性心脏病、瓣膜性心脏病、心肌病及先天性心脏病，是各种进行性心脏病变的晚期表现。其生理病理改变主要为心排出量减少，导致肌肉灌注不足，不能满足做功肌的需要，并造成乳酸堆积和肌肉疲劳，从而限制体力活动能力。同时由于肾素、血管紧张素-醛固酮系统被激活造成水钠潴留，促使血容量增加和发生水肿，又进一步增加了心脏负担，于是形成恶性循环。近年来的研究表明，肺部因素是限制 CHF 患者运动能力的另一重要因素，主要表现为体力活动能力不同程度的减退，如活动时气短、气促、胸闷等。严重时，在安静状态下也可发生上述症状。

（一）CHF 治疗进展

近 20 年来心力衰竭的治疗有了很大的进展，CHF 缓解期及急性发作期的治疗已形成了全球规范化治疗指南。目前对 CHF 患者采取以"大医院为中心，以院内治疗为主体，晚期 CHF 患者对症治疗"的模式，很难进一步提高患者生活质量及生存率，降低相关医疗费用。1944 年，Levine 开始主张对急性心肌梗死患者解除严格卧床，并提倡"椅子疗法"，心脏康复的雏形开始形成；运动疗法、健康教育和心理支持等干预措施的联合应用（即整体性心脏康复疗法）成为目前心脏康复疗法最有效的方式，CHF 患者也需"长期、全程、规范管理"的治疗策略，在药物治疗基础上，通过个体化康复程序，提高和维持心血管健康，并达到理想的身体、心理、社会、职业和情绪状态，有助于提高其生存质量，降低病死率，回归社会，减轻患者及其家庭、社会的负担。康复护理应配合康复医师、治疗师做好康复治疗前、中、后期的护理。

（二）流行病学

CHF 是许多心脏疾病的最终转归，已经成为一个不断增长的社会健康问题。截至 2003 年美国已有 500 万人患 CHF，并且每年以 55 万人的速度增长，而且随着年龄的增加患者人数相应增加，在＞65 岁的人群中，平均每 1000 人中就有 10 例 CHF 患者。2000 年中国心血管病健康中心合作研究结果显示，我国成年人心力衰竭的患病率为 0.9%，其中男性为 0.7%，女性为

1.0%。根据这个患病率计算，我国目前 35～74 岁成年人中约有 400 万心力衰竭患者。

（三）病因

1. 基本病因

（1）原发性心肌损害：包括冠心病心肌缺血和（或）心肌梗死；心肌炎和心肌病；心肌代谢障碍性疾病，以糖尿病心肌病最常见，其他如维生素 B_1 缺乏及心肌淀粉样变性等均属罕见。

（2）心脏负荷过重。

①压力负荷（后负荷）过重：左室压力负荷过重常见于高血压、主动脉瓣狭窄，右室压力负荷过重常见于肺动脉高压、肺动脉瓣狭窄、肺栓塞等。

②容量负荷（前负荷）过重：见于心脏瓣膜关闭不全，血液反流，如二尖瓣、主动脉瓣关闭不全等；左、右心或动静脉分流性先天性心脏病，如间隔缺损、动脉导管未闭等。此外，伴有全身血容量增多或循环血量增多的疾病如慢性贫血、甲状腺功能亢进等，心脏的容量负荷也必然增加。

2. 诱因

（1）感染：呼吸系统感染，心内膜炎等。

（2）心律失常：心房颤动是诱发心力衰竭的重要因素。其他各种类型的快速性心律失常以及严重的缓慢性心律失常亦可诱发心力衰竭。

（3）血容量增加：如摄入钠盐过多，静脉输入液体过多、过快等。

（4）过度体力劳累或情绪激动：如妊娠后期及分娩过程、暴怒等。

（5）治疗不当：如不恰当停用洋地黄类药物或降血压药等。

（6）原有心脏病变加重或并发其他疾病：如冠心病发生心肌梗死，合并甲状腺功能亢进或贫血等。

二、临床表现

（一）左心衰竭

1. 症状

以肺淤血和心排出量降低表现为主。

（1）呼吸困难：程度不同的呼吸困难是左心衰竭最主要的症状。可表现为劳力性呼吸困难、夜间阵发性呼吸困难或端坐呼吸。

（2）咳嗽咳痰和咯血：咳嗽、咳痰是肺泡和支气管黏膜淤血所致。开始常发生在夜间，坐位或立位可减轻或消失。痰常呈白色泡沫状，偶可见痰中带血丝。慢性肺淤血，肺静脉压力升高，导致肺循环和支气管血液循环之间形成侧支，在支气管黏膜下形成扩张的血管，一旦破裂可引起大咯血。

（3）疲倦、乏力、头晕、心悸：主要是由于心排出量降低，器官、组织血液灌注不足及代偿性心率加快所致。

（4）少尿及肾损害症状：严重的左心衰竭血液进行再分配时，首先是肾血流量明显减少，患者可出现少尿。长期慢性肾血流量减少可出现血尿素氮、肌酐升高并可有肾功能不全的相应症状。

2．体征

（1）肺部湿性啰音：由于肺毛细血管压增高，液体可渗出到肺泡而出现湿啰音。随着病情由轻到重，肺部啰音可从局限于肺底部直至全肺。

（2）心脏体征：除基础心脏病的固有体征外，患者一般均有心脏扩大、舒张期奔马律及肺动脉瓣区第二心音亢进。

（二）右心衰竭

1．症状

以体静脉淤血表现为主。

（1）消化道症状：胃肠道及肝淤血引起腹胀、食欲缺乏、恶心呕吐等，是右心衰竭最常见的症状。

（2）劳力性呼吸困难：右心衰竭可由左心衰竭发展而来。单纯性右心衰竭多由分流型先天性心脏病或肺部疾病所致。两者均可有明显的呼吸困难。

2．体征

（1）水肿：体静脉压力增高使皮肤等软组织出现水肿，其特征为首先出现在身体最低垂的部位，为对称性压陷性水肿。胸腔积液也是因体静脉压力增高所致，以双侧多见，如为单侧则以右侧更为多见，可能与右膈下肝淤血有关。

（2）颈静脉体征：颈静脉充盈怒张，是右心衰竭的主要体征，肝颈静脉反流征阳性则更具有特征性。

（3）肝脏体征：肝脏常因淤血而肿大，伴压痛。持续慢性右心衰竭可致心源性肝硬化，晚期可出现肝功能受损、黄疸及大量腹腔积液。

（4）心脏体征：除基础心脏病的体征外，右心衰竭时可因右心室显著扩大而出现三尖瓣关闭不全的反流性杂音。

（三）全心衰竭

右心衰竭继发于左心衰竭而形成全心衰竭。

三、康复评定

（一）病史

1．心力衰竭的病因和诱因

患者有无冠心病、高血压、风湿性心瓣膜病、心肌炎、心肌病等病史；有无呼吸道感染、心律失常、劳累过度、妊娠或分娩等诱发因素。

2．病程发展过程

有无劳力性呼吸困难，患者出现呼吸困难的体力活动类型，如上楼、步行或洗漱等。有无夜间阵发性呼吸困难或端坐呼吸；有无咳嗽咳痰或痰中带血；有无疲乏头昏、失眠等。以上症状常是左心衰竭患者的主诉。还应了解患者是否有恶心、呕吐、腹胀、体重增加及身体低垂部位水肿等右心衰竭表现。了解相关检查结果、用药情况及效果，病情是否有加重趋势。

3. 心理—社会状况

心力衰竭往往是心血管病发展至晚期的表现。长期疾病折磨，体力活动受限，生活需要他人照顾，使患者陷于焦虑不安、内疚、绝望，甚至对死亡的恐惧中。家属和亲人可因长期照顾患者而忽略其内心感受。

（二）身体评估

1. 一般状态

①生命体征：呼吸状况，脉搏快慢、节律，有无交替脉和血压降低。②意识与精神状况。③体位：是否采取半卧位或端坐位。

2. 心肺

心脏是否扩大，心尖搏动的位置和范围，心率是否加快，有无心尖部舒张期奔马律、病理性杂音等。两肺有无湿啰音或哮鸣音。

3. 其他

有无皮肤黏膜发绀，有无颈静脉怒张、肝颈静脉反流征阳性，肝脏大小、质地，水肿的部位及程度，有无胸腔积液征、腹腔积液征。

（三）实验室检查

1. 心脏病的常规检查

心脏病的常规检查都要进行，如心电图检查、X线检查、超声心动图检查以及有一些患者需要心导管检查和循环时间、动脉及静脉压测量。

2. 心力衰竭的常规检查

充血性心力衰竭及肺水肿的患者的中心静脉压通常是升高的，患者用漂浮导管及动脉导管测压，尿量减少（少尿症）、尿比重增高，尿中发现蛋白（蛋白尿）、血（血尿）及管型，血生化表明血中氮潴留，系因尿素氮、尿酸、肌酸增加所致。

（四）康复评定

1. 心功能分级

目前通用的是美国纽约心脏病协会（NYHA）1928年提出的一项分级方案，主要是根据患者的自觉活动能力来分级。最大的缺点是依赖主观分级，评估者变异较大，但由于已经应用多年，评估方法已被广泛接受，所以目前仍然有较大的价值。

2. 运动试验

（1）用途：CHF患者表现为从低到中等强度运动（3～6MET）时出现疲劳、呼吸困难和不能耐受。采用NYHA评估的误差率达到50%（特别是Ⅱ级和Ⅲ级）。因此，可以用运动试验方法加以补充。运动试验的主要用途：

1）提供较精确的功能评定，以确定诊断和评估药物的治疗作用。

2）确定功能状态不明的患者是否需要做心脏移植以及移植的时机。

3）预测 CHF 的存活率及预后。其主要指征为射血分数和左心室充盈压力，尽管运动能力和左心功能无密切相关，但运动能力与存活率及预后密切相关。运动时，高水平血浆去甲肾上腺素、心动过速及脉压减小均为预后不良的指标。

4）为制订康复治疗和日常活动方案提供可靠的依据。通过运动试验所得到的峰值吸氧量，可以求出相应的 MET，从而指导康复治疗和日常活动，可以提高治疗效果，增加训练的安全性。

（2）运动试验方案：能够直接测定呼吸气交换的心肺运动试验对 CHF 患者功能评定。CHF 患者很难达到真正的最大摄氧量，采用峰值吸氧量可能更为恰当。标准运动试验往往由于心脏反应（心率与血压）障碍以及难以确定主观运动终点而产生错误的结果。常规的活动平板试验应该从小负荷开始（1.5～2MET），每 2～3 分钟增加一级，每级增加不超过 1MET。踏车试验应用十分广泛，常用增量负荷（每 2 分钟 15～20W）和斜坡（Ramp）方案（每分钟增加 10W）。采用额定时间 6 分钟自由节奏步行，计算步行距离的方案简便易行，可以有效地评定疗效。

（3）动力性运动的血流动力学反应：在代偿期运动时心率和血压增高的斜率增大，每搏量开始时可以通过 Frank－Starling 机制提高，但超过一定限度便有可能造成每搏量减少。心排出量在代偿期可维持不变，至失代偿期则减少。体循环阻力随心功能的下降而逐渐增高，同时肺毛细血管楔压也相应增高。但是，即使肺毛细血管楔压超过 4.0～5.3 kPa（30～40 mmHg），这些患者也并不一定发生明显的肺水肿。由于外周阻力增大，所以体循环的脉压减小。至失代偿期，心率往往不升甚至下降，收缩压可明显下降，甚至低于安静水平。

（4）等长收缩运动的心肺反应：等长收缩运动常常被引证为 CHF 患者发生疲劳和呼吸困难的原因。正常人在 30%～50% 最大握力运动时，由于心排出量增加，导致收缩压和舒张压升高，而体循环阻力和左室充盈压变化很小或不变。中至重度 CHF 患者运动时心排出量不变，通过增加体循环阻力来提高血压；左室充盈压有不同程度的增加，但射血分数有不同程度的下降；在进行亚极量等长收缩运动时，血流动力学变化较大，且与功能能力或安静时血流动力学无关；由于骨骼肌受体反应性的改变，在握力运动时肌肉交感神经传递的反应性降低；轻度运动时肺毛细血管楔压和肺动脉压均显著高于正常人。

四、康复治疗

康复治疗应该是全面的治疗，包括运动、心理、饮食或营养、教育，以及针对原发疾病的治疗。

（一）运动训练

1. 作用

CHF 患者运动耐力提高需经过 4～6 个月监护性运动训练（每周 3～5 次，强度 75% $VO_{2\,max}$），最大摄氧量明显提高，安静时和亚极量运动时心率降低，最大心排出量有增高的趋势，左心功能指数在训练后无改变，下肢最大血流量和动静脉氧分压差增大，从而增加下肢氧运输；此外，下肢的血管阻力下降，提示骨骼肌血管收缩力提高是可逆的。尽管心功能有所提高，而最大血乳酸水平实际上是增高的，但亚极量运动时骨骼肌乳酸生成和相应的动脉乳酸水平明显降低。运动耐力的提高与安静时及训练后的左心功能无关。

2. 作用机制

主要通过外周血管适应性代偿机制以改善血流动力学，从而相对改善心功能。①大肌群的动力性运动使运动肌群的代谢改善，毛细血管的数量（密度）增加，肌氧化酶活性增强，肌收缩的机械效率提高，从而使运动时的血液循环效率提高，相对减少对心脏射血的要求。②长期训练使血液中儿茶酚胺的浓度下降，交感神经兴奋性下降，心率减慢，心肌耗氧量减少，从而有利于心功能的改善。③腹式呼吸训练有利于对肝、脾的按摩，减少内脏淤血和改善内脏功能。④改善血液流变学，减少静脉血栓形成和预防肺炎。

3. 运动康复的危险分层和禁忌证

CHF 的心脏运动康复存在着一定的风险，在运动康复之前，首先根据美国运动医学会规定的住院患者和院外患者的心脏康复禁忌证排除标准进行筛选，对于符合标准的患者进行危险分层，2001 年美国心脏协会公布了 CHF 运动疗法的适应证。

美国运动医学会规定的心脏运动康复禁忌证：①不稳定型心绞痛。②静息时收缩压＞200 mmHg 或静息时舒张压＞110 mmHg，直立性血压降低＞20 mmHg，应逐个病例评估。③静息时心电图表现 ST 段移位＞2 mm。④严重主动脉狭窄（收缩压峰值梯度＞50 mmHg，且对于中等体型的个体主动脉瓣口面积＜0.75 cm²）。⑤急性全身系统疾病或发热。⑥未控制的房性或室性心律失常、室性心动过速（＞120 次/分钟）。⑦近期栓塞史，如血栓性静脉炎。⑧失代偿的心力衰竭。⑨未控制的糖尿病（空腹血糖＞15.0 mmol/L 或有严重的低血糖倾向者）。⑩活动期的心包炎或心肌炎等。

4. 运动方式

运动按骨骼肌收缩分为静态的等长收缩和动态的等张收缩，按能量代谢分为有氧运动和无氧运动。有氧运动指动态的等张收缩，无氧运动指静态的等长收缩。目前，认为有氧运动（如散步、游泳等）较无氧运动在心血管康复治疗方面的作用更大。另有研究显示，阻力训练（如体操、哑铃等）的作用也相当于有氧运动，尤其可以改善肌肉的长度、容积和耐力。阻力训练是静态与动态相结合的运动，不分有氧与无氧运动，可以增加肌力和运动耐力，适当的阻力训练有助于心力衰竭患者的康复。

5. 运动处方

有心肺监护的极量运动试验对 CHF 患者制订运动方案极有价值。运动强度一般采用症状限制性运动试验中峰值吸氧量的 70%～75%。在训练开始，可采用 60%～65% 峰值吸氧量以防止过度疲劳和并发症，也有人研究采用 60%～80% HR$_{max}$。但 CHF 患者的特征是心率运动反应障碍。故采用心率作为运动训练强度的指征不太可靠。如果不能直接测定气体代谢，应采用恰当的运动方案以尽可能减少估计峰值运动能力的误差，特别要注意防止高估运动能力而造成训练过度。

主观用力计分（RPE）是根据运动者自我感觉用力程度衡量相对运动水平的半定量指

标，是衡量运动强度十分有效的指标。RPE 为 15～16 分时，往往是达到通气阈和发生呼吸困难的强度。患者一般可以耐受 RPE11～13 分的强度，运动训练中不应到通气阈和发生呼吸困难的强度，不应该有任何循环不良的症状和体征。

运动训练在开始时应该为 5～10 分钟，每运动 2～4 分钟间隔休息 1 分钟。运动时间可按 1～2 分钟的长度逐渐增加，直到 30～40 分钟。运动采用小强度，负荷的增加应小量、缓慢，过快地增加负荷可明显降低患者对运动的耐受性。开始训练时，运动时间过长往往产生过度疲劳。Sullivan 等和 Coats 等均发现，每周 5 次训练可以达到理想的训练效果；也可以采用 1～2 周监护性方案，加 2～3 周低强度家庭步行或踏车训练。准备活动与结束活动必须充分，最好不少于 10 分钟，以防止发生心血管意外。有些患者的活动量很小，持续活动的总时间只有数分钟，运动中心率增加也不超过 20 次/min，可以不要专门的准备和放松活动。

6. 康复训练注意事项

（1）运动处方的制订特别强调个性化原则，要充分意识到心力衰竭患者心力贮备能力已经十分有限，避免造成心力失代偿。

（2）在考虑采用运动训练之前应该进行详尽的心肺功能和药物治疗的评定。

（3）活动时，应强调动静结合、量力而行，不可引起不适或症状加重，禁忌剧烈运动，并要有恰当的准备和结束活动。

（4）活动必须循序渐进，并要考虑环境因素对活动量的影响，包括气温、湿度、场地、衣着等，避免在过热（高于 27℃）或过冷（低于 10℃）时训练。

（5）避免情绪激动的活动，如具有一定竞赛性质的娱乐活动。

（6）治疗时应有恰当的医学监护，出现疲劳、心悸、呼吸困难以及其他症状时应暂停活动，查明原因，及时给予处理。

（7）严格掌握运动治疗的适应证，需特别注意排除不稳定型心脏病。

（8）运动治疗只能作为综合治疗的一部分，而不能排斥其他治疗。

7. 康复训练的并发症

在运动训练初期有可能发生轻度的不良反应。运动时或运动后恢复期发生低血压较为常见，这可能与采用血管扩张剂和利尿剂有关。如训练前减少药物剂量或改变用药品种，有可能缓解这一反应。在数次训练后疲劳加重可能是运动强度过高或时间过长的表现，需要修订运动处方。训练初期没有表现出有益作用的患者有可能继发心血管状态的恶化。

CHF 恶化的指征有：体重 2 天内增加 1 kg 以上，心率增快，呼吸困难加重，听诊发现肺水肿和异常心音（第三心音奔马律、反流杂音），此时应该立即终止运动，进行功能评定和治疗。心律失常所造成的猝死是 CHF 死亡的常见原因。与心律失常有关的因素有低血钾、低血镁和地高辛中毒。这些异常有时表现为心电图 Q-T 间期延长和室性期前收缩增加，应该定期检查血清电解质和地高辛水平，以防发生并发症。

8. 药物治疗与运动反应

CHF 患者在进行运动锻炼时一般都同时应用抗心力衰竭药物，包括洋地黄制剂、利尿剂、ACE 抑制剂和血管扩张剂等，运动能力已用于药物治疗效果评定的定量标准。有研究发现，药物治疗后尽管安静和日常活动时症状有所改善，但最大运动能力没有改变。强心剂可以明确提高心脏功能指数，但并不改善运动能力或峰值吸氧量。这些结果表明，血管扩张能力障碍造成骨骼肌血流恢复延迟。因此，有些药物（如 ACE 抑制剂）的作用要 6～8 周以上才能充分表现出运动能力提高。最近的研究提示，运动能力改善与下肢血流量增加密切相关，但与左心室功能指数无关。因此，在运动时要特别注意加强对心率、血压的监护。钙拮抗剂可以造成踝部水肿和胸部不适感，应注意和心力衰竭病情加重相鉴别。若出现异常情况，随时报告医生。

（二）CHF 的肺部因素及康复训练

1. CHF 的肺功能改变

包括肺活量降低，气道阻力增加，呼吸肌力降低，相对呼吸功耗增高，呼气相延长，第一秒用力呼气量（FEV1），最大肺活量（FVC）、FEV1/FVC 和用力呼气流量（FEF25～75）减低，残气量增大。

2. CHF 的呼吸肌训练

（1）如果呼吸肌是呼吸困难的关键因素之一，选择性的呼吸肌训练无疑有助于改善因呼吸限制运动能力的心脏病患者的运动功能。有氧训练已经证实可部分逆转 CHF 患者骨骼肌的代谢异常，增加最大运动能力，降低运动时的过度通气，但对呼吸肌的作用是非选择性的。人类膈肌中 50％为 Ⅰ 型纤维，50％为 Ⅱ 型纤维，进行抗阻呼吸训练可以提高膈肌耐力，增加氧化酶和脂肪分解酶的活性。

（2）相应的亚极量和极量主要采用三种方法：主动过度呼吸、吸气阻力负荷和吸气阀负荷。吸气阻力负荷是最常用的方法，即采用小口径呼吸管或可调式活瓣的方式增加呼吸阻力，呼吸 10～20 次/min。

（3）选择性呼吸肌训练促使运动能力的改善，从另一角度证明肺功能对 CHF 患者运动能力的影响，同时也提示应该在心脏康复治疗中附加这一训练内容。过去的 CHF 患者康复只强调有氧训练，有报道称可能会导致病情恶化；而呼吸训练只涉及较小肌群，对心血管的影响较小，不良反应也较小，在 CHF 患者康复中可以增加有氧训练的作用，而不至于增加心脏的不良反应。

五、康复护理

康复护理应该是 CHF 患者全面康复的一部分，包括运动、心理、饮食或营养、教育，以及针对原发疾病的治疗。除一般临床护理，还包括心力衰竭的运动治疗及相关问题的护理。

（一）康复护理目标

1. 监测患者血压、心率、疲劳度等指标和各种危险因素。

2. 配合实施康复治疗，提高运动耐力，改善生活质量。

3. 观察药物治疗的作用与不良反应，尤其是洋地黄类药物的使用。

4. 患者的教育管理。

5. 控制其他危险因素和临床情况，改变生活行为方式。

（二）康复护理

1. 休息与体位

为患者提供安静舒适的环境，保持空气新鲜，定时通风换气，减少探视；协助患者取有利于呼吸的卧位，如高枕卧位、半卧位、坐位，减少回心血量，减少肺淤血，还可增加膈肌活动幅度，增加肺活量。

2. 饮食护理

给予低盐易消化饮食，少食多餐，避免过饱，禁食刺激性食物。按病情限盐限水，重度水肿 1 g/d，中度水肿 3 g/d，轻度水肿 5 g/d，每周称体重 2 次。

3. 呼吸系统护理

指导患者呼吸训练；根据患者缺氧程度给予合适的氧气吸入，一般患者 1～2 L/min，中度缺氧 3～4 L/min，严重缺氧及肺水肿 4～6 L/min，肺水肿用 20%～30% 酒精湿化氧气吸入；协助患者翻身、拍背，有利于痰液排除，保持呼吸道通畅，教会患者正确的咳嗽与排痰方法。病情许可时，鼓励尽早下床活动，增加肺活量，改善心肺功能。向患者及家属解释预防肺部感染的方法，如禁烟酒、避免受凉等。

4. 肢体运动康复

定时更换体位，协助肢体被动运动，预防静脉血栓和肺部感染。鼓励患者参与康复训练计划，根据心功能决定活动量；逐渐增加活动量，避免劳累，活动时注意监测患者心率、心律、呼吸、面色，避免使心脏负荷突然增加的因素，活动以不出现心悸、气促为度，发现异常立即停止活动，报告医生。

5. 药物护理

按医嘱严格控制输液量，速度不超过 30 滴/min，并限水钠摄入；准确记录 24 小时出入量，维持水、电解质平衡；观察药物疗效与不良反应，如应用洋地黄类制剂时，要注意患者有无食欲减退、恶心、呕吐、腹泻、黄视、心律失常等；使用利尿剂期间，监测水、电解质水平，及时补钾；对呼吸困难者或精神紧张者，请示医师，予适当镇静、安眠药。

6. 心理康复护理

心理行为因素是心血管病的重要原因，其评定和矫正是心力衰竭康复的重要组成部分。慢性充血性心力衰竭患者抑郁、焦虑症状的发生率很高，而且抑郁是慢性充血性心力衰竭患者独立的预后指标。伴有抑郁的心力衰竭患者，再住院率、心脏事件发生率及病死率明显增加。抑郁和焦虑通过增加交感神经系统的兴奋性，增加血液内肾上腺素、去甲肾上腺素的浓度，增加血管紧张素Ⅱ、白细胞介素-6、肿瘤坏死因子的水平，损害心脏功能，降低慢性心力衰竭患者的生存质量，从而影响预后，增加病死率。研究也表明心理干预在有效缓解抑郁情绪，降低交感神经系统的兴奋性的同时，有助于慢性心力衰竭患者心脏功能的改善，以改善预后。心理康复护理采用以下心理干预。

（1）通过具体分析和解释，提高患者对疾病的认识，消除顾虑和不必要的悲观失望，提高自信心，克服自卑感。

（2）耐心倾听患者诉说各种症状，对症状改善者及时给予鼓励，对症状较重者给予抗抑郁、焦虑药治疗。

（3）耐心回答患者提出的问题，给予健康指导，提供相关治疗信息，介绍成功病例，引导正面效果，树立信心。

（4）尽量减少外界压力刺激，创造轻松和谐的气氛，必要时寻找合适的支持系统，如单位领导和家属对患者进行安慰和关心。

7. 康复健康教育

（1）讲解慢性心力衰竭的原因及诱因、治疗、病程。

（2）讲解慢性心力衰竭的常见症状；如何预防感冒，减少发作次数。

（3）给予运动注意事项教育，嘱患者在运动中应注意以下几点：①循序渐进从低强度运动开始，切忌在初次活动时即达到负荷量。②患者应根据自己的年龄、病情体力情况、个人爱好及锻炼基础来选择运动种类及强度。每次活动中可交替进行各种运动。如散步与慢跑交替。③严格按运动处方运动，患病或外伤后应暂停运动，运动中适当延长准备及整理时间。

（4）指导常用药物的名称、剂量、用法、作用、不良反应。

六、社区家庭康复指导

1. 改变行为方式

饮食为低热量、高维生素、清淡、易消化食物，少食多餐，两餐间可用水果。限制钠盐摄入，不食咸肉、咸鱼、酱菜等含钠高的食物，钠盐一般每天 5g 以下，如长期用利尿剂或出汗多时，适当放宽限盐，监测体重。保持大便通畅，防止便秘。戒烟。避免劳累和情绪激动，保证充足的睡眠。

2. 提高对治疗的依从性

准确及时按医嘱服用药；用利尿剂，记录尿量及低血钾表现。

3. 康复指导

根据病情，循序渐进增加活动量；运动时，有家属陪伴，出现不适，及时终止。

4. 保持良好心态

劳逸结合，建立规律、健康的生活方式。注意保暖，去除诱因，防止呼吸道感染。

5. 定期随访

根据心功能指导运动方式及活动量。教会自我监测病情及自测脉搏；外出随身携带急救药。定期随访，出现不适，及时就医。

第三节　原发性高血压的康复护理

一、概述

原发性高血压是以血压升高为主要临床表现的综合征，通常简称为高血压。高血压是多种心、脑血管疾病的重要病因和危险因素，影响重要脏器例如心、脑、肾的结构与功能，最终导致这些器官的功能衰竭，是心血管疾病死亡的主要原因之一。高血压是一种常见病、多发病，是多种心脑血管疾病的重要因素和危险因素。近年来随着康复医学的发展，康复治疗可以有效地辅助降低血压，减少药物使用量及对靶器官的损害，干预高血压危险因素，能最大限度地降低心血管发病率和病死率，提高患者体力活动能力和生活质量，是高血压治疗的必要组成部分。随着高血压人群的增多，高血压的康复越来越受到重视。

（一）流行病学

2002 年卫计委资料显示，我国 18 岁及以上居民高血压患病率为 18.8％，与 1991 年比较，患病率上升 31％。我国人群高血压知晓率为 30.2％，治疗率为 24.7％，控制率为 6.1％。我国人群血压水平从 110/75 mmHg 开始，随着血压水平升高而心血管发病危险持续增加。与血压<110/75 mmHg 比较，血压 120～129/80～84 mmHg 时心血管发病危险增加 1 倍；血压 140～149/90～94 mmHg 时心血管发病危险增加 2 倍；血压>180/110 mmHg 时心血管发病危险增加 10 倍。

（二）病因

高血压病因不明，与发病有关的因素有：

1. 年龄

发病率有随年龄增长而增高的趋势，40 岁以上者发病率高。

2. 饮食

①食盐：摄入食盐多者，高血压发病率高，有认为食盐<2g/d，几乎不发生高血压；3～4g/d，高血压发病率 3％，4～15g/d，发病率 15％，>20g/d 发病率 30％。②进食过量高脂肪，血液中有过量的胆固醇和脂肪会引起动脉粥样硬化，进而会导致高血压。③过量饮酒：饮酒量越大，血压就越高，长期过量饮酒还能引起顽固性高血压，且酒精还能使患者对降压药物的敏感性下降。④吸烟：烟中的有害物可损伤动脉内膜，引起动脉粥样硬化并刺激交感神经引起小动脉收缩，从而使血压升高。吸烟者患高血压比例远高于不吸烟者。

3. 超重或肥胖

超重或肥胖者与患高血压的概率是正比例的。即身体越肥胖，吃的盐越多，患高血压的概率就越大。

4. 遗传

高血压有明显的遗传性。父母有高血压，其子女患高血压的概率要比父母血压正常的子女大得多。

5. 环境与职业

噪声大的工作环境、过度紧张的脑力劳动均易发生高血压。缺乏体育锻炼，长期缺少体力活动，城市中的高压发病率高于农村。

6. 心理因素

长期工作劳累、精神紧张、睡眠不足、焦虑、恐惧和抑郁等均能引起高血压。

（三）按患者的血压水平分类

人群中血压水平呈连续性正态分布，正常血压和血压升高的划分并无明确界限，因此高血压的标准是根据临床及流行病学资料人为界定的。目前，我国采用国际上统一的分类和标准。高血压定义为收缩压≥140 mmHg 和（或）舒张压≥90 mmHg，根据血压升高水平，又进一步将高血压分为 1、2、3 级。

当收缩压和舒张压分属于不同级时，以较高的级别作为标准。以上标准适用于男、女性任何年龄的成人。儿童则采用不同年龄组血压值的 95％ 位数，通常低于成年人。其中在 WHO/ISH 指南中强调，患者血压增高，决定是否给予降压治疗时，不仅要根据其血压水平，还要根据其危险因素的数量与程度，"轻度高血压"只是与重度高血压相对而言，并不意味着预后一定良好。

（四）按患者的心血管危险绝对水平分层

高血压患者的治疗决策不仅根据其血压水平，还要根据下列几个方面：

1. 其他危险因素的存在情况

①血压水平（1～3 级）。②吸烟。③血胆固醇＞5.72mmol/L。④糖尿病。⑤男性＞55 岁。⑥女性＞65 岁。⑦早发心血管疾病家族史（发病年龄女性＜65 岁，男性＜55 岁）。

2. 并存的临床情况

（1）心脏疾病：①心肌梗死。②心绞痛。③冠状动脉血运重建术后。④心力衰竭。

（2）脑血管疾病：①脑出血。②缺血性脑卒中。③短暂性脑缺血发作。

（3）肾脏疾病：①糖尿病肾病。②血肌酐升高超过 177μmol/L 或 2.0 mg/dL。

（4）血管疾病：①主动脉夹层。②外周血管病。

（5）重度高血压性视网膜病变：①出血或渗出。②视盘水肿。

3. 靶器官损害

①左心室肥厚（心电图或超声心动图）。②蛋白尿和（或）血肌酐轻度升高（106～177μmol/L）。③超声或 X 线证实有动脉粥样硬化斑块（颈、髂、股或主动脉）。④视网膜动脉局灶或广泛狭窄。

WHO/ISH 指南委员会将高血压患者分为低危、中危、高危和极高危，分别表示 10 年内将发生心脑血管病事件的概率为＜15％、15％～20％、20％～30％和＞30％。

二、临床表现

（一）症状

大多数起病缓慢、渐进，一般缺乏特殊的临床表现。常见症状有头晕头痛、颈项板紧、疲劳、心悸等，在紧张或劳累后加重，不一定与血压水平有关，多数症状可自行缓解。也可出现视物模糊、鼻出血等较重症状。约 1/5 患者无症状，仅在测量血压时或发生心、脑、肾等并发症时才被发现。

（二）体征

血压随季节、昼夜、情绪等因素有较大波动。冬季血压较高，夏季较低；血压有明显昼夜波动，一般夜间血压较高，清晨起床活动后血压迅速升高，形成清晨血压高峰。患者在家中的自测血压值往往低于诊所血压值。体格检查听诊时可有主动脉瓣区第二心音亢进、收缩期杂音或收缩早期喀喇音，少数患者在颈部或腹部可听到血管杂音。

（三）恶性或急进型高血压

少数患者病情急骤发展，舒张压可持续高于 130 mmHg，并有头痛，视物模糊，眼底出血、渗出和视盘水肿，肾脏损害突出，持续蛋白尿、血尿、管型尿。病情进展迅速，如不及时有效降压治疗，预后很差，常死于肾衰竭、脑卒中或心力衰竭。病理上以肾小动脉纤维样坏死为特征。发病机制尚不清楚，部分患者继发于严重肾动脉狭窄。

（四）并发症

1. 高血压危象

患者表现为头痛、烦躁、眩晕、恶心、心悸、胸闷、气急、视物模糊等严重症状，以及伴有痉挛动脉（椎-基底动脉、颈内动脉、视网膜动脉、冠状动脉）累及的靶器官缺血症状。多以紧张寒冷、劳累、突然停用降压药物等为诱因，使小动脉发生强烈痉挛，引起血液急剧升高。

2. 高血压脑病

血压极度升高突破了脑血流自动调节范围，可发生高血压脑病，临床以脑病的症状与体征为特点，表现为严重头痛、恶心、呕吐及不同程度的意识模糊、昏迷或惊厥。

3. 脑血管病

包括脑出血、脑血栓形成、腔隙性脑梗死、短暂性脑缺血发作。

4. 心力衰竭

左心室后负荷长期增高可致心肌肥厚扩大，最终导致心力衰竭。

5. 慢性肾衰竭

长期持久血压升高可致进行性肾小球硬化，并加速肾动脉粥样硬化的发生，可出现蛋白尿、肾损害，晚期出现肾衰竭。

6. 主动脉夹层

严重高血压可促使主动脉夹层形成，血液渗入主动脉壁中层形成夹层血肿，并沿着主动脉壁延伸剥离，为严重的心血管急症，是猝死的病因之一。

三、主要功能障碍

1. 循环功能障碍

高血压患者心血管系统适应性下降，循环功能障碍。

2. 呼吸功能障碍

长期心血管功能障碍可导致肺循环功能障碍，肺泡内血管和气体交换效率降低，吸氧能力下降，诱发和加重缺氧。

3. 代谢功能障碍和运动耐力减退

脂肪和糖代谢障碍，表现为血胆固醇增高，高密度脂蛋白降低。脂肪和能量物质摄入过多而缺乏运动是基本原因。缺乏运动还可导致胰岛抵抗，除了引起糖代谢障碍外，还可促成高胰岛素血症和血脂升高，机体吸氧能力减退和肌肉萎缩，限制全身运动耐力，男性性功能减退。

4. 行为障碍

高血压患者往往伴有不良的生活习惯、心理障碍、情绪易激动等，也是影响患者日常生活和治疗的重要因素。

四、康复评定

(一) 危险因素评估

原发性高血压的病因目前一般认为与下列因素有一定的关系。

1. 遗传因素

原发性高血压有群集于某些家族的倾向，提示其有遗传学基础或伴有遗传生化异常。双亲均有高血压的正常血压子女，以后发生高血压的比例增高。高血压的遗传可能存在主要基因显性遗传和多种基因关联遗传两种方式。

在遗传表型上，不仅血压升高发生率体现遗传性，而且在血压高度、并发症发生以及其他有关因素（如肥胖）方面，也有遗传。

2. 环境因素

（1）饮食：不同地区人群血压水平和高血压患病率与钠盐平均摄入量显著有关，摄盐越多，血压水平和患病率越高，但是同一地区人群中个体间血压水平与摄盐量并不相关，摄盐过多导致血压升高主要见于对盐敏感的人群中。饮食中饱和脂肪酸或饱和脂肪酸/不饱和脂肪酸比值较高也属于升压因素。饮酒量与血压水平线性相关，尤其是收缩压，每天饮酒量超过 50g 乙醇者，高血压发病率明显增高。

（2）精神因素：城市脑力劳动者高血压患病率超过体力劳动者，从事精神紧张度高的职业者发生高血压的可能性较大，长期生活在噪声环境中听力敏感性减退者患高血压也较多。高血压患者经休息后往往症状和血压可获得一定改善。

（3）其他因素：肥胖是血压升高的重要危险因素。一般采用体重指数（BMI）来衡量肥胖程度，即体重（kg）/身高（m）^{2}（以 20～24 为正常范围）。血压与 BMI 呈显著正相关。此外，服用避孕药、阻塞性睡眠呼吸暂停综合征也可能与高血压的发生有关。

原发性高血压的危险因素有可干预和不可干预两类，不可干预危险因素主要是遗传因素，有原发性高血压家族史者发生高血压的机会大大高于无家族史者。可干预的危险因素主要有：饮食因素、代谢因素、精神因素、缺乏体力活动四方面。

(二) 血压测量

测量血压是高血压诊断和评价其严重程度的主要手段。临床上通常采用间接方法在上臂肱动脉部位测得血压值。诊断高血压必须以非药物状态下 2 次或 2 次以上非同日血压测定所得的平均值为依据，同时排除其他疾病导致的继发性高血压。建立血压观察表。

（三）实验室检查

1. 实验室检查

检查血常规、尿常规、肾功能、血糖、血脂分析、血尿酸等，可发现高血压对靶器官损害情况。

2. 心电图

可见左心室肥大、劳损。

3. X 线检查

可见主动脉弓迂曲延长，左室增大，出现心力衰竭时肺野可有相应的变化。

4. 超声心动图

了解心室壁厚度、心腔大小、心脏收缩和舒张功能、瓣膜情况等。

5. 眼底检查

有助于对高血压严重程度的了解，目前采用 Keith-Wagener 分级法，其分级标准如下：Ⅰ级：视网膜动脉变细，反光增强；Ⅱ级：视网膜动脉狭窄，动静脉交叉压迫；Ⅲ级：眼底出血或棉絮状渗出；Ⅳ级：视神经盘水肿。

6. 24 小时动态血压监测

有助于判断高血压的严重程度，了解其血压变异性和血压昼夜节律；指导降压治疗和评价降压药疗效。

五、康复治疗

（一）治疗目标

有效地协助降低血压，减少药物使用量及对靶器官的损害；干预高血压危险因素，最大限度地降低心血管发病和死亡的危险性；提高体力活动能力和生活质量。

（二）治疗策略

高血压总的治疗策略是长期与持续。因为高血压在一定范围内可以无症状，但其所造成的脏器损害仍然可以潜在地发展，所以切忌出现症状时才治疗，症状一旦缓解之后便停止治疗。高血压一旦确诊便应该长期坚持治疗，包括非药物治疗和（或）药物治疗。

（三）康复治疗

1. 康复治疗的作用机制

一次动力性运动数分钟之后，血压可以明显低于安静水平，并可持续 1～3 小时，甚至有的可持续到 13 小时。长期训练之后（1～2 周以上），高血压患者安静时的血压也可有所下降，其机制主要为：

（1）调整自主神经系统功能：耐力锻炼或有氧训练可降低交感神经兴奋性，气功及放松性训练可提高迷走神经系统张力，缓解小动脉痉挛。许多研究已充分证明，长期耐力运动或有氧训练可以降低血液中儿茶酚胺含量；而放松性训练同样可以使安静及定量运动时的收缩压与舒张压下降，心率减慢。

（2）降低外周阻力：运动训练时活动肌群内的血管扩张，毛细血管的密度或数量增加，血液循环和代谢改善，总外周阻力降低，从而有利于降低血压，特别是舒张压。多数情况下，一次运动后收缩压与舒张压均会低于安静时，尤以舒张压明显。长期训练后，安静时血压也降低。近年来,人们对于舒张期高血压越来越重视。临床上药物治疗对于单纯性舒张期高血压的作用不佳,而运动对舒张期高血压则有良好的作用。

(3)降低血容量:运动锻炼可以提高尿钠的排泄,可以降低血容量,从而降低过高的血压。

(4)内分泌调整:运动训练时血浆前列腺素 E 和心房钠尿肽水平提高,促进钠从肾脏排泄,抑制去甲肾上腺素在神经末梢的释放,从而参与血压的调节。训练造成血压下降之后,心房钠尿肽的含量则随之下降。

(5)血管运动中枢适应性改变:运动中一过性的血压增高有可能作用于大脑皮质和皮质下血管运动中枢,重新调整人体的血压控制水平,使运动后血压能够稳定在较低的水平。

(6)纠正高血压的危险因素:运动训练和饮食控制结合,可以有效地降低血液低密度脂蛋白胆固醇的含量,增加高密度脂蛋白胆固醇的含量,从而有利于血管硬化过程的控制和延缓。

综合性的康复措施从行为、饮食等诸多方面减少高血压的诱发因素,从而减少高血压的发作或减轻高血压的程度。此外,运动与放松性训练有助于改善患者的情绪,从而有利于减轻心血管应激水平,以降低血压。

2.康复治疗适应证与禁忌证

(1)适应证:康复治疗主要适用于临界性高血压、1～2 级高血压以及部分病情稳定的 3 级高血压患者。对于目前血压属于正常偏高的患者,也有助于预防高血压的发生,可达到一级预防的目的。运动锻炼对于以舒张期血压增高为主的患者作用更明显。

(2)禁忌证:任何临床症状不稳定者均应属于禁忌证,包括急进性高血压、重症高血压或高血压危象,病情不稳定的 3 级高血压,并发严重并发症,如严重心律失常、心动过速、脑血管痉挛、心力衰竭、不稳定型心绞痛、出现明显降压药的不良反应而未能控制、运动中血压过度增高(>220/110mmHg)。

高血压并发心力衰竭时血压可以下降,这要与治疗所造成的血压下降鉴别,以免发生心血管意外。年龄一般不列为禁忌证的范畴。继发性高血压应针对其原发病因进行治疗,一般不作为康复治疗的对象。

3.康复治疗方案

(1)运动疗法:高血压患者的治疗侧重于降低外周血管阻力,在方法上强调中小强度、较长时间、大肌群的动力性运动(中至低强度有氧训练),以及各类放松性活动,包括气功、太极拳放松疗法等。

对轻症患者可以运动治疗为主,对于 2 级以上的原发性高血压患者则应在应用降压药物的基础上进行运动疗法。适当的运动疗法可以减少药物的应用,降低药物不良反应,稳定血压。高血压患者不提倡高强度运动。训练时间一般为每次 30～60 分钟,每天 1 次,每周3～7 天训练。训练效应的产生至少需要 1 周的时间,达到较显著的降压效应则要 4～6 周。

运动锻炼对高血压危险因素的影响:运动锻炼有助于降低外周血管阻力,改善或延缓心血管并发症。

①有氧训练:有规律地进行中等强度的有氧运动,可使轻度原发性高血压患者的收缩压

下降 6～10 mmHg，舒张压下降 4～8 mmHg。常用方式为步行、骑车、游泳、慢节奏的交谊舞等，步行速度一般不超过 110 步/min，每次锻炼 30～40 分钟，其间可穿插休息或医疗体操、太极拳等中国传统疗法拳操。＞50 岁活动时的心率一般不超过 120 次/min。

②循环抗阻运动：中、小强度的抗阻运动可产生良好的降压作用，而并不引起血压的过分升高。一般采用循环抗阻训练，即采用相当于 40％最大一次收缩力作为运动强度，作肌群（如肱二头肌、腰背肌、胸大肌、股四头肌等）的抗阻收缩，每节运动重复 10～30 秒，10～15 节为一个循环，每次训练 1～2 个循环，每周 3 次，8～12 周为一个疗程。注意在用力时呼气可减轻对心血管的反应性。

（2）作业疗法

1）音乐治疗：聆听松弛镇静性乐曲。实验表明，认真欣赏一首旋律优雅、曲调柔和的小提琴协奏曲，可使血压下降 10～20mmHg。

2）园艺治疗：欣赏花卉、盆景，以移情易性，保持心情舒畅，精神愉快，消除影响血压波动的有关因素。

（3）心理疗法：高血压患者多有精神紧张、焦虑不安、担忧感伤等心理问题，应在耐心向患者解释本病特点、发展、预后及防治方法的同时，向患者说明只要及时防治，采用适当的康复方法，治愈或好转都是有希望的。针对机体情况减轻患者精神压力，保持平衡心态。改善行为方式主要是纠正过分激动的性格，逐步学会适当的应激处理技术和心态，避免过分的情绪激动。

（4）饮食康复：建议每天饮食中盐摄入少于 6 g，维持饮食中足够的钾、钙和镁，高钾饮食有助于防止高血压的发生。减少饮食中胆固醇和饱和脂肪酸的摄入，每天胆固醇摄入应小于 300 mg，脂肪占总热量的 30％以下，饱和脂肪酸占总热量的 10％以下。

（5）生物反馈：常用的生物反馈有心率反馈、皮肤电位反馈以及血压反馈。即将患者的心率、血压以及自主神经功能状态通过声、光、颜色或数字的方式反馈给患者，促使患者能理解和控制自己的血压反应。

（6）中医疗法针刺治疗：体针可选三组穴位，如印堂、人迎、内关，风池、曲池、太冲、曲泽、丰隆、合谷。每日针一组穴位，留针半小时，交替进行，10～12 次为 1 个疗程。耳针可取降压沟、交感、神门、耳尖穴，左、右耳交替进行，每次留针半小时，10～12 次为 1 个疗程。

六、康复护理

（一）康复护理目标

1. 监测患者血压和各种危险因素。

2. 改变生活方式：指导患者均应改变生活方式，具体内容包括减重、合理饮食、减少钠盐、减少膳食脂肪注意补充钾和钙、多吃蔬菜和水果、限制饮酒、增加体力活动、戒烟等。

3. 检查、督促患者按医嘱药物治疗。

4. 实施康复治疗，观察疗效。

5. 改变生活习惯、控制其他危险因素。

（二）康复护理

1. 饮食指导

治疗饮食宜"三多三少"，即多维生素、多无机盐、多纤维素，少盐（每天 3～5g）、少脂肪、少热量。要多吃新鲜蔬菜、水果等，少吃动物内脏，如肝、心、肾等。保持平衡膳食。戒烟及酒，向患者讲述吸烟、饮酒对高血压的危害，劝导患者戒除烟酒嗜好，建立有益于健康的行为和生活方式。

2. 运动康复护理

指导患者选择合适的运动项目及运动强度，进行渐进性的有氧运动，如步行、慢跑、游泳、骑车、健身操等。步行速度一般不超过 120 步/min，每次运动时间 30～60 分钟。运动量标准以运动后稍出汗、轻度呼吸加快、心率一般不超过 110 次/min 为宜，避免持续疲劳感以及剧烈运动项目。

运动训练注意事项：①运动量控制在基础心率＋20，或自我感觉稍出汗、气促、疲倦为宜。②运动一定要适度，要重视患者运动中和运动后的感觉，运动中须注意安全，防止碰伤、跌倒等事故。③运动要持之以恒，如果停止运动，训练效果可以在 2 周内完全消失。④在运动中检测心率、血压并记录。

3. 指导合理用药

心脑血管疾病的发病率和病死率与患者血压水平密切相关，有效控制血压是防止心脑血管疾病发病的重要手段。告知患者血压的正常值和高血压的自觉症状，坚持遵医嘱服药是获得理想疗效的有效措施；说明高血压多数是终身性的，高血压治疗是一个长期过程，强调长期药物治疗的重要性；遵医嘱服药，不能随意增减、更改或自行停服药物。讲解药物的剂量、用法及用药后可能出现的不良反应，服药过程中要密切观察血压的变化，让患者心中有数，做到坚持服药，切不可血压降下来就停药、血压上升再服药，使血压反复波动，对健康极为不利。

4. 保持心理平衡

早期高血压患者因无明显症状和体征，故常被忽视。当重要脏器受累或严重时，患者及其家属易产生恐惧和焦虑情绪，加之头痛、头昏给患者生活和工作带来不便，心理上会有沉重的压力，不利于有效地治疗和控制血压。高血压患者多易激动，行为常有冲动性、求全责备等特点。愤怒、恐惧、焦虑、压抑、过度紧张与激动等不良心态都会造成血压的剧烈波动，以致发生意外。

（1）教育患者保持乐观的情绪和稳定的心境，避免情绪激动及过度紧张，遇事冷静，多与他人交流，减少精神压力。

（2）指导患者进行自我放松训练，学会自我转移、自我解脱、自我安慰。了解患者存在的各种思想顾虑，有针对性地进行心理疏导。

（3）教会患者掌握一定的心理应急方式，学会自我心理疏导、心理调节，提高心理承受能力，保持良好的心理状态，避免高血压诱发因素，以维持血压的稳定。

（4）常与患者沟通，询问用药情况及血压控制情况，进行心理指导，帮助患者提高自控能力，保持平和愉快的心情。

（5）说明综合康复治疗（运动、营养、药物、心理、中药）的重要性，使患者保持心理平衡，稳定血压。

5.康复健康教育

教会自我管理。

（1）通过康复教育，使患者能正确认识、对待疾病，了解疾病的危险因素，提高用药依从性，从而使血压得到有效控制。了解降压药物的名称、剂量、作用、不良反应，按时准确服药；坚持规律服药，从而达到提高高血压控制率的目的。了解药物可能发生直立性低血压反应，学会预防和处理的方法。

（2）改变不良的生活习惯：高血压的发生、发展与人们的生活方式和行为习惯密切相关，指导教育高血压患者建立与形成有益健康长寿的行为习惯和生活方式；强调高血压的危险因素、低盐低脂饮食的有效性、戒烟限酒的必要性、控制体重的重要性。指导患者制订个体化作息时间表，保持运动与休息平衡，养成良好的睡眠习惯，矫正患者多年形成的不良生活习惯，建立和保持科学、规律的生活方式，积极配合治疗，以利于血压的稳定。

（3）血压监测：利用保健课讲座及专家面对面咨询，讲解、指导患者学会血压的自我监测和病情观察，学会自救并知道寻求急救。对有条件自备血压计者，教会患者和家属正确测量血压，并做好记录，以了解血压的动态变化，供医生指导用药。

（4）控制体重：超重和肥胖是血压升高的重要危险因素。对超重患者强调加强运动及节制食量的意义，建议体重指数控制在 24 以下，努力使体重达到或接近标准体重。指导控制饮食，积极运动。

（5）掌握适合的运动方式及强度：增强其自我管理、自我保健意识。积极参与疾病的预防康复治疗，达到稳定控制血压的效果，制止和逆转高血压对靶器官损害、防止严重并发症的发生、延缓病情的进展、提高患者健康水平及生活质量。

（6）服用降压药指导：遵照医师的指导规律服用降压药，切忌擅自乱用降压药，不要自己随意停药或减药。高血压须长期或终身服药。如果血压正常就随意停药，那么血压或早或晚将恢复到其治疗前的水平。正确的方法是在血压得到有效控制并稳定至少一年后，在医生的指导下，逐步谨慎地减少药物的剂量或种类。

（三）并发症的预防及护理

1.高血压危象的预防及护理

（1）避免诱因：告诉患者不良情绪可诱发高血压危象，避免情绪激动，保持心态平和，规律服用降压药，不要自己随意减药，更不能突然停药，以免血压急剧升高。避免劳累，注意保暖。

（2）卧床、抬高床头，避免刺激：注意观察血压、神志、心率、心律、呼吸的变化，食盐限制在每天 2.5 g 以下，在服用利尿剂时，应提醒患者注意补充含钾丰富的食物（如橘子、香蕉等），禁烟酒及刺激性饮料。

（3）严密观察：有无头痛、恶心、呕吐、视物模糊、抽搐、惊厥等高血压危象的症状，一旦出现上述症状，迅速救治。主要原则是快速降压、制止抽搐、应用利尿剂及脱水剂降低颅内压防止并发症。抬高床头、给予吸氧、避免躁动、保持患者安静。

（4）加强护理：口腔、皮肤护理，防止发生肺炎等并发症。

2．高血压脑病的护理

高血压脑病是高血压急诊之一，系由于动脉压增高、脑的小动脉痉挛和脑血管的自身调节机制崩溃所致。特有的脑小动脉病变、脑组织缺血、水肿及继发性斑点状出血和小灶性梗死为其病理基础。

临床表现为起病急骤，病情发展迅速，起病前往往先有动脉压收缩压和舒张压显著增高，癫痫样发作，阵发性呼吸困难，暂时性失语，偏瘫，听力障碍。由于颅内压增高出现剧烈头痛，喷射性呕吐，视物模糊，偏盲或黑矇。眼底除视盘水肿、动脉变细反光增强外，尚可有出血和渗出，脑脊液压力增高。高血压脑病一旦发生若抢救护理不当，将造成不可逆的脑损伤危及生命。

（1）体位：立即使患者平卧，抬高床头 15°～30°，以促进颅内静脉回流，降低颅内压，松、解衣领、纽扣、腰带，头偏向一侧，及时清除呼吸道分泌物及口腔内呕吐物，保持气道通畅，给予吸氧，氧流量 2～4L/min。

（2）病情观察与监测：注意观察患者神态、意识、瞳孔及头痛程度和持续时间，是否伴有头晕、耳鸣呕吐等其他症状；监测血压、心率、呼吸、体温、血氧饱和度等生命体征，准确记录各参数数值，及时反馈医生，并做好抢救仪器及药物的准备。

（3）降压：迅速降压或人工冬眠疗法等。待血压下降后，用口服降压药维持疗效。

（4）制止抽搐：将患者安置在单人房间，保持室内安静；当患者出现躁动不安、抽搐等症状，派专人守护，加床挡以防坠床；进行各项操作要轻柔快捷，尽量集中进行，避免过多干扰患者，保证休息及充足的睡眠。

（5）应用利尿剂、脱水剂降低颅内压：按医嘱用呋塞米、甘露醇、山梨醇等药物。

（6）并发偏瘫，按偏瘫康复护理。

（7）高血压脑病重在预防：

1）嘱患者坚持服用降压药，服药期间每天早、晚测血压各一次，不能突然停药或自行停药，以免发生停药综合征，导致血压反跳、心悸、烦躁、多汗、心动过速等。

2）指导患者在短期内如血压迅速升高，药物不能控制，出现头痛、烦躁心悸、恶心、呕吐、面色潮红、视物模糊或抽搐及时就诊。

3）避免采用强制性措施等损伤患者自尊心的言行。

4）鼓励患者表达焦虑或无能为力的心理感受，指导患者避免劳累、情绪激动、精神紧张、睡眠不足等诱发因素。

七、社区家庭康复指导

（一）疾病知识指导

让患者了解自己的病情，包括高血压危险因素及同时存在的临床情况，了解控制血压的重要性和终身治疗的必要性。教会患者和家属正确的测量血压的方法，每次就诊携带记录，作为医生调整剂量或选择用药的依据。指导患者调整心态，学会自我心理调节，避免情绪激动，以免诱发血压增高。家属应对患者充分理解、宽容和安慰。

（二）改变不良生活习惯

低盐饮食，限制钠盐摄入，每天应低于 6g，避免食用鱼肉罐头及腌制、熏烤的肉和鱼产品；低热量、低脂饮食，补充适量蛋白质，如蛋类、鱼类等；多吃含钾钙丰富的食物，如绿色蔬菜、水果、豆类食物，油菜、芹菜、蘑菇、木耳、虾皮、紫菜等食物含钙量较高；增加粗纤维的摄入，预防便秘，因用力排便可使收缩压升高，甚至造成血管破裂；肥胖者将体重控制在标准体重的 10％上下。

（三）戒烟

戒烟有利于血管内皮细胞的正常功能。

（四）按时服药

根据血压及病情变化，调整用药。

1. 强调长期服用药物的重要性，用降压药物使血压降至理想水平后，应继续服用维持量，以保持血压相对稳定，对无症状者更应加强。

2. 告知有关降压药物的药名、剂量、用法、作用及不良反应，必要时提供书面材料。嘱患者必须遵医嘱按时按量服药，如果根据自觉症状来增减药物忘记服药或在下次吃药时补服上次忘记的药量，均可导致血压波动。

3. 不能擅自突然停药，经治疗血压得到满意控制后，可以逐渐减少剂量。但如果突然停药，可导致血压突然升高，冠心病患者突然停用 β 受体阻滞剂可诱发心绞痛、心肌梗死等。

（五）坚持康复运动

指导患者根据年龄和血压水平选择适宜的运动方式，对中老年人应包括有氧、伸展及增强肌力 3 类运动，具体项目可选择步行、慢跑、太极拳、气功等。运动强度因人而异，常用的运动强度指标为运动时最大心率达到 170 减去年龄，运动频率一般每周 3～5 次，每次持续 30～60 分钟。运动强度、时间和频率以不出现不适反应为度，避免竞技型和力量型运动。

（六）保持心情舒畅

高血压病患者一般心理紧张，即使是通过治疗病情得以控制，也常常心有余悸。因此，在为高血压患者治疗时，自始至终不能放松心理治疗，让患者学会正确宣泄不良情绪，减轻精神压力，保持良好的心情，使患者明确高血压的危害性及治疗控制效果，增强战胜疾病的信心。

（七）定期复查

注意心、脑、肾功能状况，定期到医院复查。危险分层属低危或中危者，可安排患者每 1～3 个月随诊 1 次；若为高危者，则应至少每 1 个月随诊 1 次。

第五章 骨关节及骨系统疾病的康复护理

第一节 颈椎病的康复护理

一、概述

颈椎病是颈椎椎间盘组织退行性改变及其继发病理改变累及周围组织结构（神经根、脊髓椎动脉、交感神经等），并出现相应的临床表现。颈椎病可诱发多种疾病，所侵害的部位可涉及脊髓、神经、血管等多种重要组织，进而诱发多种特异性表现。如颈交感神经受刺激损伤会出现胃肠功能异常，表现为食欲缺乏、恶心、呕吐、便稀或便秘等，此时，极易与浅表性胃炎、胃溃疡等相混淆。又如第4颈椎压迫神经根，会出现心动过速、冠脉供血不足、心绞痛等症状，若仅给予心脏病药治疗而不治疗颈椎，虽能暂时缓解症状，但易反复发作。另外，颈椎病还能引起呼吸或吞咽困难、血压异常等许多似乎与颈椎病无关的症状。

（一）发病概况

颈、肩、腰腿痛以往是中老年人的常见病、多发病。临床统计表明，年龄大于50岁者40％以上颈、腰椎有活动受限情况；其中60％会产生颈、腰椎病变，严重者压迫神经系统出现各种症状，甚至造成截瘫。近年来，颈、肩、腰腿痛的发病有年轻化趋势。

（二）病因

颈椎位于活动的头颅与相对固定的胸廓之间，由于处于特殊的位置，既要求有高度的灵活性，又要求有一定的稳定性。故病因多样，病理过程复杂。

1. 机体的衰老、颈椎慢性劳损。

2. 外力伤害、不适当的运动。

3. 先天性椎管狭窄、先天性颈椎畸形。

4. 日常生活中，不良的生活习惯、工作姿势不当、睡眠体位欠佳等都是引发颈椎病的最直接原因，应引起足够的重视。

二、临床表现

（一）临床症状

颈椎病的典型症状表现为颈、肩、背、上肢疼痛，甚至四肢麻木，可伴有头痛头晕、耳鸣、耳聋、视物不清等。依据病变的节段不同，表现各异。

（二）分型及表现

按照临床表现的不同，通常可将颈椎病分为以下类型：

1. 神经根型

常有外伤、长时间从事伏案工作和睡眠姿势不当的病史。主要表现为颈部活动受限，颈、肩部疼痛。上颈椎病变，以颈椎疼痛，向枕部放射，枕部感觉障碍或皮肤麻木。下颈椎病变，颈肩部疼痛可向前臂放射，手指呈神经根性分布的麻木和疼痛。并可伴有头痛、头晕、视物模糊、耳鸣等表现。检查可见颈部活动受限，棘突、棘突旁或沿肩胛骨内缘有压痛点。

2. 脊髓型

脊髓型是由颈椎间盘的突出物刺激或压迫交感神经纤维，反射性地引起脊髓血管痉挛，缺血而产生脊髓损害的症状。表现为颈肩痛伴有四肢麻木、肌力减弱或步态异常。严重者发展至四肢瘫痪、尿潴留、卧床不起。体检可见颈部活动受限不明显，肢体远端常有不规则的感觉障碍、腱反射亢进、肌张力增高和病理反射。

3. 椎动脉型

主要是头痛、头晕、眩晕，甚至猝倒。有时可有恶心、耳鸣、耳聋和视物不清。

4. 交感型

多数有轻微的颈肩痛等交感神经的刺激症状。表现为头晕、头痛、头沉重感、偏头痛、视物模糊、耳鸣、聋、心律失常、肢体或面部区域性麻木、出汗异常等。

5. 混合型

兼有上述两种以上类型的症状和体征。

6. 颈型

仅有颈部酸困不适、疼痛、板滞甚至僵硬等症状。

三、主要功能障碍

（一）功能障碍

依据颈椎病的分型。

1. 神经根型主要功能障碍为上肢、手的麻木、无力等上肢功能障碍，ADL 活动能力障碍，活动受限。

2. 脊髓型主要功能障碍为四肢麻木、无力，步态异常，影响上、下肢功能，严重者可能截瘫。

3. 椎动脉型头晕严重者亦可影响 ADL 能力。交感型及颈型不影响四肢功能。

（二）对正常生活的影响

疼痛、头晕影响正常的生活、工作。

四、康复评定

颈椎病的评估可以从疼痛程度、颈椎活动范围进行单项评定，亦可从症状体征以及影响 ADL 的程度进行综合性的评定。其中，针对疼痛程度，可以采用 VAS 画线法，针对颈椎活动范围，可以采用方盘量角器进行颈椎屈曲、伸展、侧弯以及旋转度的具体测量。综合性评定有多种量表可以选用，但应注意各种量表针对不同类型的适用范围。

五、康复治疗

（一）电、光、声磁等物理疗法

1. 作用机制

物理治疗的主要作用是扩张血管，改善局部血液循环，解除肌肉功能，促进神经和肌肉功能恢复。

2.治疗方法

(1) 超短波疗法：中号电极板两块，分别置于颈后与患肢前臂伸侧，无热量，每天一次，每次 12 分钟或 15 分钟，10～15 次为一疗程。适用于神经根型和脊髓型急性期。

(2) 低频调制的中频电疗法

1) 6 cm×12 cm 电极两块，分别置于颈后两侧，用感觉阈下，以调节交感神经。用于治疗椎动脉型与交感神经型颈椎病。

2) 10 cm×15 cm 电极两块，分别置于颈后与患肢前臂伸侧。用于治疗以疼痛为主的神经根型颈椎病。

(3) 超声波疗法

1) 频率 800kHz 或 1000kHz 的超声波治疗机，声头与颈部皮肤密切接触，沿椎间隙与椎旁移动，强度用 0.8～1.0W/cm^2，可用氢化可的松霜作接触剂，每天一次，每次 8 分钟，20 次一疗程。用于治疗脊髓型颈椎病。

2) 超声：频率同上，声头沿颈两侧与两冈上窝移动，强度 0.8～1.5W/cm^2，每次8～12 分钟，余同上，用于治疗神经根型颈椎病。

(4) 低频脉冲磁疗法：脉冲频率 1Hz，内径 9.5cm 的圆形磁环，中心感应磁强度 5～7mT，输出强度 100%。将 3 组磁环（每组 2 个）分别放置于颈后及颈两侧，颈后磁环的 N 极面近皮肤，颈两侧磁环的 S 极面近皮肤，每天一次，每次 20～30 分钟，15～20 次为一疗程。用于治疗椎动脉型与交感神经型颈椎病。

(5) 光疗

1) 紫外线疗法：颈后上平发际下至胸椎 2，红斑量（3～4 生物量），隔天一次，3 次一疗程，配合超短波治疗神经根型急性期。

2) 红外线疗法：各种红外线仪器均可，颈后照射，20～30min/次。用于颈型颈椎病，或配合颈椎牵引治疗（颈椎牵引前先做红外线治疗）。

(6) 其他疗法：蜡疗、激光穴位照射毫米波、微波等治疗也有一定效果。

(二) 颈椎牵引疗法

主要作用是解除颈肩肌痉挛，增大椎间隙与椎间孔，减轻骨赘或突出椎间盘对神经根的压迫，减少椎间盘内压力，牵开被嵌顿的关节滑膜。通常用枕颌布带法，患者多取坐位（也可卧位），牵引角度按病变部位而定，上颈椎用 0°～10°，颈椎 5～6 用 15°；颈 6 至胸 1 用 25°～30°。治疗时间 15～30 分钟。牵引重量由 6 kg 开始，每 1～2 次增加 1～12 kg 或 15 kg。年老体弱、颈椎不稳、脊髓型的患者要慎用。治疗过程中要经常了解患者感觉，如出现头晕、心悸、胸闷或原有症状加重者应立即停止治疗。

(三) 手法治疗

手法治疗适用于颈型和神经根型颈椎病。手法治疗方法很多，有 NAGS、Cyriax、McKenzie 手法等。目前国内常用的是 Maitland 手法（即澳氏手法）。这种手法是通过操作者的手推压棘突、椎体的横突，加上牵拉旋转等手法达到改善椎间关节的活动功能、改善椎间盘的营养，拉开椎间隙，扩大椎间孔，减轻骨刺和突出椎间盘对神经根的刺激和压迫，改善血液循环。主要方法有：

1. 自后向前推压棘突，使椎体自后向前水平滑动。

2. 自前向后推压椎体一侧，使椎体该侧自前向后旋转。

3. 推压椎体一侧的后关节突，使椎体自左向右旋转。

4. 推压椎体棘突侧面，使椎体自推压侧向对侧移动。

5. 用双手牵拉患者头部，使椎体向纵轴方向活动。

（四）运动疗法

各型颈椎病症状缓解期或术后均可应用。主要作用是增强颈部与肩胛带肌力，增加颈部各韧带弹性，改善颈椎各关节功能，达到巩固疗效、防止复发的目的。运动可借助各种器械，但最简便易行的是徒手操。脊髓型或术后卧床不起的患者应每天做四肢被动运动，下肢痉挛重者可借助拐杖练习行走，手无力者可捏圆形橡皮圈或用两个圆球在手心旋转练习手的功能。

（五）中医疗法

1. 针灸

有调节神经功能，解除肌肉和血管痉挛，改善血液循环舒筋活血的作用。按不同类型、临床症状循经辨证取穴或局部对症取穴。

（1）颈型：取风府、大椎、百会、后溪、外关、列缺、昆仑等穴。

（2）神经根型：取风池、风府、大椎、翳风、曲池、外关、阳溪、合谷、后溪、天宗、天井等穴。

（3）脊髓型：取承浆、悬钟、手三里、肩髎、支沟、太冲、风府、环跳、委阳、绝骨等穴。

（4）椎动脉型：取至阳、中渚、太阳、风池、头维、玉枕、合谷、关冲等穴。

（5）交感神经型：取风府、风池、曲池、足三里、三阴交、百会、内关、劳宫等穴。一般留针12～20分钟，每天一次，12～15次为一疗程。

2. 按摩、推拿治疗

有舒筋活血、解痉镇痛、松解粘连、调节神经、去除关节嵌顿的作用。对于脊髓型肢体不全瘫痪的患者，按摩可防止关节僵直减轻肌肉张力，防止肌肉萎缩。常用的手法有推、拿、按、摩、擦、揉、攘、捏、提、搓、摇、颤、弹、拨等。按摩手法很多，应按病情选择，禁用暴力扳、旋、拉颈部，以免肌肉拉伤，小血管破裂，甚至椎间盘脱出，使症状加重。

（六）药物疗法

1. 镇痛药

疼痛重者可口服布洛芬、双氯芬酸、阿司匹林等。镇痛药对胃肠系统有一定刺激作用，老年人慎用。吲哚美辛栓 50 mg 每晚塞入肛门，同时口服艾司唑仑 1 mg，镇痛效果好，尤其适用于因痛影响睡眠的患者。

2. 营养神经系统的药物

常用维生素 B_1 和维生素 B_{12} 肌内注射，也可口服，一般20天一疗程。

3. 扩张血管药

常用地巴唑、烟草酸、尼莫地平等。

（七）手术治疗

1. 适应证

（1）各型颈椎病，经2~3个疗程的非手术治疗确实无效或症状加重者。

（2）脊髓型脊髓受压的症状明显或渐进性加重者。

（3）椎动脉型出现多次猝倒或频繁昏厥者。

（4）神经根型症状进行性加重、严重影响工作生活者。

2. 术后康复

提倡早期功能训练，早期离床活动。一般术后次日即可戴石膏托下床活动，先以四肢远端活动为主。去石膏托后可做颈部活动。为防止肌肉、神经粘连，可做颈部直流电碘离子导入、音频超音波和各种热疗。对重症或手术失败肢体功能障碍的患者，应做好心理治疗，加强患者生活信心，同时加紧肢体训练和日常生活活动的训练，防止关节僵直挛缩，发挥残存功能，最终做到生活自理。

六、康复护理

颈椎病虽然是中老年人群十分常见的多发病之一，但病情不一，原因不同，症状体征亦较为多样化。针对不同的诊断，不同的病程，常选用不同的康复措施。颈椎病的发病主要是由长期劳损、局部生物力学失衡所致。因而其治疗应着眼于恢复其正常的生物力学关系。非手术或手术疗法均能达此目的。由于颈椎病的病理改变既有骨组织（如颈椎退行性变、椎体及小关节骨质增生等）也有软组织（如韧带、肌腱损伤，痉挛等），因而治疗既要有"治硬"（骨关节：纠正骨关节错缝失稳，如牵引手法等）还应同时"治软"（软组织：解除痉挛松解粘连、改善局部血液循环、消除无菌性炎症等，如药物、理疗、推拿、针刀、针灸等）。非手术疗法强调综合疗法，其中牵引是主要手段。牵引的具体方法可参考其他专业书籍。

（一）指导患者使用颈椎病患者的睡枕

颈部姿势对颈椎病症状有明显影响，其中睡眠姿势的影响最大。枕头是颈椎的保护工具，一个成年人，每天有1/4~1/3的时间是在睡眠（枕头上）中度过的，所以枕头一定要适合颈部的生理要求。人在熟睡后，颈肩部肌肉完全放松，只靠椎间韧带和关节囊的弹性来维护椎间结构的正常关系，如果长期用高度不合适的枕头，使颈椎某处屈曲过度，就会将此处的韧带、关节囊牵长并损伤，进而造成颈椎失稳，发生小关节错位，以后可发展成颈椎病。这类患者常表现为睡眠中或睡醒后晨起时颈项不适、落枕、头昏头痛或顽固性失眠等症状。

1. 选择合适的枕头

合适的枕头对治疗和预防颈椎病十分重要，是药物治疗所不能替代的，但应长期坚持应用。合适的枕头必须具备两项：科学的高度和舒适的硬度。对枕头的高度有多种数据，不宜过高，亦不宜过低。少数人须适当高枕，如棘突发育畸形等，此时枕头过低则可使症状加重。

由于人体的颈椎有正常的生理弯曲，从侧面看颈椎有轻度前凸，从正面看，颈椎排列是一直线，既不向左也不向右弯曲，只有保持这种状态时，颈部的肌肉、韧带、椎间盘及颈部其他器官，如气管、颈动静脉和神经组织才能处于正常生理状态，而高枕时无论是左还是右侧卧，都会使颈椎根处于非生理弯曲状态，这就使颈部肌肉、颈椎骨和韧带等都处于紧张状态，得不到真正放松和休息，甚至使一些神经和血管受压，使颈椎病症状在睡后加重。同样，如果采用低枕或不用枕睡觉，也会使颈椎处于非生理弯曲状态，继之发生高枕一样的弊病，故枕高应结合个体体型，一般以仰卧时头枕于枕上，枕中央在受压状态下高度 8～15 cm为宜，而在枕的两端，应比中央高出 10 cm 左右，因为侧卧时，肩部在下垫起，会使颈椎弯曲，增加枕两端高度则可消除这一不良影响，保证颈椎的生理弯曲。总之，枕头的高度以醒后颈部无任何不适为宜。

2. 保持良好的睡姿

良好的睡姿对脊柱的保健十分重要。睡眠应以仰卧为主，头应放于枕头中央，侧卧为辅，要左、右交替，侧卧时左、右膝关节微屈对置。俯卧、半俯卧、半仰卧或上、下段身体扭转而睡，都属不良睡姿，应及时纠正。过高、过硬、过短、过窄、充填物不合适的枕头都是不合适的。合乎人体生理状况的枕头应该具有以下特点：曲线造型符合颈椎生理弯曲；枕芯可以承托颈椎全段，使颈肌得到充分的松弛和休息；枕芯透气性良好，避免因潮湿而加重颈部不适。

（二）康复健康教育

1. 日常生活指导，纠正颈姿

颈椎病的起病与头部长期所处位置有密切关系。统计表明本病发病与职业有高度相关性，通常伏案或低头位工作者多见。由于颈肩部软组织慢性劳损是发生颈椎病的病理基础，故纠正生活、工作中的不良姿势，防止慢性损伤，对颈椎病的防治显得尤为重要。长期伏案工作者，应定时改变头部体位，合理调整头与工作面的关系，不宜长期低头伏案看书或工作，也不宜长期仰头工作，因为两者都可破坏颈椎的生理平衡，造成颈椎周围的软组织劳损或肌肉、韧带和关节囊的松弛而影响颈椎的稳定。工作中注意端正头颈肩、背的姿势，不要偏头耸肩。谈话、看书时要正面注视，不要过度扭曲颈部。总之，要保持脊柱的正常生理曲度，防止因姿势不良而诱发颈椎病。

2. 指导办公室工作人员颈部运动

首先保持自然的坐姿，头部略微前倾，保持头、颈、胸的正常生理曲线，应按照自身体型调整桌面与椅子的高度比例，以避免头颈部过度后仰或过度前屈。对于长期伏案工作者，每隔1～2 小时，应有目的地让头颈部向左、右转动数次，转动时应轻柔、缓慢，以达到该方向的最大运动范围为准；或行夹肩运动，两肩慢慢紧缩3～5秒，然后双肩向上坚持 3～5

秒，重复 6～8 次。或者利用两张办公桌，两手撑于桌面，两足腾空，头往后仰，坚持 5 秒，重复 3～5 次。慢慢地做 4 次重复运动，在回到中立位置的时候停止。然后快速做 8 次重复运动，呼气的时候摺起颈部，吸气的时候弓起颈部。

调整颈椎姿势的同时，还应加强颈肩部肌肉的锻炼，在工间或工余时，做头及双上肢的前屈、后伸及旋转运动，既可缓解疲劳，又能使肌肉发达，韧带增强，从而有利于颈段脊柱的稳定性，增强颈肩顺应颈部变化的能力。

（三）指导医疗体操

1. 医疗体操的目的与作用

（1）通过颈部各个方向的放松性运动，活跃颈椎区域血液循环，消除淤血水肿，同时牵伸颈部韧带，放松痉挛肌肉，从而减轻症状。

（2）增强颈部肌肉对疲劳的耐受性，改善颈椎的稳定性，从而巩固治疗效果，防止反复发作。

2. 医疗体操的常用方法

（1）左、右旋转：可取站立位或坐位，双手叉腰，头轮流向左、右各旋转 10 次。动作要缓慢，转间可休息 3～5 秒。

（2）伸颈拔背：体位同左、右旋转，双肩放松下垂，同时颈部上升，似用头顶球，持续 3～5 秒，重复 10 次。

（3）颈项争力：取站位或坐位，两手交叉置于枕部，颈部尽量向后伸，双手用力使肌肉组织后伸，呈对抗相持状态，持续 5～10 秒，重复 10 次。

（4）环绕颈项：体位同上，颈放松，呼吸自然，缓慢转动头部，顺时针或逆时针方向交替进行，重复 10 次。

（5）擦颈按摩：取站式或坐位，两手轮流擦颈部各 20～30 次，并用两手拇指或中指点按有关穴位，如太阳穴、合谷穴等。一般以每天坚持做 1～2 次为宜。

3. 介绍一组颈椎操

本组操与麦氏操以及 Plates 技术之颈椎操有着异曲同工之妙，都有相同的原理与相近的操练方法。具体做法是：

（1）仙鹤点头（类似于麦氏的颈项牵拉）：先做预备姿势（立正姿势，两脚稍分开，两手撑腰）。练习时：低头看地，以下颌能触及胸骨柄为佳；还原至预备姿势；动作宜缓慢进行，以呼吸一次做一个动作为宜。

（2）犀牛望月（类似于麦氏抬头拉颈）：预备姿势同上，练习时：缓慢抬头，双目仰望天空；还原至预备姿势；呼吸一次做一个动作。

（3）金龟摆头（类似于麦氏侧弯颈椎）：预备姿势同上，练习时：头颈向左侧弯，左耳尽力靠向左肩，还原至预备姿势；头颈向右侧弯，右耳尽力靠向右肩，还原。动作要配合呼吸，缓慢进行。

（4）金龙回首：预备姿势同上，练习时：头左、右旋转，先用头部旋转，再以颏部尽力接触肩峰，还原。

以上四个动作按节律反复进行，主要是练习颈部的伸屈与侧弯功能。每动作可做两个八拍（按做操口令）。每天可进行 1～2 次。

（四）手法按摩与足底按摩

1. 手法按摩简便易行，有很好的疗效，但按摩前必须明确诊断，手法切忌粗暴。按摩的主要作用是缓解肌肉和血管痉挛，改善局部血液循环，可以活血化瘀，消肿止痛，分解粘连，整复移位的椎体，从而使症状消失或减轻。通常在颈椎牵引后进行按摩较合适，按摩一般在患者坐位下进行，按摩范围应包括整个颈部及病侧肩背部，神经根型还应包括患侧上肢。

2. 足底集合了身体全部器官的反射区，通过治疗足底反射区相对应的颈椎反射区即可产生较好的疗效：双足拇趾趾腹根部横纹处，双足外侧第五趾骨中部（足外侧最突出点中部）；颈部肌肉反射区是：双足底跖趾后方的 2cm 宽区域。按摩方法是：用拇指指尖或指腹，也可用第二指或第三指的关节，以数毫米幅度移动。力度最初较轻，渐渐增强，以稍有痛感为宜，按摩时间可自选抽空进行。最好是每天早、晚各一次，每次 10～30 分钟，坚持两周以后对一般颈椎病患者即可出现效果。

（五）饮食调理

颈椎病不像冠心病、高血压、糖尿病等与饮食有密切的关系。因此，颈椎病患者在饮食上没有特殊的禁忌，但也应注意摄取营养价值高的食品，如豆制品、瘦肉、谷物、海带、紫菜、木耳、水果、蔬菜等，以达到增强体质、延缓衰老的目的。颈椎病患者尤其应多食富含维生素 C 的食品，如新鲜的水果、蔬菜等。测试研究表明，维生素 C 具有增强人体免疫力和抗衰老的作用，对防止颈椎病进一步发展有益。另外，中医认为胡桃、山萸肉、生地、黑芝麻等具有补肾髓之功，合理地少量服用可起到强壮筋骨、推迟关节退变的作用。

（六）指导佩戴颈围

可按需选用颈围领或颈托，均可起制动和保护作用。有助于组织的修复和症状的缓解，配合其他治疗方法同时进行，可巩固疗效，防止复发，但长期应用颈托可引起颈背部肌肉萎缩，关节僵硬，不利于颈椎病的康复，故仅在颈椎病急性发作时使用。颈围和颈托对症状的减轻有一定帮助，但颈领的高度必须合适，以保持颈椎处于中立位为宜。若由于颈部损伤所致则可应用前面宽，后面窄的颈托使颈部处于轻度后伸位，以利于颈部损伤组织的修复。

（七）矫形器使用护理

颈托和颈围对颈椎有固定和制动作用，可保持正常力线，避免外伤，减轻头部负荷，有助于缓解症状和组织修复。但注意不可长期使用，以免肌肉萎缩，关节粘连僵直，影响颈部活动功能。

（八）康复运动中的注意事项

1. 医疗体操应由医生确定动作的姿势和运动量，要坚持长期做操，以保证疗效。

2. 运动应缓慢进行，幅度由小逐步加大，避免一开始即进行快速、过猛的运动。

3. 有头晕症状或颈椎骨刺增生明显则应慎重进行。

4. 康复训练中的禁忌证：颈椎病术后 3 个月内者；血压不稳，舒张压≥90mmHg 或收缩压≥140mmHg，并有自觉症状者；心功能不全伴心源性哮喘，呼吸困难者；发热，体温＞38℃；静息状态下，脉搏＞120 次/min 或有心绞痛发作者；体质特别虚弱者；近期曾发心肌梗死者。

七、社区家庭康复指导

（一）避免诱发因素

颈椎病是一种慢性病，在短期内难以根除，故平时应加强颈椎病的预防。颈椎病的致病因素是复杂的，但总体可以分为内因（体内因素）和外因（急慢性外伤），两者可以互为因果。内因是致病的基础，而外因是可以预防的。应从两方面采取措施，以有效地降低发病率和防止已治愈患者的复发。诱发因素除外伤外，常见的还有落枕、受凉、过度疲劳、强迫体位工作姿势不良及其他疾病（如咽喉部炎症、高血压、内分泌紊乱等）。

（二）防止外伤

设法避免各种生活意外及运动损伤，如乘车中睡眠，急刹车时，极易造成颈椎损伤，故应尽量防止，坐车时尽量不要打瞌睡。劳动或走路时要防止挫伤。在头颈部发生外伤后，应及时去医院，早期诊断，早期治疗。

（三）矫正不良姿势

要纠正工作与生活中的不良姿势。由于工作需要，有些工种需要特殊姿势或在强迫体位中工作较长时间，如果不予重视，久之容易发生颈、肩部的软组织疲劳性损伤，进而导致颈椎失稳，发生颈椎病。

预防慢性损伤，除工间或业余时间做平衡运动外，还可根据不同的年龄和体质条件，选择一定的运动项目，进行增强肌力和增强体质的锻炼。另外一些规律性的长期运动项目，如散步、慢跑等亦有助于预防颈椎病的再发。

（四）日常生活活动的指导

1. 睡眠

枕头高度以 12～15cm 为宜；最好宽及肩下，枕芯要求细碎、柔软、富有弹性，荞麦皮、绿豆皮为佳。平卧时枕头置于颈后而不是头后，使颈部保持轻度后仰过伸的姿势，以符合颈椎前凸的生理曲度。侧卧时枕头与肩宽等高，保持颈椎中立位。睡眠时不要将双臂上举超过头部，以免影响手臂的血液循环。

2. 看书

看书写字不要驼背过分低头，桌宜高，凳宜低，坐位、站立位、行走要保持躯干挺直，要挺胸收腹，不要低头、弯腰。

3. 洗漱

洗脸、修面、漱口、喝水等动作不要过分低头或仰头。

4. 指导工作体位及工间活动

任何工作都不应当长时间固定于某一姿势，至少每 2 小时能够全身活动 5 分钟。对长期伏案工作者,应 1～2 小时有目的地让头部向左、右转动数次,转动时应轻柔缓慢,以达到该方向的最大运动范围为准。或行夹肩运动,两肩慢慢紧缩 3～5 分钟,而后双肩向上坚持 3～5 分钟,重复 6～8 次;也可利用两张办公桌面,两足腾空,头往后仰,坚持 5 秒,重复 3～5 次。操作计算机、写作、看电视不要持续固定一种体位,1 小时左右做一次头颈部活动或体位改变。

5. 暂停某些活动

各型急性发作期应暂停骑自行车、编织缝纫等动作。

第二节 肩关节周围炎的康复护理

一、概述

肩关节周围炎简称肩周炎,临床表现以疼痛与功能障碍为主要特征,多见于中年人和老年人,50 岁左右易患,因而有"五十肩"之称。如肩关节疼痛持续 3 个月以上仍无肩关节功能障碍,可排除肩周炎。本病有自愈趋势,但病程较长,一般可达 2 年。

(一) 病因

肩周炎的确切病因至今尚不十分清楚,部分患者可有局部外伤史或某些诱因如慢性劳损、局部受湿受寒等,或继发于肩部软组织及全身性疾病。肩周炎的发病可能与某些代谢障碍或局部循环障碍有关,临床表现可分为三期。

(二) 临床分期

1. 第 I 期

第 I 期是肩周炎的急性发病阶段,是由于炎症、疼痛而引起反射性肌肉痉挛等为主要病理变化,而无软组织粘连等不可逆转的病理改变。临床表现以疼痛和肩关节的功能障碍为主要特征,是肩周炎的初期阶段。

2. 第 II 期

是肩周炎的急性发病过程迁延至慢性的发病阶段,此时肩疼痛的症状减轻。但由于关节周围软组织在炎症反应以后发生挛缩、增生、肥厚和粘连等,严重限制了肩关节活动,所以此期为软组织发生器质性病理改变的阶段。

3. 第 III 期

炎症过程自行消退(如果自然发展的话),病理停止发展。所有的症状得到缓解,如果能坚持锻炼,功能可逐渐得到一定恢复,否则功能往往不会自行恢复。

二、临床表现

1. 多见于中老年人,女性多于男性,左侧多于右侧,亦可两侧先后发病。

2. 肩关节疼痛:逐渐出现肩部某一处痛,与动作、姿势有明显关系。随病程延长,疼痛范围扩大,并牵涉到上臂中段;同时伴肩关节活动受限。如欲增大活动范围,则有剧烈锐痛发生。患者初期尚能指出疼痛点，后期范围扩大，感觉疼痛来自肱骨。

3.关节活动受限：体检可见三角肌有轻度萎缩，斜方肌痉挛。冈上肌腱，肱二头肌长、短头肌腱及三角肌前、后缘均可有明显压痛。肩关节以外展、外旋、后伸受限最明显，少数人内收、内旋亦受限，但前屈受限较小。

4.年龄较大或病程较长者，X线平片可见到肩部骨质疏松，或冈上肌腱、肩峰下滑囊钙化征。

三、主要功能障碍

1.肩关节疼痛。

2.肩关节活动障碍：前屈障碍、后伸障碍、外展障碍。

3.关节周围软组织粘连，活动限制。

4.冻结肩影响日常生活活动障碍。

四、康复评定

本病的评估主要侧重于疼痛的程度评估，可采用视觉类比法，以及肩关节的 ROM 测量。此外，由于肩关节活动受限，因而常严重影响日常生活活动，故还可进行综合性评估，如 ADL 评定等。

五、康复治疗

康复治疗目的是缓解疼痛和促进肩关节活动功能的恢复。宜采取综合治疗，早期以消炎止痛为目的，晚期则以恢复关节活动功能为主。

（一）运动疗法

用以改善肩部的血液循环及营养代谢，松解粘连，增强肌力，促进肩关节活动功能的恢复，防止肌萎缩。

1.徒手操

站立位进行。

（1）腰前屈，上肢自然下垂，做前后、左右摆动及画圈动作。

（2）面对墙，足尖距墙一定距离，将患侧上肢前屈上举触墙上移至最高处。

（3）患侧对墙，足与墙一定距离，将患侧上肢外展上举以指尖触墙上移至最高处。

（4）背靠墙，屈肘，将上臂及肘部靠拢体侧并贴紧墙面，以双拇指触墙，再反向触胸。

（5）双手体前相握，前屈上举过头顶，触枕部。

（6）双手背后相握，以健侧带动患侧内收，再以拇指沿腰椎棘突上移至最高处。

2.器械操

站立位进行。

（1）棍棒操

1）双手体前握棒，臂前屈上举左右摆动。

2）双手背后握棒，臂后伸左右摆动，屈肘上提。

3）双手背后握棒，以健手握棒上端，患手反握棒下端，斜背棒并向健侧外上方拉推。

（2）吊环操，双手握住吊环，通过滑轮，以健肢拉动患肢外展和以健肢拉动患肢前屈上举。

（3）肩关节回转训练，面对回转训练器，调整手柄在滑动杠上的位置，使患肢伸直做绕环回转动作。

（4）肩梯操，面对或侧对肩梯，前屈或外展患肢用手指勾住阶梯牵拉患肩。

（5）拉力操，面对、侧对或背对拉力器，患手握住拉力绳柄，拉动训练患肩相关肌肉。

3.手法治疗

对肩周炎的手法治疗可以改善肩部的血液循环及营养代谢，缓解疼痛等临床症状，促进肩关节活动功能的恢复。依功能障碍的具体状况，选择针对性的手法技术，常用的手法有：

（1）前屈障碍

1）前后向推动肱骨头，表示符号为 A、P、↑。

2）被动前屈活动。

（2）后伸障碍

1）后前向推动肱骨头，表示符号为 P、A、↓。

2）被动后伸活动。

（3）外展障碍

1）头足向推动肱骨头。

2）被动外展活动。

每次应用 2～3 种手法，每种手法 60～90 秒，重复 3 遍。

4.按摩

按摩是中国传统医学治疗肩周炎的有效方法之一，现介绍常用手法如下：

（1）松肩：患者坐位，肩部放松。术者站于患侧身后，用拇指推、掌根揉、五指捏等手法沿各肌群走向按摩 5～10 分钟，手法由轻到重，由浅到深。

（2）通络：取肩井、肩髃、肩贞、中府、天宗等穴，每穴按压 1 分钟，以患者有酸、麻、胀感为宜。

（3）弹筋拨络：同上体位，术者以拇指尖端垂直紧贴肱二头肌长头肌腱，在肱骨结节间沟内，沿肌腱走向横行拨络。然后再沿喙肱韧带拨络，用拇指和食、中指相对捏拿肱二头肌短头、肱二头肌长头、胸大肌止点等处，最后用捏揉手法放松局部。

（4）动摇关节：体位同上，术者与患手相握，用力抖动，边抖边做肩关节展收、屈伸、旋转、环绕等各方向的活动。另一手置患肩作揉捏，幅度由小到大，注意每次推拿应对其中一两个方位的摆动幅度要超过当时的活动范围，在下一次推时再选另两个方位。

（5）用抖法、搓法结束治疗。

按摩治疗每天 1 次，10 次为 1 个疗程。

（二）物理疗法

理疗能够改善肩部的血液循环及营养代谢，促进充血的消散、水肿的吸收，缓解肌肉痉挛，减轻疼痛，松解粘连。与运动疗法综合应用为宜。常用的物理疗法为：

1. 超短波疗法

宜用于早期，以消炎止痛。取患肩对置，微热量，15～20分钟。

2. 微波疗法

宜用于早期，置圆形或鞍形辐射器于肩部，50～100W，15分钟。

3. 超声波疗法

用于松解粘连，肩部接触法，1.0～1.5W/cm²，10～15分钟。

4. 调制中频电疗法

患肩对置，电量适度，20分钟。

5. 电磁疗

置磁头于肩前、后部，交变或断续20分钟。

6. 红外线疗

肩部照射，20～30分钟。

7. 蜡疗

肩部盘法，20～30分钟。

8. 漩水浴

38～40℃，20～30分钟。

各种理疗法的疗程，宜每日1次，20～30次为一疗程。

(三) 药物疗法

1. 消炎止痛膏

对于疼痛剧烈者，可适当选择应用。

2. 封闭

以1%普鲁卡因2～5 mL加醋酸泼尼松0.5～1 mL，或其他针剂局部封闭，每周1次，共2～3次。

3. 中药

(1) 活血化瘀、通经活络、散寒祛湿药对症治疗。

(2) 中药包局部湿热敷。

(四) 针灸

选择针灸肩井、肩髃、肩髎、肩贞等穴位。另外，中医小针刀治疗肩周炎亦有明显疗效。

六、康复护理

(一) 生活护理

工作要劳逸结合，注意局部保暖，特别应注意在空调房中时，不要坐在冷风口前，保护肩关节不受风寒，夏季夜晚不要在窗口、屋顶睡觉，防止肩关节长时间受冷风吹袭。

(二) 运动治疗

目前国内外治疗方法有运动疗法（含推拿、松动治疗）、理疗、口服药物、局部或关节腔药物注射、针灸、牵引等，均有一定的效果。但不管采用何种治疗，医疗体育是基础，只有依靠行之有效的锻炼，才有可能较快、较理想地恢复肩关节功能。

1. 加强肩关节活动度练习，辅以肌力练习

通常采用主动运动，也可使用体操棒、肋木、吊环等做助力运动训练。要有足够的锻炼次数和锻炼时间，才能取得明显效果，一般每天要锻炼2～3次，每次15～30分钟。

2. Condman 钟摆运动

肩周炎早期的自我治疗：体前屈90°，健侧肢支撑于桌子上，患肢下垂向前后摆动，内外摆动，画圈摆动幅度由小到大，手握重物，逐步加负重，每次20～30分钟，每天1～2次。既可通过运动改善关节腔内滑液流动，改善关节活动范围，改善疼痛，又可预防肩周炎后期的粘连。

3. 体操棒训练

预备姿势患者持体操棒于体前，两手抓握棒的距离尽可能大些，分腿直立。为防止以肩带活动代替肩关节活动，可用压肩带。动作：

（1）前上举，以健臂带动患臂，缓慢作前上举，重复15～30次。

（2）患侧上举，以健臂带动患臂缓慢做患侧的侧上举，重复15～30次。

（3）做前上举后将棒置于颈后部，并还原放下，重复15～30次。

（4）两臂持棒前平举，做绕圈运动，正、反绕圈各重复15～30次。

（5）将棒置于体后，两手分别抓握棒两端，以健臂带动患臂做侧上举，重复15～30次。

（6）将棒斜置于体后，先患侧手抓上端，健侧手抓下端，以健臂带动患臂向下做患肩外旋动作，重复15～30次，然后换臂，健侧手抓上端，患侧手抓下端，健侧臂上提做患肩内旋动作，重复15～30次。其他还可选用定滑轮装置，健臂辅助患肩做屈、伸、旋转活动。

注意事项：①上述动作范围宜逐渐增大。②如一动作完成后感肩部酸胀不适，可稍休息后再作下一动作。③每一动作均应缓慢，且以不引起疼痛为宜。

上述锻炼方法宜一天多次进行，如在家时，可因地制宜，根据以上原则和要领进行锻炼。

4. 保护肩关节

在同一体位下避免长时间患侧肩关节负荷，例如患肢提举重物等；维持良好姿势，减轻对患肩的挤压；维持足够关节活动范围和肌力训练；疼痛明显时要注意患侧肩关节的休息，防止有过多的运动，同时避免再次发生疲劳性损伤；疼痛减轻时，可尽量使用患侧进行ADL技能的训练。

用患侧进行 ADL 技能的训练。

5. 正确的体位

较好的体位是仰卧时在患侧肩下放置一薄枕，使肩关节呈水平位。该肢位可使肌肉、韧带及关节获得最大限度的放松与休息。健侧卧位时，在患者胸前放置普通木棉枕，将患肢放置上面。一般不主张患侧卧位，以减少对患肩的挤压。避免俯卧位，因为俯卧位既不利于保

持颈、肩部的平衡及生理曲度，又影响呼吸道的通畅，应努力加以纠正。

6. 关节松动术

主要是用来活动、牵伸关节，故本疗法对肩周炎有较好疗效。根据肩部病变程度，采用不同的分级方法进行治疗。对于关节疼痛明显的患者采用Ⅰ级手法，既有关节疼痛又有活动受限者采用Ⅱ、Ⅲ级手法，而关节僵硬或挛缩但疼痛不著者，则采用Ⅳ级手法，松动疗法每次治疗 20 分钟，每天或隔天一次，10 天为 1 个疗程，每次治疗时要求患者尽量放松肩部，治疗后应进行主动肩部活动，例如配合行钟摆运动等。关节松动术适用于第Ⅱ、Ⅲ期的患者。

七、社区家庭康复指导

（一）治疗原发病

如颈椎病、类风湿关节炎、骨质疏松症等。

（二）加强生活护理

防受寒、防过劳、防外伤。尽量减少使用患侧的手提举重物或过多活动肩关节，以免造成进一步疲劳性损伤。

（三）坚持运动训练

教会患者有效医疗体操的做法、肌肉完全放松运动、腹式深呼吸和局部自我按摩等。

（四）改变患者对疼痛的认知

改变患者对疼痛的认知和处理过程来帮助患者掌握自我控制和自我处理疼痛的能力。

第三节　类风湿关节炎的康复护理

一、概述

类风湿关节炎（Rheumatoid Arthritis，RA）是一种以慢性、对称性、多关节炎为主的全身性自身免疫性疾病。其特点是关节痛和肿胀反复发作逐渐导致关节破坏、强直和畸形，是全身结缔组织疾病的局部表现，是致残率较高的疾病，其特征性的病理变化为非特异性的滑膜炎症。

（一）发病概况

世界各地患病率非洲黑人较低（确定 RA 为 0.1％，疑似 RA 为 0.5％）。以色列居民患病率略高（男 0.5％～1.3％；女 1.2％～3.1％）。德国农村患病率男性 5.7％、女性 3.0％，其他各地患病率为 0.4％～1.0％。美国按 1952 年诊断标准，患病率为 0.3％～1.5％。我国人群患病率约为 0.3％～0.5％，男女之比约为 1:4，约 80％的患者发病年龄为 20～45 岁。

（二）病因

发病原因尚不完全明确，与发病有关的因素有：

1. 感染

病灶与本病发病有关。

2．遗传

本病患者 HLA-DRwu 抗原检出率明显升高，提示发病与遗传有关。

3．免疫功能紊乱

目前大量实验资料支持类风湿关节炎是免疫系统调节功能紊乱所致的炎症反应性疾病。

二、临床表现

（一）全身症状

通常起病缓慢，有乏力、食欲缺乏、全身肌肉痛、体重减轻、低热和手足麻木、刺痛等症状。

（二）局部症状

患者常表现为对称性的多关节炎，手的小关节如近端指间关节及掌指关节、腕、膝、足关节最常受累，其次为肘、踝、肩、髋关节等，表现为关节肿胀、疼痛、僵硬及活动受限，关节肿时温度增加，但表皮很少发红。指关节呈梭形肿胀。关节僵硬以晨间起床后最为明显，活动后减轻，称为晨僵。晚期可强直和畸形。常见的有手指的鹅颈状畸形，掌指关节向尺侧半脱位和手指的尺侧偏斜、腕、肘、膝、髋等关节强直于屈曲位，严重影响患者的正常活动，甚至生活不能自理。除四肢关节外，颞下颌关节及颈椎也易累及。

三、主要功能障碍

（一）关节活动受限

急性期主要与关节炎性渗出、肿胀、疼痛有关，慢性期主要与关节周围软组织粘连、挛缩、关节僵硬甚至强直、关节破坏、承重能力下降有关。关节肿胀是由于不同程度的滑膜增生变厚和滑膜积液，以浮沉触诊法可区分两者的不同程度。

（二）肌肉萎缩、肌力下降

常见于严重关节炎后期，与活动减少引起的肌肉失用性萎缩及体质下降、营养不良有关。

（三）晨僵

主要与关节炎性渗出、关节周围组织水肿和肌炎引起的肌紧张有关。

（四）心理、情绪的变化

患者常表现为忧郁、焦虑、悲观失望、情绪低落等，主要原因是类风湿关节炎病程长，反复发作，后期活动不便，日常生活、工作受影响，生活质量下降。

（五）生活自理能力下降

早期与关节疼痛、肿胀、肌痉挛、关节活动受限有关，中、晚期与关节僵硬、关节软骨破坏、关节变形、关节周围软组织粘连、挛缩、肌肉萎缩无力等因素有关。

四、康复评定

（一）实验室检查

血红蛋白减少，为正细胞正色素性贫血，白细胞计数一般正常或降低，但淋巴细胞计数增加。70％～80％的患者类风湿因子阳性，但其他结缔组织疾病也可为阳性，注意鉴别。

（二）X 线表现

早期可见关节周围软组织肿大阴影，关节间隙因积液而增宽，骨质疏松，正常骨小梁排列消失，以后关节软骨下有囊腔形成，附近骨组织呈磨砂玻璃样改变，关节间隙因软骨面破坏而逐渐狭窄。晚期关节间隙渐消失，最终出现骨性强直。

（三）类风湿关节炎活动期和稳定期的评估

一旦做出诊断，对活动期和稳定期应做出评定，以利康复治疗的进行。美国风湿病协会临床协作委员会所制定的疾病活动性标准被广泛采用。

（四）关节活动度的评估

类风湿关节炎患者关节活动常受限，早期 RA 因软组织的挛缩而关节活动范围减小，晚期关节活动范围的受限常因骨性或纤维性强直所致。一旦关节活动受限，应做 ROM 评估，主动式 ROM 是被评估者自己力量能达到的活动范围，由肌肉主动收缩完成，依靠外界力量达到的称为被动式 ROM，两者应同时评估，正常时两者得数应相等。被动式得数在关节活动受限时，预示关节所能恢复之数。

评定目的在于了解关节活动范围，了解病变关节是否具备功能性运动最低要求，是否已影响日常生活活动的完成，从而决定康复治疗内容为各关节功能性运动最低要求。

一般认为手指伸展活动明显丧失，不会严重影响手功能，远端指间关节屈曲活动丧失少有影响功能，掌指关节（特别是小指和环指）轻度丧失屈曲功能，即有明显功能限制，拇指关节应注意其稳定性，掌腕关节没有前臂 30°的内旋，正常的对掌。

（五）肌力的评估

肌力是指肌肉能产生最大的力强度，评估的目的在于了解肌力对残疾的影响。类风湿关节炎患者常发生关节周围肌肉萎缩，使肌力减弱。一般采用徒手肌力检查法，检查时尤其要评估患者手的握力和手指的捏力。因类风湿关节炎关节肿胀、畸形、挛缩和疼痛等，用一般握力计误差较大，常采用汞柱式血压计测量（将袖带卷折充气形成内压为 30 mmHg 的气囊，令患者双手分别在无依托情况下，紧握此气囊，水银柱上升读数减去 30 mmHg，即为实测握力数），连测 3 次，取其均值，一般认为男性低于 192 mmHg，女性低于 146 mmHg 为握力低下。

同时应进一步了解关节的稳定性，因为它与关节囊的厚薄、松紧、关节韧带的强弱、关节周围肌群的肌力有关。认为骨骼和韧带对关节的静态稳定起主要作用，肌力和拉力对动态稳定起重要作用。

影响测定肌力的因素有：疼痛、关节挛缩、肌肉痉挛、关节畸形、疲劳及肌肉不能产生最大收缩。

（六）疼痛的评估

RA 患者关节疼痛为其主要表现，常见疼痛原因为局部炎症、组织的破坏、继发感染、局部缺血坏死、骨质疏松合并椎体病理性骨折、畸形导致结构变化、腕管综合征和其他嵌压性神经疾患、修复后关节松动、合并纤维肌痛综合征等。疼痛常是患者最主要的主诉，应评定患者疼痛的部位、时间、性质、程度、诱发因素等，目前国际上常采用视觉模拟评分法（VAS），数字评分法（NRS）、文字描述评分法（VDS）等。

（七）步态分析与评估

患者由于疼痛、肌力减弱、关节挛缩、畸形等原因而造成各种异常步态。

1. 两腿长度不等跛行

因肌腱挛缩、关节畸形等原因，两腿长短不一，如长短之差不足 3.75 cm 时，健侧肩抬高，短腿侧下垂，骨盆下降。摆动期，长腿侧膝、踝过度屈曲。如长度之差超过 3.75 cm，短腿侧取代偿性足尖行走。

2. 髋关节活动受限步态

此时腰段出现代偿运动。骨盆和躯干倾斜，腰椎和健侧髋关节出现过度活动。

3. 膝关节活动受限步态

膝屈曲挛缩小于 30°，快走时异常步态。屈曲挛缩大于 30°，慢走时呈短腿跛行。膝关节伸直位强直时，为了摆动患肢，健腿做环形运动，髋关节升高，踮足行走。站位因膝不能屈曲至 15°，结果骨盆和重心升高。

4. 马蹄足畸形步态

为跨阈步态。患者腿相对变长，摆动期髋、膝弯曲增加。由于跟骨的畸形影响有效后蹬动作。

5. 减痛步态

目的在于减少或避免患肢的负重而减轻疼痛，表现为站立相（患侧）时间缩短，迅速转为健侧站立相，步幅变短。脊椎疼痛时，步态变慢而对称，避免足跟着地时所产生震动。关节疼痛时，患肢负重时，同侧肩下降，躯干稍倾斜，患肢外旋屈曲，避免足跟击地。膝关节疼痛时，患膝微屈以足趾着地行走。

（八）日常生活活动能力评估

RA 患者日常生活活动如穿脱衣服、洗漱、移动体位、如厕等能力常有不同程度障碍。因仅涉及躯体功能不涉及言语、记忆、解决问题等功能，特称为躯体性 ADL，评定方法一般参用 MBI。对患者的日常生活活动能力进行评估，有助于治疗师制订具体的康复计划。应关注患者存在的能力而不是丧失了的能力，这样有助于建立患者的自尊和自信。当患者在做某些活动有困难时，为了更全面、更准确地了解患者的障碍情况，应进行活动分析，弄清在什么情况下活动时的哪个具体动作有困难，以明确患者在生活中所需要的帮助，有针对性地提供生活辅助工具。

（九）畸形的分析

RA 致残率较高，常与各种畸形有关，应当进行分析，以便避免或矫正畸形。

1. 手的畸形

（1）手内在肌萎缩，引起手指活动障碍。

（2）掌指、掌腕关节尺位偏。

（3）天鹅颈畸形，近端指间关节过伸，远端指间关节屈曲。

（4）纽扣花畸形，近端指间关节屈曲，远端指间关节过伸。

（5）垂指，肌腱断裂所致。

（6）"Z"型指，拇指关节不稳定，即掌指关节过伸，指间关节屈曲畸形（天鹅颈畸形）。

（7）掌指关节、近端指间关节半脱位、脱位、角度畸形。

2. 腕关节畸形

（1）桡尺关节半脱位。

（2）第 4、5 指伸肌腱的损害，常见为断裂，引起垂指。

（3）腕管综合征：腕关节肿胀，正中神经受压，拇指和第 2、3、4 指桡侧掌面感觉障碍，拇指外展肌萎缩。

（4）垂腕或伸直位强直，是 RA 最易出现强制的关节。

3. 肘的畸形

（1）屈曲，前臂旋前畸形。

（2）伸直位强直。

4. 肩的畸形

内收、内旋、前屈畸形。

5. 足的畸形

（1）跖趾关节半脱位约占 67%。

（2）拇指外翻占 70%。

（3）爪形趾、上翘趾。

（4）足内、外翻、足弓塌陷。

6. 踝的畸形

外翻、马蹄足畸形。

7. 膝的畸形

（1）伸直强直。

（2）屈曲挛缩畸形。

（3）膝内外翻。

（4）膝半脱位。

8. 髋的畸形

（1）屈曲挛缩。

（2）内收、外展障碍。

（3）伸直强直。

9. 颈椎的畸形

（1）寰枢关节横韧带松弛的各种半脱位。

（2）颈椎前屈短缩畸形。

（3）痉挛性斜颈。

（十）心理功能评估

RA 患者，躯体因素和心理因素相互作用，容易形成恶性循环，原发躯体因素进一步恶化和复杂化，使治疗更趋困难。故应对患者进行心理分析和评估，了解其焦虑、抑郁、情感冲突等心理及情绪障碍的情况，从而采取针对性的心理护理及治疗。

五、康复治疗

康复治疗的目的：控制疼痛，控制炎症，维持和改善肌力、耐力和活动，防止和（或）矫正畸形，保持日常生活活动能力的独立性，帮助患者达到最大可能的正常生活。必须根据炎症的不同时期来选择康复治疗和护理的方法，急性期的治疗重点是使关节休息，避免关节负重，合理使用物理治疗；亚急性期主要是维持关节活动度的训练，包括主动、被动活动；慢性期的治疗在于预防和矫正畸形，可通过体力锻炼、增加关节活动度和增强肌力、耐力等手段来实现。

（一）药物治疗

RA 治疗的黄金时间为发病的初两年，而完成传统的"金字塔"型治疗所需时间为 5～8 年，故"金字塔"型治疗方案已被联合用药所取代。美国风湿病学会提出 RA 治疗指南，指南立足于早期治疗，即建立明确诊断后，3 个月即开始应用改变病情的药物，其中首选甲氨蝶呤，一般改变病情药物可单独用，用药时间为 3 个月，如无效即转入联合用药（2 种或 2 种以上用药）。一旦联合用药或多种用药无效时，出现关节结构性改变可以考虑外科手术治疗。

常用药物：

1. 非甾体抗感染药（NSAID）

阿司匹林、吲哚美辛、萘普生等。

2. 改变病情抗风湿药物

甲氨蝶呤、羟氯喹等。

3. 免疫抑制剂

环磷酰胺、来氟米特等。

4. 肾上腺皮质激素

慎用于关节内注射。

5. 中成药

雷公藤制剂、白芍总苷（帕夫林）等。

（二）运动疗法

RA 患者关节灵活性减小，肌肉萎缩，肌力减退，耐力减少和心肺功能低下，通过适宜的运动疗法能改善功能而不会加重关节固有炎症。

运动疗法目的在于增加和保持肌力、耐力，增加受累关节的稳定性，减少生物力学的应力；维持关节活动范围；改善步态的效率和安全性；增加骨密度，防止骨质疏松；减轻疼痛和僵硬，防止出现畸形；改善 ADL 和健康，增强交往能力。

1. 手法按摩、牵伸

急性期过后，对关节及其周围软组织进行按摩，有助于改善血液循环，减轻炎症、肿胀、疼痛，放松肌肉，解除组织粘连，提高关节活动能力。对水肿的关节或肢体可从远端向近端推按、轻揉、摩擦；对病变时间长的关节，应在关节周围寻找痛点或硬结，有重点地进行按揉，但应避免直接在关节表面上大力按压或使两关节面间用力摩擦；有关节僵硬、周围软组织粘连、挛缩时，在按摩后给予关节牵引，对关节周围软组织进行牵伸，可采用徒手牵伸，也可利用自身重量、滑轮或棍棒等牵伸。应注意：对有明显积液、关节不稳定、生物力学紊乱的关节应避免用力牵张，晚期患者如过度牵张会引起关节囊的破坏。

2. 肌力训练

在急性期或关节固定期，虽然关节不宜做运动，但为保持肌力，可进行等长收缩练习，以保护炎症性关节病变患者的肌力，因可使肌肉产生最大张力而对关节的应力最小，每天只要有数次的最大等长收缩就能保持或增加肌力和耐力，对 RA 患者是简便、安全、可行的方法。如仰卧时一侧下肢伸直上抬约 10°或在踝关节处加上 1～2 kg 重物再上抬，以训练臀大肌和臀中肌，每次持续用力 5 秒左右，然后稍休息，反复进行 10～20 次。

恢复期或慢性期，可在关节耐受的情况下，加强关节主动运动，适当进行等张练习或抗阻练习。游泳池内或水中均是等张运动的良好环境，由于浮力使作用于关节的应力减少，一定的水温更有助于关节周围肌肉等软组织松弛，故水中等张运动很适宜于 RA 患者，也可指导患者用滑轮、弹簧、沙袋等进行肌力训练。

3. 关节体操练习

关节体操是在关节本身的活动方向及活动范围内所进行的活动，如关节的屈伸、旋转等，可以是在外力作用下的被动运动或自身用力主动运动，也可以配合肌力训练，在负重的情况下进行。关节体操可有效地预防关节僵硬，改善关节活动能力，恢复关节活动范围。在做操前先对受累关节进行轻柔的按摩或热疗，可防止损伤，提高疗效。做操时用力应缓慢，切忌粗暴，应尽量达到关节最大的活动范围，但以不引起关节明显疼痛为度。如有条件在温水中练习关节体操，则既舒适效果也会更好。

（1）手指关节体操。

1）用力握拳→张开手指。

2）各指分开→并拢。

3）各指尖轮流与拇指对指。

（2）腕关节体操。

1）手指伸直，腕关节上、下摆动做屈伸练习。

2）手指平放，掌心向下，手向桡尺侧往返摆动。

3）手做环绕活动。

4）双手胸前合掌，两腕轮流背屈。

（3）肘关节体操。

1）屈肘，手触肩→复原。

2）两臂自然靠在身旁，轮流屈、伸肘。

（4）前臂旋转体操。

1）肘屈呈90°，做前臂旋前、旋后练习。

2）双手拧毛巾练习。

（5）肩关节体操。

1）两臂伸直，向正前方平举→上举→放下。

2）两臂伸直，侧平举→上举→放下。

3）坐位或立位，两臂在背后伸直后引，躯干挺直。

4）直臂绕环或在屈肘的姿势下绕环。

（6）趾关节体操：足趾向上曲起→复原→向下卷曲→复原。

（7）踝关节体操。

1）坐位或仰卧位，足背屈起→向下。

2）坐位或仰卧位，足向内摆（内收）→向外摆（外展）。

3）足踝绕环运动。

（8）膝关节体操。

1）卧位，屈膝关节使足跟尽量靠近臀部，然后伸直。

2）坐位（膝屈位），伸展膝关节至最大范围，然后放下。

（9）髋关节体操。

1）仰卧位，两腿轮流屈髋屈膝→伸直。

2）仰卧位（腿伸直），髋关节内收→外展。

3）仰卧位（膝伸直），髋关节内旋→外旋。

4）立位（膝保持伸直），直腿前踢（屈髋）→直腿后伸（伸髋）。

4．全身运动

RA会造成身体的慢性消耗，加之患者活动减少，因此可引起体质下降，身体虚弱，应适当进行全身活动，以保持整个身体处于良好状态。最好能进行适量的耐力运动，它对锻炼心肺功能，改善糖及脂肪代谢具有突出作用。常用的项目有行走、跑步、自行车、游泳等，应用时应根据关节炎情况和心肺功能确定强度。常用于RA恢复中后期，增强心血管功能，提高体质。

5．训练顺序及训练量

（1）当软组织紧张所致关节活动受限，首先应当先进行被动的关节牵张，再用主动关节活动范围训练；如无关节活动受限，用保持关节活动范围的主动训练；当关节生物力学状态良好时，先用等长收缩，继之用等张收缩以加强肌力训练。

（2）避免训练过量，训练后疼痛超过 2 小时，出现过度疲劳，虚弱无力现象加重，原有关节活动度减少，关节肿胀增加均视为运动量过度，应当进行适当调整，运动后疼痛如经夜间休息能恢复，表明运动量是合适的。每次运动后，必须有适量的休息。

（三）其他物理因子治疗

1. 冷疗

常用于关节急性炎症期肿痛明显时，具有镇痛、降低肌张力、解除痉挛、减少炎症渗出、抑制滑膜的胶原酶的作用，可使急性关节炎的破坏受到遏制。有条件的可采用冷疗设备，一般可用冰块、冰袋、冰水等，每天 1～2 次，每次 15～20 分钟。患有发作性寒冷性血红蛋白尿、冷球蛋白血症和雷诺病（现象）患者禁用。

2. 热疗

热作用于神经末梢和肌梭 γ 纤维，具有镇静、止痛作用，还能增加胶原黏弹性，减少肌痉挛，增加肌肉及关节周围组织柔韧性，改善局部血液循环，减轻水肿，有助于增大关节的活动范围。一般除关节急性炎症期及发热患者外均可使用，单独热疗法产生短时间疼痛缓解，与主动训练相结合则疼痛缓解明显且持久，肌力和功能得到改善，僵硬减轻。

（1）透热疗法：有短波、微波、超声波等。短波透热对浅表肌肉加热最好，用于解除肌痉挛；微波用于加热浅表和较深层肌肉，此两种透热形式在有金属植入物时不宜使用。超声波其热的穿透比短波或微波深，可深入皮下 5 cm 左右，选择性为骨所吸收，是加热关节和关节周围组织较好的方式。值得注意的是关节的透热疗法能使关节腔内的温度升高，而 RA 关节腔温度由 30.5℃升至 36℃，来源于滑膜的胶原酶溶解软骨的活性增加 4 倍。在 RA 的治疗时，如使用不当能加速病变关节的破坏，故透热疗法在 RA 的应用宜慎重。

（2）浅表热疗法：所产生热深入组织不超过 4cm，不会引起关节腔温度升高，在大关节反射性使关节腔温度降低。有人认为长时间地应用于关节，亦能使关节腔温度升高，特别是小关节。故治疗时间以不超过 20 分钟为宜。浅表热主要用于训练和牵引前的松弛组织、减轻疼痛、增加 ROM，但有循环障碍或感觉障碍者禁用，可选用红外线、蜡疗、热敷、水疗等，如结合中草药热洗或热敷，效果会更好。

3. 药物导入治疗

可采用直流电导入疗法或超声导入疗法，后者效果更好。

4. 低中频脉冲电疗法

具有镇痛、促进局部血液循环和消炎的作用。间动电流疗法常用于镇痛和促进局部血液循环，适用于 RA 继发纤维肌痛症者。经皮电刺激疗法对受累软组织镇痛效果较好。干扰电流疗法在受累关节交叉处对置，对关节深部消炎、消肿、镇痛效果好。音频电疗法有较好的松解粘连的作用，对关节囊肥厚或关节粘连者可用。

5. 水疗法

利用水的静压、温度、浮力及所含成分，以不同方式作用于人体来防治疾病和促进康复的方法，十分适宜 RA 患者，水温 38～40℃，最佳治疗时间为 20 分钟。

（1）水作为一种安全而有效的介质为许多风湿性疾病患者所采用。水中运动能缓解疼痛和肌肉痉挛，通过主动或被动运动可增加肌力，保持或增加关节活动范围，改善活动功能。

（2）矿泉很适宜于 RA 患者的康复治疗，其中以硫化氢泉和氡泉效果最佳。矿泉具有抗变态反应、消炎作用，能激活结缔组织细胞，活跃垂体、肾上腺皮质和性腺功能，还能调节自主神经功能，改善末梢循环、纠正异常代谢、防止关节强直、恢复肌肉功能，此外水疗还具有其他作用，但患者如有明显全身症状如疲劳、发热、血沉、C 反应蛋白升高，局部炎症明显及有关节外表现，如心包炎、心肌炎、血管炎等，应暂停矿泉治疗。

6. 其他

如弱激光、磁疗等也较常用于 RA 的治疗。

（四）作业疗法

1. 日常生活活动训练和自助具的应用

日常生活活动训练的目的在于训练患者在病残范围内从事日常家庭生活、工作和娱乐活动，得以发挥出最好的功能。应根据患者的病情、功能情况等选择针对性的作业活动，以提高患者的实际功能及日常生活能力。RA 患者 ADL 能力训练以行走、修饰、穿脱衣、进食等动作作为前提，通过训练让患者自身来完成，必要时需要借助支具或自助器以使患者独立完成日常生活所需的动作。日常生活活动训练应循序渐进，消除依赖心理，提高熟练度和技巧度。

2. 助行器具

RA 患者有时需要一定辅助步行的用具以支持体重和保持平衡，确实难以完成站立、无法步行只得使用轮椅。

拐杖、手杖的选择：实质上，这些是一种上肢伸长的替代形式。用以弥补患肢所失去的支撑、平衡和负重功能。使用手杖要求上肢及肩的肌力正常，体力处于良好状态，平衡状态良好。如肘关节稳定性差，可用前臂支持金属片的拐杖。肘关节不能伸时用月台形拐杖，前臂可依托在平台上，手握住平台上突出的扶手。腕关节伸肌肌力减弱，腕部稳定性不佳用有腕关节固定带的拐杖。

一般来说手杖能承受体重的 20%～25%。单侧前臂拐杖最大承受的体重为 45%。双腋拐能承受体重的 80%。

3. 矫形器的应用

RA 患者除了合理应用运动疗法外，还应采用矫形器，通过力的作用防治畸形。矫形器具有稳定、支持、助动、矫正、保护等功能。夹板功能与矫形器相似，目的在于减少炎症，使肢体处于最佳功能位，保护术后关节的组合，对紧张肌腱和韧带提供牵引并增加其功能。RA 患者以手、足畸形为多见，常用矫形器。

（1）上肢常用矫形器。

1）制动夹板：制动手和腕，宜于活动期 RA 患者夜间使用，也用于腕管综合征或伸肌肌腱炎。

2）功能性腕夹板：夹板伸至掌中纹，允许手指活动，防止腕关节屈曲，用于腕关节炎症期。

上述两种夹板的应用，在早期 RA 有可能延缓尺位偏的发生，减轻疼痛，减轻滑膜的炎症和水肿。

3）功能性拇指柱式夹板：用来缓解腕掌疼痛和骨关节炎的指间关节疼痛。

4）功能性腕上翘夹板：缓解腕管综合征的疼痛。

5）小环状夹板：减轻天鹅颈和纽扣花畸形。

（2）下肢常用矫形器。

1）用于前足病：所穿鞋应宽而深，便于容纳趾外翻、上翘趾、爪形趾。鞋底松软，避免跖骨头及形成的胼胝受压。鞋跟要低，不可超过 15 cm，为了减少跖骨头受压还可采用：

A.鞋底摇杆：由硬质材料制成，置于鞋底相当跖骨头连线近心端，与此线平行，中间厚 0.5～1.0cm，前后较薄。行走时因摇杆出现滚动，将跖骨头处压力转移至跖骨体，保护病变部位不再受压。

B.跖骨杆：直式或弧式，由硬质皮革制成。作用类似鞋底摇杆，但行走时不产生滚动。

2）用于后足病：首先应作生物力学评估，确认病变和脚本身有关。

A.鞋底楔块：用皮革制成，置鞋底内或外侧，厚 0.2～0.5cm，矫正功能性内外翻及固定性内外翻，改善足的承重能力。

B.软跟矫正鞋：用柔软的橡皮海绵块置入鞋内外底间，减少行走时对足跟、踝关节产生震动。用于跟骨骨刺、踝关节炎患者。

C.鞋跟突出：向跟部内外侧突出，增加跟及距下关节稳定，限制后足内外翻，也可以加固后帮，防止足内外翻。

D.托马斯及反托马斯鞋跟：托马斯跟在鞋跟内缘高出 0.3～0.5cm，向前延至舟骨下方，增加对足弓的支持，用于平足。反托马斯跟是在鞋跟外侧加厚延长，用于轻度足内翻。

E.短肢矫正鞋：一侧下肢短缩≥2.5cm 时，应同时垫高鞋底和鞋跟。如垫高较多时，为便于迈步，垫高侧仍应较健侧稍低。

（五）手术治疗

早期可做受累关节滑膜切除术，以减少关节液渗出，防止血管翳形成，保护软骨和软骨下骨组织，改善关节功能；后期，可做关节成形术或全关节置换术。

（六）传统中医康复

中医对 RA 的治疗，以祛风、通络、散寒、止痛、除湿为原则，同时辅以推拿疗法、针灸疗法、传统运动疗法、火罐疗法、中药疗法等。

六、康复护理

（一）康复护理目标

1. 对于关节活动受限、生活不能完全自理者做好生活护理，增强舒适感。

2. 预防并发症：对长期卧床者，要保持床单及皮肤的清洁干燥，防止压疮发生。按时翻身叩背咳痰，防止呼吸系统并发症等。对严重关节功能障碍者，注意防跌倒，防止骨折等意外发生。

3. 通过康复治疗、护理延缓疾病进展，减轻残疾，提高生活质量。

（二）康复护理

1. 正确休息

急性炎症期，需卧床休息，关节用夹板制动，采用医用热塑性型料板材，按不同部位和要求加热制成。固定期间，应将关节置于最佳功能位置，但过分的静止休息容易造成关节僵硬、肌肉萎缩等，故应每天除去夹板做主动或主动辅助 ROM 训练。夹板固定的作用是保护和固定炎症组织，最终目的是保存一个既可活动又具有功能的有用关节。长期卧床能引起骨质疏松、高钙血症、高钙尿症、肌萎缩（1 周内能丧失肌容积 30%，1 个月内减少肌力 5%）、无力、心动减慢，故急性炎症期间也应进行相应的运动疗法，一般每天只进行 1 次主动 ROM 训练。

2. 体位康复护理

（1）注意保持正确体位，以免发生畸形。尽可能采取水平位休息，枕头不宜过高，除头部用枕外，其他部位均不宜用。床垫应质地较致密松软，过软易使臀部下沉，形成双膝、双髋屈曲畸形。久卧床者，为避免双足下垂，应在足部放置支架，将被服架空，以防被服下压双足加速垂足出现，同时鼓励患者定期将双足前部蹬于床端横档处，用于纠正和（或）预防足下垂，仰卧和侧卧交替采用。侧卧时注意避免颈椎过度前屈畸形，鼓励患者俯卧（此时应避免踝关节因体位所致过伸）由数分钟增至 1 小时，每天 2 次。

（2）关节功能位的保持：很明显，不适当的体位和不良姿势常常引起肢体的挛缩。不适当姿势由不正常的关节位置所造成。故站立时，头部应保持中立，下颌微收，肩取自然位，不下垂，不耸肩，腹肌内收，髋、膝、踝均取自然位。

（3）应避免的体位：一些关节在特定体位下，关节内部压力较低，可以减痛，但非功能位，一旦这种体位保持超过 8 周，因关节囊粘连、挛缩等原因就难以恢复正常。如髋屈曲外旋位、膝屈曲 40°位、肘屈曲 90°位，虽能减痛，均应避免。同时避免长时间保持同一体位不变。

3. 常见症状的康复护理

（1）疼痛的护理：急性期疼痛较严重，持续时间较长，常伴有关节僵硬、晨僵现象，主要与关节炎性渗出、肿胀有关。慢性期疼痛主要发生于活动时，与关节活动功能障碍、关节承重能力下降有关。

关节疼痛和肿胀严重时应让关节制动或固定，这样可以减轻疼痛和避免加剧炎症，将关节用夹板固定来消肿止痛效果优于任何其他方法。

尚可采用镇痛药物、理疗、针灸、运动疗法及心理治疗等方法来缓解疼痛。

（2）晨僵的护理：晚上睡眠时可使用弹力手套保暖；早上起床后进行温水浴或盐水浸泡僵硬关节，起床后应活动关节；积极参加日常活动，避免长时间不活动；晚间进行轻微的

ROM 训练能明显减少晨僵。

（三）心理康复护理

RA 患者，病程长，反复发作，后期活动受限，日常生活、工作受影响，常表现为忧郁、焦虑、失望、悲观等，因此，心理护理是本病治疗方案中的重要组成部分。应认真倾听患者对病情及要求的叙述，耐心解释患者提出的问题，与患者建立良好的信任关系，减轻患者精神负担，使其能正确对待本病，尤其是对急性活动期患者，病情一时不能控制，情绪急躁，求愈心切，更需加以宽慰，说明本病反复发作的特征，提高治疗的信心及积极性，提高患者的依从性，才能使病情控制稳定，得到缓解。

（四）康复健康教育

1. 注意合理饮食，戒烟限酒，进食富含蛋白质、维生素、钙、铁，清淡，易消化的非辛辣、刺激性食物。既要营养丰富，纠正贫血，又要避免出现超重、肥胖，因为体重每减轻 1 kg 能减轻髋关节负重 3～4 kg。

2. 平时选用宽松、透气衣服，保持室内温度恒定，注意关节的保暖、防潮，避免在寒冷、潮湿的环境中生活，寒冷易引起肌肉痉挛，不应在寒冷环境中锻炼。

3. 药物治疗疗程长，有不良反应，要按医生指导方法和注意事项按时服药，不能随便停药、换药、增减药物用量，避免药物严重不良反应，才能达到缓解疾病的效果。

4. 类风湿关节炎患者在日常生活中应重视保护关节，合理使用关节，这样可以减轻关节炎症及疼痛，减轻关节负担，避免劳损，预防关节损害及变形，减少体能消耗。

5. 关节保护原则

（1）姿势正确：休息时要让关节保持良好的姿势，工作时应采用省力姿势及采用省力动作，并常更换姿势和动作，以免关节劳损和损伤。

（2）劳逸结合：工作和休息合理安排。需长时间工作时，应在中间间插休息。工作过程中最好能让关节轮流休息。

（3）用力适度：不要勉强干难胜任的重活，用力应以不引起关节明显疼痛为度。

（4）以强助弱：多让大关节、强关节为小关节、弱关节代劳，以健全的关节辅助有炎症的关节，减轻它们的负担。

（5）以物代劳：使用各种辅助具协助完成日常生活活动，以弥补关节功能缺陷，减轻关节负担。

（6）简化工作：在工作之前先做好计划，并做好一切准备工作，把复杂的工作分成多项简单工作来完成。充分利用省力设备或器材完成工作。

七、社区家庭康复指导

（一）疾病知识的指导

1. 让患者了解自己的病情及康复治疗的目的、重要性等，调整心态，学会自我心理调节，避免不良情绪，树立与疾病长期斗争的理念。

2. 对患者家属进行相关知识的教育，使他们辅助和督导患者服药、功能训练等，多体贴关心患者，增强患者的治疗信心。

3. 指导患者积极预防各种诱发因素，如预防和控制感染；避免受风、受潮、受寒，关节处要注意保暖，不穿湿衣、湿鞋、湿袜等。夏季不要贪凉，空调不能直吹，不要暴饮冷饮等，秋冬季节要防止受风寒侵袭等，注意保暖是最重要的。

（二）建立科学的行为方式

1. 进行某一工作时，尽可能让各病变关节轮流交替参加，避免关节过度使用。

2. 取物时，以掌心、前臂同时将物件托起，使重量分布于掌心和手臂，减少病变关节的负重。用手握持瓶、壶把手时，前臂和手应呈一线，避免掌指关节、腕关节尺侧偏。开启瓶盖时，用腕力，右手开瓶盖，左手关瓶盖，以免增加尺偏畸形。

3. 携带重物时，应将重物化整为零，分别拿取或采用带车轮的小车推行，不拉行。当膝、髋关节受累时，搬运物件重量每次不超过体重的 10%。

4. 拿取物件时，采用"抱"的方式，即将所拿物贴近身体，挺直腰背。物品越接近人体重力线，重臂越短，越省力安全。对关节产生扭转力少，对关节损伤的机会也越少。

5. 髋关节病变，尽量减少上、下楼梯活动，因对髋关节应力较大；膝关节病变避免快走。当负重关节疼痛加重时，多数为长期站立、快走或行走在不平整场地所致，应尽量避免。

6. 避免长时间采用同一体位，一般不超过半小时，良好的姿势可以尽量减少对特殊关节的应力。

7. 需要时采用合适的辅助装置、夹板，改变工作性质、程序，以减轻对关节应力。

8. 手指关节受累时，尽可能采用粗柄、大把手用具。如用粗杆笔方便抓握，同时可减轻手指负担。

9. 多个关节受累时，尽可能使用最大的病变关节。如提取重物时使用肘关节而不用手，减轻手指关节负担；关抽屉时，用手臂力量或侧身力量取代用手推，避免加重受累腕关节的炎症。

（三）避免出现不良姿势

1. 坐位时采用硬垫直角靠椅，椅高以双足平置地面为准，同时膝、髋应力争取功能位，不可以坐沙发。

2. 坐位时，避免双膝交叉，防止双下肢出现畸形。

3. 避免做牵拉、弯腰工作，能够坐着工作就不要站着，因站位比坐位时完成活动要多消耗 25% 的能量。

（四）坚持必要的运动

保持关节活动度和肌力的锻炼。锻炼时，切勿超过自己的耐受力，适可而止，活动量应逐步增加，循序渐进。锻炼必须持之以恒，方能发生效力。但已有强直的关节禁止剧烈运动。

（五）注意体能保持

1. 最大限度增加关节的生物力学效率，提高手功能，使用各种自助具，衣着应合适，以免影响能量的消耗。

2．要避免不必要的重复劳动、无效劳动。保持 ROM 和肌力，注意正确姿势，姿势明显改变会使肌肉对抗重力、牵拉付出更多能量。

（六）日常生活活动环境的改造

1．厨房的设施与布局

炊具、洗涤池、冰箱等集中于工作区。各种电器插座的高度、常用物件应放置方便使用，易于拿取。

2．日常生活的安排

窗帘拉线，下端系以大环便于手拉。电器开关采用按压式，桌凳的高度能调节，椅扶手应便于抓握且与肘部同高等。

3．其他安排与设计

将高台阶改为低斜率坡道，地毯铺设不可过厚，以免增加行走时阻力。房门应便于轮椅进出，浴室装扶手，备有防滑垫。

4．自身照顾

备有长柄取物器、长鞋拔、松紧鞋、长柄牙刷、纽扣钩、拉链等，衣着质地轻柔、保暖、防皱、易洗等，采用松紧式裤带。

第四节　髋关节置换术后的康复护理

一、概述

人工全髋关节置换（Total Hip Replacement，THR）是解除髋关节疾病患者的病痛、纠正畸形、恢复功能的一种行之有效的方法。人工髋关节置换术是用生物相容性与机械性能良好的材料制成的一种类似于人体骨关节的假体，来置换严重受损的髋关节的一种手术，是目前治疗髋关节疾患的有效手术方法之一，但人工髋关节置换术是一个较大的、技术要求较高的手术，置入的人工关节有其本身的使用寿命和术后容易发生的一些并发症。因此，此手术要严格掌握适应证，并不是适应所有髋关节疾患，更不能把此术看作是一种万能的手术方法。

人工髋关节置换的类型有股骨头置换术、人工全髋关节置换术、全髋关节翻修术和髋关节表面置换术等。置换的材料包括金属材料（钛、钛合金等）、高分子材料［超高分子聚乙烯（白杯）和甲基丙烯酸甲酯（骨水泥）］和陶瓷材料。固定方式有骨水泥型和非骨水泥型（生物型）。其目的是切除病灶、消除疼痛、恢复关节的活动功能。

适应证：适用于因髋关节病变引起的关节疼痛、强直、畸形、严重功能受损，影响日常生活和工作，经其他治疗无效、复发或不适于其他方法治疗的患者。

禁忌证：有严重心、肝、肺、肾病和糖尿病不能承受手术者；髋关节化脓性感染，有活动性感染存在及合并窦道者；儿童一般禁作此术，年轻或 80 岁以上者要慎重考虑；因其他疾病估计置换术后患者也不可以下地行走者。

人工髋关节置换术患者的康复不仅与疾病本身有关，还与患者的全身状况、手术中的技术操作及患者的精神状态有密切的关系，术后的关节功能锻炼对功能恢复极为重要，术后功能锻炼指导及健康教育是保证手术治疗成功的重要因素。

二、临床表现

（一）全身性反应

由于关节置换手术损伤较大，可引起不同程度的全身性反应，影响人体各个系统，包括中枢神经系统、呼吸、血液、消化、内分泌及肌肉骨骼系统等，这些反应一般可通过"内环境调整"而逐步恢复。

（二）局部症状

1. 疼痛。

2. 长期制动会导致肌肉萎缩、骨质脱钙、关节僵硬、肌力减退，同时由于局部血流缓慢，静脉壁损伤和血液高凝状态，易引起深静脉血栓形成。

3. 当患者开始下肢负重和行走时，会出现下肢水肿，其原因除少数系手术后并发静脉血栓形成外，多数系因整个下肢肌肉的失用性及反应性萎缩，使血管张力降低，下肢静脉回流缓慢，导致静脉压高，淋巴液淤滞。

4. 常见并发症：血栓形成及栓塞、术后感染、假体下沉、假体松动、柄断裂、异位骨化、假体脱位、术后髋关节疼痛等。

三、主要功能障碍

1. 肢体运动功能障碍

早期术后局部疼痛、肿胀，术后要求对肢体活动的限制，肢体对植入假体尚未适应等，都使肢体的活动受到影响；中后期锻炼不当，并发症的发生等，也会影响肢体的运动功能。

2. ADL 能力障碍

更衣、如厕、转移、行走等功能不同程度受限。

3. 心理功能障碍

主要表现为心理承受力差，对假体的疑虑、不安、缺乏信心等。

四、康复评定

1. 一般情况

（1）原发疾病的情况，如原发疾病的病程、诊疗经过效果等。

（2）患者的精神心理状况、对疾病及生活的态度、经济能力及社会背景。

（3）全身状况：包括心肺肝肾的功能、营养状况、水和电解质平衡状况，是否有其他系统疾病如高血压、糖尿病等。

2. 影像学检查

常规 X 线检查与术后复查非常重要，可了解骨关节病变的性质、范围和程度，确定治疗方案；判断疗效，如关节假体的位置、关节角度、假体有无松动等。MRI 用于早期诊断股骨头缺血坏死、膝关节病变等骨关节病。

3. 关节功能评定

关节置换术后关节功能评定的方法很多，髋关节置换术较普遍被接受的评定标准是Charnley 标准。

4. 其他方面

包括疼痛的评定、关节活动度评定、肌力及耐力评定、步态及步行能力的评定、日常生活活动能力的评定等。

五、康复治疗

康复治疗的目的：尽可能减少术后并发症的发生；训练和加强关节周围的肌群，重建关节的稳定性，改善置换后关节活动范围，保证重建关节的良好功能；加强对置换关节的保护，延长关节的使用寿命；改善和纠正患者因长期疾病所造成的不正常步态和姿势，恢复日常生活自理能力，提高患者术后生活质量。

康复训练应遵循个性化、渐进性和全面性三大原则。

(一) 术前准备

行人工关节手术的患者绝大多数为高龄患者且平时活动较少，常伴有高血压、糖尿病、冠心病及脑血管性疾病等老年病、全身性疾病，术前需要在内科医师的配合下，将患者机体功能调节到最佳状态，有利于手术的顺利完成和术后关节功能的恢复。

1. 功能训练指导

一方面能为患者接受手术做好体能上的指导，另一方面为术后康复训练做准备，包括：

(1) 训练引体向上的动作，平卧或半卧，患肢外展中立，健侧下肢屈膝支撑于床面，双手拉住吊环，使身体整个抬高，臀部离床，停顿5～10秒后放下。

(2) 肌力训练：由于多年的疼痛，患者活动减少，肌肉力量可能已经减弱，术前应进行简单的肌力训练，特别应加强髋外展肌、股四头肌等肌肉的力量，同时也应加强健侧下肢力量及双上肢力量，以便在术后使用拐杖及助行器行走。

下肢肌锻炼方法：

1) 等长收缩训练（踝泵）：踝关节背屈，绷紧腿部肌肉10秒后放松，再绷紧、放松。

2) 等张收缩训练：做直腿抬高、小范围的屈髋屈膝活动，小腿下垂床边的踢腿练习，直腿抬高时要求足跟离床20cm，空中停顿5～10秒后放松。

(3) 关节活动训练，指导其健肢患足的足趾及踝关节充分活动，患肢屈膝屈髋时，髋关节屈曲度小于45°，并避免患髋内收、内旋。

2. 指导正确使用拐杖

准备合适的双拐，使拐杖的高度及中部把手与患者的身高、臂长相适宜，拐杖的底端配橡胶装置（防滑），拐杖的顶端用软垫包裹（减少对腋窝的直接压力）。对术前能行走者训练其掌握使用方法，练习利用双拐和健腿的支撑站立，以及在患肢不负重状态下行走。

(二) 术后康复训练

康复训练是全髋关节置换术后的十分重要的环节和主要的治疗内容，它可以使治疗取得满意的疗效。单纯的治疗和一般性的活动是远远不够的，患者应该接受专业的康复训练和步态训练，以改善和纠正长期疾病所造成的不正常步态和姿势。应当强调，术后康复训练一定要个性化，根据患者的年龄、身体状况以及术式、假体材料及固定方式等具体情况安排训练内容及受力程度。

1．术后第 1 天

（1）在给予患者有效的止疼处理后，可帮助其患肢被动运动，如腿部肌肉的按摩，踝关节和膝关节的被动伸屈训练。

（2）在医护人员帮助下做患髋在安全范围内（一般在 45°范围内）的被动屈伸活动 3～4 次，以刺激手术区的新陈代谢。活动时治疗师应托住患肢以减轻髋部的压力负荷。

（3）进行健侧下肢各关节的主动活动和肌力练习，上身和臀部做引体向上运动。

（4）患侧腿部包括腓肠肌、股四头肌、股二头肌、臀大肌等肌肉可进行少量的等长收缩练习。

1）腓肠肌训练：先让患者把足踝用力跖屈（脚趾向前伸直，脚跟向后拉），然后足踝呈背屈位（脚趾向后拉，把脚跟向前推），注意保持膝关节伸直。

2）股四头肌训练：让患者大腿股四头肌收紧，膝部下压，膝关节保持伸直 5 秒，再放松 5 秒。

3）股二头肌训练：患者下肢呈中立位，足后跟往下压，膝关节不能弯曲，保持 5 秒，放松 5 秒。

4）臀大肌练习：臀部收紧 5 秒，放松 5 秒。

以上每组动作，在康复治疗师指导下，由患者在平卧位情况下独立完成这些练习，每组动作完成 10 次。训练时，治疗师可将手放在患肢运动收缩的肌肉上，以观察患者的运动效果，并向患者交代日常练习程序。

2．术后第 2 天

（1）加强患侧腿部的等长收缩练习，增加患侧踝关节主动屈伸活动或抗阻活动，增加健侧的主动活动量。注意活动量由小到大，活动时间由短到长，所有的床上活动均在患肢外展中立位状态下进行。

（2）关节持续被动活动（CPM）练习：拔除负压引流管，将患肢置于膝关节练习器上开始髋、膝关节的被动活动。根据患者的实际情况确定关节开始活动的范围，一般调节从膝关节的最大活动范围 40°开始，此时髋关节的活动度为 25°～45°，以后每天增加 5°～10°，每天可训练 3～4 小时，至术后 1 周左右，膝关节练习器最大活动角度达 90°以上，此时髋关节的被动活动范围已到 85°。1 周后由于膝关节练习器已难以达到髋关节活动所要求的范围，即可去掉膝关节练习器。

3．术后第 3 天

（1）患侧髋关节在伸直位下，有医护人员协助进行小范围的内收和外展练习，并可逐步进行抗阻内收和外展方向等长肌力练习，即在股骨内侧和外侧给予阻力，让患者主动内收和外展患肢。

（2）由治疗师扶住患肢，协助患者进行患侧髋关节的内外旋活动练习。

（3）有条件的开始站立斜床练习，每天 1～2 次，每次 20～30 分钟，逐渐增加斜床角度及站立时间。

4．术后 4～6 天

术后第 4 天，患者可以在治疗师的协助下第一次在床边坐起。

5．术后第 5 天

骨水泥固定患肢的患者可开始离床练习，非骨水泥固定患肢的患者应延长离床时间。

（1）在医护人员协助下进行下床、上床练习。下床方法：患者先移至健侧床边，健侧腿先离床并使脚着地，患肢外展，屈髋不超过 45°，由医护人员协助抬起上身使患腿离床并使脚着地，再拄双拐或扶助行器站起。上床方法：按下床相反方向进行，即患肢先上床。

（2）在平行杠内或使用助行器或拐杖的情况下练习站立和行走，站立时间及行走距离逐渐延长，须有医护人员在旁监护，假体的固定方式不同，患肢的负重时间也不一样。

1）假体完全采用骨水泥固定的患者可以完全负重，立即使用助行器和拐杖行走，至出院时可不借助任何器具，能够自行独立行走。

2）混合性固定（髋臼为非骨水泥固定而股骨假体为骨水泥固定）的患者，患肢从部分负重开始，最多为 20 kg，这可以通过测量进行检查，在 3 周内逐渐增加负重量，最后过渡到使用拐杖行走，术后 6 周内患者需扶拐，以后可以不使用助行器，完全负重行走。

3）完全非骨水泥固定的患者一般需在 6 周以后才开始部分负重，因为过早负重将造成假体与骨间的相对活动，影响骨组织长入到假体表面，6 个月以后达到完全负重。

（3）术后应测量下肢长度，对于两侧下肢绝对长度相等，术前有代偿性脊柱侧弯和骨盆倾斜的患者，应教会患者逐步学会正确的步态和姿势。任何程度的下肢长度差异最好通过鞋底的高度来调整，避免影响患者的步态和姿势。

6．术后 7 天

在拐杖或扶持下进行上、下楼梯练习和跑台慢速走练习（适用于骨水泥固定的患者），上楼时，患者健腿先上患腿后上拐杖随后或同时。下楼时拐杖先下患腿随后健腿最后。这样可以减少患髋负重屈曲。跑台步行可进一步改善步态、步速和步行距离，提高实用步行距离。

7．术后第 2～4 周

在强化第一周训练的基础上，着重患侧髋关节活动度、患肢肌力、患肢负重、步行及日常生活活动能力的训练。

（1）在卧坐、站等多方面进行患侧髋关节的活动度训练，在保证安全角度情况下，尽量加大关节的活动范围。

（2）患肢各大肌群在合理体位下抗阻练习，逐渐增加阻力。

（3）踏车练习，开始时坐垫调高些，能骑满圈后，再逐渐降低坐垫以增加髋关节屈曲度。身体前倾，可增加髋关节屈曲，双腿并拢或分开可使髋关节内外旋。阻力、速度、时间也应根据患者情况进行调整，每次以 15 分钟为宜。

（4）其他训练，如平衡、协调训练。

（三）全髋翻修术后的康复训练

翻修术后的康复训练，除了治疗阶段要更长外与上述训练方法基本是一致的。需要加以注意的是卧床时间为 7～10 天，术后 3 周开始侧卧位，最初负重为 20 kg，负重量的增加要根据翻修假体的固定方式和手术中的具体情况（如是否劈开股骨等）来定。

六、康复护理

（一）术前指导

充分的术前准备，可加速患者术后的恢复过程。术前准备包括心理上、全身状况和局部条件等多方面的准备。

1. 心理上

让患者了解自己的病情、手术的目的、方法、术中配合要点，术中和术后可能遇到的各种问题及康复训练程序等，帮助其减轻术前焦虑紧张情绪，增强战胜疾病的信心。

2. 指导呼吸体操并掌握排痰技巧

指导患者卧位下深呼吸训练，并掌握床上咳嗽排痰技巧，以便术后能保持良好的呼吸功能，防止肺部感染。

3. 床上体位指导

向患者说明术后为防假体脱位应采取的正确床上体位：平卧或半卧位，但患髋屈曲应小于45°，不可侧卧，患肢外展20°～30°并保持中立，两腿间放置外展架或厚枕，准备合适的丁字鞋或其他防旋支具。

4. 床上排便训练

目的是防止术后因体位不习惯而致尿潴留及便秘。在放置便盆、臀部抬高时注意避免患肢的外旋及内收动作。女性患者可使用特制的女式尿壶以避免过多使用便盆，增加髋部运动。

5. 均衡营养饮食，保持合理体重

肥胖是影响术后恢复的危险因素之一，减肥有利于术后关节功能的恢复，同时又可减少对人工关节的压力，减少松动等远期并发症的发生；相反身体过于消瘦，也不利于术后伤口的愈合和体力的恢复。

（二）术后康复护理及训练

1. 术后第1～3天

（1）床上合适体位，术后第一天必须保持外展中立位，每2小时帮助患者抬臀一次，以防压疮，手术当天避免过多活动，避免患髋内收，防假体脱位及伤口出血。

（2）定时进行深呼吸、有效咳嗽和排痰，必要时给予叩背。

2. 术后4～5天

协助患者在床边坐起，应避免髋关节屈曲超过90°，这会增加脱位的危险。除非有心血管疾病的禁忌或髋关节活动受限，患者可以在病房护士协助下坐在床边。因为患者在术后一直用泡沫塑料夹板固定以防止外旋，因此患者会要求将患肢放在不同的位置上。值得注意的是：患者第一次在床边坐起时，保持患肢外展是非常重要的。

3. 术后6～7天

（1）卧—坐—立转移训练，需坐高椅，保证髋关节高于膝关节；用加高的坐便器如厕，或在辅助下身体后倾患腿前伸如厕；要保持座椅牢固，最好有扶手，可适当加垫以增加高度；不要交叉两腿及踝，不要向前弯身超过90°，要学会坐起时身向后靠和腿向前伸；术后2周内不要弯身捡地上的东西；不要突然转身或伸手去取身后的东西。

（2）在医护人员帮助下进行床上翻身练习，协助者一手托臀部一手托膝部，将患肢和身体同时转为侧卧，并在两腿间垫上夹枕，严禁患肢内收内旋。

4．术后第 2～4 周

ADL 训练，鼓励患者在床上进行力所能及的自理活动，如洗脸、梳头、更衣、进食等，能拄拐行走后进行进一步的日常生活活动能力训练。指导患者正确日常生活活动，如更衣（穿裤时先患侧后健侧）、穿袜（伸髋屈膝进行）、穿鞋（穿无需系鞋带的鞋）。指导患者借助一些辅助设备独立完成日常的穿脱衣裤鞋袜洗澡、移动、取物等活动，尽量减少患者髋关节的屈曲度。常用辅助设备有助行器、拐杖、套袜器、穿鞋辅助器、持物器、洗澡用长柄海绵器等。必要时进行适当的环境改造，如加高床、椅、坐厕的高度，使用有扶手的座椅等。注意不可将患肢架在健侧下肢上或盘腿。

5．并发症的预防与护理

（1）深静脉血栓形成。

1）术后密切观察肢体温度、颜色、肿胀程度、静脉充盈情况及感觉，可与健侧肢体对比。如肢体远端有凹陷性水肿，皮肤发紫伴浅静脉充盈及活动受限，提示有深静脉血栓形成，应及时处理。

2）预防性用药：术后第 2 天开始选用低分子量肝素、肠溶阿司匹林、华法林、双嘧达莫等，以促进血肿的吸收，减少异位骨化。低分子量肝素最好用到术后 3 周。

3）术后抬高患肢，加压包扎，穿弹力长袜、压力套，下肢和足底使用静脉气泵。

4）术后早期活动，股四头肌静态收缩、直腿抬高及踝关节主动背屈和跖屈运动、踝泵性运动。

5）早期关节持续被动运动。

（2）术后感染。

1）严格无菌操作。

2）抗生素的合理使用：强调术前和术后各用抗生素一次，术后根据情况一般用 3～5 天。

3）保持敷料清洁、干燥，若有污染及时更换，严密观察体温及伤口疼痛情况。

4）保持伤口引流有效，引流管妥善固定，保持引流通畅和负压状态。

（3）假体松动脱位。

1）合理摆放体位，术后患足放在抬高的泡沫橡胶夹板内，保持 20°～30° 的外展、中立位，并且于术后 3 周内绝对避免患髋屈曲、内收和内旋的复合动作，尤其患肢位置，应避免髋关节屈曲超过 90°。

2）科学训练，受力合适，避免运动量过大或过早负重，合理使用辅助器。

3）控制体重，预防骨质疏松，适当使用预防骨质疏松药物。

4）严格限制禁忌动作。

（三）康复健康教育

1．饮食：患者麻醉清醒后 6 小时即给予流质，术后第一天给予普食，宜选用高蛋白、高钙、高维生素饮食，并补充足够水分。

2. 指导患者了解什么动作是可以做的，什么是不能做的，并尽量做到。

3. 避免搬重物、跳跃及其他剧烈运动或重体力劳动。

4. 控制体重，防治骨质疏松，防止跌倒。

5. 避免长时间站立或行走，需长距离行走时最好使用手杖，中途适当休息，避免走崎岖或过于光滑的道路。

七、社区家庭康复指导

（一）继续进行康复锻炼

功能锻炼是长期性的，出院后要坚持在专业人员指导下继续进行康复锻炼。

（二）减少人工关节磨损和防止跌倒

患者最好终身使用单拐杖，尤其是外出旅行或长距离行走时；家居地面干爽；过道无杂物堆放以防跌倒；鞋底宜用软胶，不穿高跟鞋或鞋底过滑的拖鞋等；座椅高度要适当，不宜坐矮椅或跪下和蹲下；还要注意适当控制体重，减轻关节负重。

（三）出院后的康复训练

1. 木阶梯训练

出院后让患者定做一个多级木阶梯，其高度为 120 cm，一般以 4～5 个台阶为宜，最低台阶高度为 20 cm，台阶间距为 10 cm。嘱患者回家后将患足置于台阶上，于屈膝、屈髋位进行压腿练习，并根据自己的实际情况，逐渐升高台阶级数，直到髋关节屈曲活动范围接近或达到正常为止。

2. 穿鞋袜练习

术后 3 周让患者坐在椅子上，伸直正常侧下肢，屈膝屈髋将患肢小腿置于正常肢体膝上前侧，一手握住患肢足底，一手放于患膝内侧轻轻向下按压，并逐渐屈曲正常侧肢体膝关节，这个动作同时包含了髋关节的屈曲、内收和外旋，使患者能够自如地穿鞋袜。

（四）指导、教会患者出院后注意事项

1. 教育患者 3 个月内采用仰卧位睡觉，可在两大腿之间安放枕头以保持双腿分开，禁止患侧卧位。防止髋关节屈曲超过 90°，禁止下蹲取物和坐在能使髋部弯曲超过 90° 的低椅或低床上，需借助一些辅助设备完成日常活动，如穿裤子、袜子、鞋子等，避免过分弯腰活动。

2. 术后 6 个月内禁止患侧髋关节内收内旋，不要把患肢架在另一条腿上（翘 "二郎腿"）。侧卧时两腿之间放置枕头，不屈身向前，可以站立位患髋外展、后伸锻炼，加强臀部肌力，增加髋关节稳定性。

（五）康复运动指导

人工髋关节置换术后愈合阶段（如术后 3 个月），轻微的体育活动是允许的。体育活动可以改善情绪，也可以提高生活质量，有利于和其他患者进行交流，增强自信心。最适宜的运动：散步、游泳（仰泳）、保健体操、骑固定的自行车；应避免进行的运动：打球、登山、跑、跳；谨慎进行的运动：户外骑车、跳舞、乒乓球。

（六）复查时间及指征

出院后 1 个月、3 个月、半年、1 年必须复查，以后每年复查。如有以下情况，须及时回院复查：

1. 伤口有红肿热、痛，并有发热。

2. 再次外伤，因外伤可以引起假体脱位、松动或骨折。

3. 假体松动下陷，一般多在手术后 2 年内发生，常出现大腿部疼痛，旋转髋部时疼痛可加重。

第五节　全膝关节置换术后的康复护理

一、概述

全膝关节置换术（Total Knee Replacement，TKR）是指人工关节替代和置换病损的膝关节。近年来，由于各种原因所造成骨关节炎的患者不断增多，全膝关节置换术已逐步成为临床上治疗膝部骨关节炎，重建膝关节功能的重要方法。

膝关节表面置换术被认为是治疗终末期或严重膝关节骨关节炎最有效、最成功的手术之一。

全膝关节置换术可使绝大多数严重膝关节病患的患者免除昼夜难以忍受的疼痛，恢复日常生活活动和工作能力。是人体较大的重建手术，患者大多是老年人，所以术后容易发生多种局部和全身并发症。其中较多的有伤口愈合不良，血栓或栓塞感染，关节不稳，关节僵硬。后期并发症多为假体松动下沉、磨损等。需要做返修手术。因此，术后康复护理是影响 TKR 成功与否的重要原因之一。

（一）流行病学

过去 20 年，接受全膝关节置换术的人数逐年增长。目前每年在全球进行的人工全膝关节置换术已经超过 60 万例。全膝关节置换术的对象绝大多数在 65～75 岁。

随着人们生活水平的不断提高，观念的转变以及社会人群的老龄化，为了追求更高的生活质量，越来越多的患者愿意接受全膝关节置换手术。在许多国家每年全膝关节置换的数量，甚至已经超过全髋关节置换。不同地区、年龄、性别和种族之间存在着差异。白种人、高收入阶层居多。

（二）手术适应证

全膝关节成形适应证包括：严重的关节疼痛、不稳、畸形所致膝关节功能缺损或无功能膝（残疾），并有明显的膝关节炎 X 线表现，经保守治疗，包括移动协助（如使用拐杖）、非甾体抗感染药（NSAID）治疗、全身药物治疗和生活方式的改变等均无效或效果不显著者。

（三）手术禁忌证

手术绝对禁忌证：①关节近期感染或活动性感染（除外已控制的感染）。②败血症、脓毒血症或全身系统感染等。③膝关节恶性病患。④膝关节痛性融合（多由治疗交感神经营养不良所致，而交感神经营养不良加以外科治疗并无帮助）。

二、临床表现

（一）全身症状

由于 TKR 手术损伤较大，高龄患者居多，由于心情波动，麻醉诱导和手术操作等因素，会引起血压骤升，发生脑血管意外、心力衰竭等。

（二）局部表现

1. 疼痛

关节置换术后，由于手术等创伤，患者会感到较为剧烈的术后急性疼痛。

2. 关节功能障碍

术后短期的关节制动和疼痛使关节活动受限制，并进一步影响患者的日常生活活动能力。

三、主要功能障碍

（一）关节活动范围受限

由于关节受损，膝关节屈伸受到不同程度的影响，有疼痛、不稳、畸形，日常生活活动严重障碍，生活质量下降。

（二）日常生活能力障碍

由于疼痛、肌力下降、关节活动度受限，患者的步行能力、转移、如厕等均受到影响。

（三）社交及心理障碍

严重膝关节病患的患者昼夜难以忍受疼痛，造成社交及心理障碍。

四、康复评定

（一）一般情况评估

主要评估患者的年龄、职业、发病过程及时间，患者全身状况，包括生命体征、精神状态、其他患病情况，如高血压、心脏病、糖尿病或肝肾功能等。

（二）专科及局部情况评估

早期切口及引流情况、ADL。现行国内外最常用的评分方法为 HSS 膝关节评分系统，考评内容有 7 项，其中 6 项为得分项目，包括疼痛、功能、关节活动度、肌力、屈膝畸形和关节稳定性。另一项为扣分项目，内容涉及是否需要支具、内外翻畸形和伸直滞缺程度。结果分优、良、中、差四级。

（三）心理及社会评估

评估患者的情绪、精神及心理状况。可使用观察及交流的方法，了解患者对疾病的认识及了解程度，家属对康复的期望值。家庭的生活经历，受教育程度，家庭经济状况等。

五、康复治疗

（一）康复治疗原则

1. 个体化原则

由于每个患者的体质、病情、心理素质、主观功能要求、手术情况等各异，术后康复治疗没有统一的常规，应因人而异。

2. 全面训练原则

接受手术大多是老年体弱者，髋、膝关节只是行走负重关节中的一个，单纯处理关节并不足以改善患者的功能，因此必须兼顾患者全身及其他部位的康复。

3. 循序渐进的原则

一般患者的关节本身及其周围组织都有不同程度的病变，所以患者的功能水平只能逐步恢复，切忌操之过急，避免发生再损伤。

（二）消肿止痛

1. 冰疗

术后第一天即可使用冰袋，置于关节周围，每天 1~2 次，每次 30~60 分钟，至关节消肿，疼痛减轻。

2. 经皮电刺激

可采用频率 100Hz 的经皮电刺激，作为药物的辅助止痛治疗。

（三）术后功能训练

术后 24 小时即开始进行 CPM 练习，每天 2 次，每次 30 分钟，最初以 60°左右开始，每天增加 10°，1 周内达到 90°~100°，关节助力——主动运动：术后 2~3 天，患者可借助外力帮助活动膝关节，逐渐过渡到自行屈伸关节的练习。第 2 天开始进行离床站立和步态练习，开始时手术膝以支具保护，手扶步行器离床站立 5 分钟，每天增加站立时间，直至无辅助情况下独立行走为止。一般情况下，患者均可在术后 5 天达到此标准。使用非骨水泥固定型假体的患者要使用步行器到 6 周。术后 2~3 天，患者全身情况平稳，引流管已拔出，伤口无渗出，干燥愈合后，最好进行水疗。如有膝关节屈伸挛缩，可做牵伸练习。

（四）负重练习和步态训练

当患者有一定的肌力和平衡能力时，可进行负重练习，一般在术后 3~7 天，可借助平衡杠，助行器从部分负重逐步过渡到术后 6~8 周完全负重。

（五）功能独立能力的训练

结合 ADL 自理，社交等进行功能独立能力的训练。

六、康复护理

（一）术后当日

严密观察生命体征，注意补充血容量和电解质平衡及输液滴数，观察尿量颜色发现异常及时报告医生，当麻醉解除后，立即检查患者双下肢的自主活动，尤其是小腿和足踝的自主运动。定时嘱患者采取半卧位，进行呼吸训练、咳嗽训练、叩背，以充分扩张肺脏，保持呼吸道通畅严防坠积性肺炎。观察患肢弹力绷带绑扎的松紧度及末梢血运情况。注意观察引流液的量、颜色、性质，引流管是否通畅和敷料外渗情况，减轻疼痛和肢体肿胀，可冰敷于患膝，术后 6~8 小时可根据情况予以进食易消化的半流质饮食。

（二）预防术后并发症

术后常见并发症主要有伤口感染、肺部感染、深静脉血栓形成等，每天观察切口、引流液、疼痛、肿胀等情况。限制患者卧床时间，经常变换体位。常采取半卧位，尽早进行深呼吸、咳嗽排痰。踝泵练习能有效防止深静脉血栓形成的发生。

（三）正确指导功能训练

1. 踝泵练习

患者采取仰卧位，膝关节伸直，踝关节全力背伸并坚持片刻，然后踝关节全力跖屈并坚持片刻，一组 20 次。

2. 股四头肌等长收缩训练

术后第 2 天即开始股四头肌等长收缩练习，尽力背屈踝关节，尽量伸膝，使髌骨向近端牵拉。坚持 15~20 秒后放松，目的是增强股四头肌力保证髌骨活动，防止髌腱挛缩。

3. 压腿

患者取仰卧位，患膝伸直，足踝处垫 20 cm 厚的圆枕。收缩股四头肌，膝关节用力向下压向床面，坚持 20 秒，然后放松。

4. 直腿抬高

患者取仰卧位，足立于中立位，膝伸直，收缩股四头肌完成扣锁机制，抬起下肢至足踝离开床面 20 cm，坚持 15~20 秒后放回原位。

5. 最后 5°伸直

仰卧位，将直径 20 cm 的圆枕置于患肢股骨后髁下，下压膝关节，收缩股四头肌。将小腿绷至膝关节完全伸直，坚持 20 秒，然后将小腿放回原处。

6. 腘绳肌练习

患者取站立位，尽力向后抬小腿，并坚持 20~30 秒，然后放回原位。

以上练习均为一组 20 次，每天 2~3 组，此阶段患者康复训练后，下肢和膝关节可能会出现肿胀加重，增加关节腔积液。可于患者休息时抬高患肢 30 cm 左右，至少超过心脏水平，注意全身放平，保持此姿势 2 小时。可有效消除肿胀、积液、缓解疼痛。

（四）负重与步态练习

1. 负重练习

当患者具有一定肌力和平衡能力时，可指导进行部分负重练习。一般可在术后 3~7 天开始。可借助平衡杠。助行器部分负重，逐步过渡到术后 6~8 周完全负重。①让患者患腿、健腿各站在两个体重秤上，将重心逐渐移到患腿，直至承担全部体重约 5 秒。注意保持身体重心的平衡，并逐渐增加患肢负重程度。②患者取站立位，腿前放一矮凳，嘱其做上、下楼梯的动作。注意保持躯干直立，身体重心放在患腿上。

2. 步态训练

注意患者在站立相和摆动相时，关节的屈、伸控制，髋、膝、踝的协调运动。骨盆的移动和旋转，在患者获得一定的步行能力后，开始进行上、下楼梯的训练。注意上楼时非手术肢体先上，下楼时手术肢体先下。避免任何会增加下肢关节负荷的运动，如跑、跳、举重等。

（五）ADL 训练

术后 1 周，指导患者从床到座椅、从座椅到床的转移。鼓励患者自行穿、脱衣、裤，如厕，行走。3~5 周开始指导患者上、下楼梯练习。随着患者体力的逐渐恢复，双下肢肌力和 ROM 的增加，可指导患者淋浴的方法，注意浴室地面铺防滑垫，墙壁装有牢固扶手。

（六）心理康复护理

有些患者对疾病的认识不足，对手术寄予希望过大，认为置换关节后即能正常行走。康复护士应及时与患者进行沟通，交流，耐心倾听患者的心声，悉心体会患者的感受，向患者客观地介绍疾病的常识及康复意义，使其正确地认识自己的疾病，增强信心，积极主动配合康复治疗。同时，建立良好的护患关系，给患者提供温馨、舒适的康复环境，心理护理贯穿疾病恢复的全过程，解决不同阶段患者出现的心理问题。不断地激励患者，使其顺利地完成康复治疗。

七、社区家庭康复指导

一般术后 2～3 周，患者基本掌握了运动与步行技巧，伤口愈合，病情已平稳，即可出院。回家后还将会有更长时间的康复锻炼过程。

因此，应为患者制订一个家庭和社区的康复训练计划，注意事项。同时让家属熟悉训练细节，协助患者进行康复训练。

（一）指导患者日常生活活动中如何保护关节

保护关节的要点是保持正确的姿势，减轻对关节的压力，避免同一姿势长时间负荷，维持正常的关节和骨的力线。在疼痛时避免继续负重。能量节约技术就是生活中适时休息，劳逸结合，保持正确姿势，急性疼痛时减少活动。

（二）建议患者进行一些无撞击和非暴力性的运动

如骑功率车、长距离行走、游泳等。而一些反复挤压和撞击负荷过重的娱乐活动和运动是禁止的。这些活动可造成假肢松动、骨质吸收，甚至骨折等不良后果。

（三）指导患者运动

适合的运动：室内固定的自行车、滑雪机、登梯机。户外运动有高尔夫球、徒步、骑车、游泳、钓鱼、射击等。继续进行膝关节屈伸活动练习 3 个月，如果活动后出现关节肿胀，必须减少活动次数。可予热敷帮助消肿，如关节有严重的红、肿、热、痛，应及时到医院就诊。

（四）运动安全指导

指导患者如何在不平坦的路面，斜坡和户外弯道路面安全行走。保护好膝关节，维持一定的体重，适宜的运动有散步、游泳、骑自行车；不适宜的运动有跑步、登山、打太极拳、各种球类、攀岩、滑雪、跳伞、壁球等。

（五）定期复诊

保持心情舒畅，保证足够的睡眠，注意合理的饮食。定期复诊、随访。

第六节　腰椎间盘突出症的康复护理

一、概述

腰椎间盘突出症（Herniation Of Lumbar disc，HLD）主要指腰椎间盘纤维环及软骨板的部分或完全断（破）裂，致使髓核向裂隙方向突出，对周围的关节、脊髓、神经根产生压迫而引起的一系列症状、体征。

（一）流行病学

腰椎间盘突出症为临床上最常见的疾患之一，占门诊下腰痛患者的 10％～15％，占骨科腰痛住院患者的 25％～40％。该病多见于青壮年，其中 80％以上多见于 20～40 岁，约占 70％，但亦可见于 16 岁以下年幼者，70 岁以上高龄者也可出现，但高龄者多伴有椎管狭窄或神经根管狭窄；在男女性别间的发病率差异较大，男性多于女性，男、女比例约为 4∶1，推测其与男性患者劳动强度过大有关。

（二）病因

1. 椎间盘退行性变

椎间盘退行性变是本病发生的最基本的因素，无退变的椎间盘可承受 6865kPa 压力，而已退变的椎间盘仅需 294kPa 压力即可破裂。随着年龄的增长，纤维环和髓核含水量、透明质酸及角化硫酸盐逐渐减少，低分子量糖蛋白增加，原纤维变性和胶原纤维沉积增多，使髓核张力下降，失去弹性，椎间盘松弛、变薄，软骨板囊性变。

2. 损伤

慢性劳损是加速椎间盘变性的主要原因，也是椎间盘突出的诱因。一次性暴力多引起椎骨骨折，反复弯腰、扭腰则易导致椎间盘损伤。

3. 局部环境的改变

妊娠妇女因盆腔、下腰部充血，结构相对松弛，腰骶部承受了较大的重力，故易出现椎间盘损伤；有脊柱滑脱症、脊柱骨折或脊柱融合术等病史者也易出现椎间盘突出症。

（三）分型

1. 按病变程度分

根据病变程度临床上按 CT 的表现分为：

（1）椎间盘膨出：移位的髓核仍在纤维环内，但因纤维环张力减弱，髓核向外膨大。

（2）椎间盘突出：纤维环已破裂移位的髓核已从裂隙突出，对相邻组织造成压迫。

（3）椎间盘脱出：髓核离开突出的纤维环裂口，在椎管内下沉或贴附于神经或其他组织。

2. 按突出部位分

（1）中央型：突出发生在椎体后中线，压迫硬膜囊，如体积大时还可压迫两侧神经或马尾，而出现相应区域的感觉减退或麻木。

（2）偏侧型：最多见的突出物移向后外侧，体积大时甚至发生侧隐窝或椎间管的狭窄，压迫神经，引起一系列症状。

（3）外侧型：突出发生在小关节外侧，就诊时常被忽略。

二、临床表现

（一）症状

1. 下腰痛

下腰痛是最早出现的症状。但也有的患者起始即为腰痛并腿痛或先出现腿痛后出现腰痛，这主要是由于疝出物压迫的神经不同所致疼痛，也可影响到臀部。常因咳嗽、喷嚏、体位改变、弯腰、久坐、久站和久行而加剧。

2. 下肢放射痛或牵涉性痛

坐骨神经受到刺激，疼痛可放射到患侧及拇指过电样痛。牵涉性痛则为受损神经支配区的肌肉、关节同时出现疼痛。

3. 感觉异常

突出的椎间盘压迫本体感觉和触觉纤维。患者可自觉下肢发凉，无汗或水肿。如压迫马尾神经可出现会阴麻木、刺痛、排便及排尿障碍、男性阳痿。严重者瓣趾背屈肌力减弱，常出现患侧下肢肌萎缩。

4. 运动障碍

由于腰和下肢僵硬、抽搐、无力，不能做某个动作，如坐时不能盘腿，行走时患肢不能像健侧一样足尖向前。

(二) 体征

1. 姿势异常

典型者表现为身体向前、向一侧倾斜，同时臀部向一侧突出。

2. 腰部形态改变

患者站立时可见脊柱有侧弯，俯卧时可见到或触及腰肌紧张、腰部两侧形态不对称、腰部生理弧度减小或消失，甚至出现反弓。

3. 压痛、叩击痛、放射痛

病变部位、棘突间隙及椎旁约 1 cm 处常有压痛，并可向同侧下肢放射，压痛不明显时，可用拳叩击患侧腰部，有时也可出现腰痛和放射痛。

4. 直腿抬高试验阳性

患者仰卧，两膝伸直，徐徐抬高患肢，若在 60°以内就有腰腿痛则称为直腿抬高试验阳性，本症患者阳性率约 90%。当抬腿到引起疼痛的位置时再使踝关节被动背伸，疼痛加重者称为直腿抬高加强试验阳性。

5. 感觉异常

80% 患者有感觉异常，腰 5 神经根受累时小腿前外侧和足内侧的痛、触觉减退；髓 1 神经根受压时外踝附近和足外侧痛、触觉减退。

6. 肌力下降

70%～75% 患者有肌力下降，腰 5 神经根受压时踝和趾背伸肌力下降，骶 1 神经根受压时踝和趾跖屈肌力下降。

7. 反射异常

约 71% 患者有反射异常，膝反射减弱多提示腰 3/4 椎间盘突出。

三、主要功能障碍

(一) 躯体活动受限

由于腰痛剧烈，腰部发僵，患者常不能弯腰、转身等。

（二）步行能力障碍

下肢放射痛，轻者虽仍可步行，但步态不稳，呈跛行。重者需卧床休息，且喜欢采取屈髋、屈膝、侧卧位。

（三）日常生活能力下降

患者由于疼痛，不能久站、久坐，导致日常生活能力如沐浴、如厕、转移等功能受到限制。功能活动受损程度与病情严重程度成正比。

（四）心理及社会交往能力障碍

由于疼痛和日常生活能力的下降，而导致患者的心理及情绪的障碍，患者易产生恐惧、焦虑等，同时对于外出、娱乐、运动等社交能力下降，甚至不能。

四、康复评定

1. 影像学检查

（1）腰椎平片：腰椎平片检查操作简便，价格低廉，患者乐于接受。其最大优点不单是能为腰椎间盘突出症的诊断提供依据，更重要的是能除外腰椎的各种感染、骨肿瘤、强直性脊柱炎、椎弓崩裂及脊椎滑脱等许多亦能引起腰腿痛的其他疾病。

（2）CT：CT 分辨率高，能清楚地显示椎管内的各种软组织结构，因此在诊断腰椎间盘突出症及椎管其他病变中普遍受到重视。腰椎间盘突出的 CT 征象：①突出物征象。②压迫征象，硬膜囊和神经根受压变形、移位、消失。③伴发征象，黄韧带肥厚、椎体后缘骨赘、小关节突增生、中央椎管及侧隐窝狭窄。

（3）MRI：椎间盘突出 MRI 有以下表现：①椎间盘脱出物与原髓核在几个相邻矢状层面上都能显示分离影像。②脱出物超过椎体后缘 5 mm 或 5 mm 以上并呈游离状。③脱出物的顶端缺乏纤维环形成的线条状信号区，与硬膜及其外方脂肪的界限不清。④突出物脱离原间盘移位到椎体后缘上或下方。

2. 神经电生理检查

（1）肌电图：当突出的腰椎间盘或粘连性束带压迫脊神经根时，早期为部分性损害，表现为多种电位。

（2）诱发电位：下肢皮质体感诱发电位：一般来说，腰髓神经根受压时，窝电位正常，马尾电位正常或潜伏期延长，腰脊电位潜伏期均延长，波幅降低。

3. VAS 疼痛评分（目测类比测痛法）

目测类比测痛法是用来测定疼痛的幅度和强度，它是由一条 100 mm 直线组成。此直线可以是横直线也可以是竖直线，线左端（或上端）表示"无痛"，线右端（或下端）表示"无法忍受的痛"，患者将自己感受的疼痛强度以"Ⅰ"标记在这条直线上，线左端（上端）至"Ⅰ"之间的距离（mm）为该患者的疼痛强度。

4. 专科方面的评估

感觉功能：触觉，痛觉，本体感觉；运动功能：关节活动度（ROM），徒手肌力检查（MMT）。

五、康复治疗

约 80％患者可经非手术治疗得到缓解或治愈。

(一) 卧床休息

可减轻体重对腰椎间盘压力，因人体对椎间盘的压力在坐位时最高，立位居中，平卧位时最低。特别是轻、中度腰椎间盘突出症患者卧床休息时可使疼痛减轻或消失。但长时间制动可导致许多严重后果，包括有氧代谢能力的下降、肌肉力量的丧失，在完全卧床休息后每天丧失 1％～3％、每周丧失 10％～15％的肌力。

(二) 腰椎牵引

腰椎牵引可使椎间隙增宽；椎管容积增加；有利于突出物回纳，减轻对神经根的压力；松解神经根周围的软组织；缓解肌肉痉挛。可分慢速牵引和快速牵引。慢速牵引方法较多，有自体牵引、骨盆牵引、双下肢牵引等。其特点是作用时间长，重量小，大多数患者在牵引时比较舒适。一般重量不低于体重的 25％，目前多用牵引重量为体重的 70％，时间为 20～40 分钟。快速牵引是一种多方位牵引或三维牵引，其特点是定牵引距离，不定牵引重量，由计算机控制，作用时间短，牵引系统给定的最大牵引重量是 3000N，时间 1～3 秒，多数牵引一次即可，若需再次牵引一般间隔 5～7 天。

(三) 腰背肌训练

腰背肌训练在防治腰椎间盘突出症方面有着不可忽视的作用。主要是提高腰背肌肉张力，改变和纠正异常力线，训练中注意应选择合适的方法，动作准确，循序渐进，注意保暖，持之以恒。

1. 五点支撑法

患者仰卧，用头部、双肘及两足撑起全身，使背部尽力挺起后伸。

2. 三点支撑法

当腰背肌肌力逐步有所改善后，可进行三点支撑法练习：即患者取仰卧位双臂置于胸前，用头及足部撑起全身，使背部尽力挺起后伸。

(四) 物理因子治疗

物理因子治疗有镇痛、消炎、促进组织再生等作用，能促进突出部位水肿消退，使粘连松解，炎症减轻。常用的有直流电、药物离子导入、电脑中频、超短波、蜡疗、水疗等。近年来有学者提出减重悬吊步态训练，可改善脊柱侧弯。

(五) 手法治疗

重获软组织的柔韧性和脊柱节段的运动可通过许多手法治疗技术而完成，包括肌筋膜放松、关节松动或推拿、肌肉能量技术和牵伸技术。筋膜的功能是：分割和支撑肌肉以发挥其功能单元的独立作用，吸收震荡，传送机械力量，与循环系统和淋巴系统交换纤维元素的代谢产物。不活动可导致筋膜系统功能失调。当固定不动时，筋膜干燥，失去弹性，不能维持重要纤维的距离，于是筋膜层被交错排列的纤维粘在一起阻碍了运动。肌筋膜系统活动性的降低可导致脊髓节段的运动性以及肢体柔韧性的降低。肌筋膜放松术就是将应力和剪切力施加到筋膜层，使其松解和分离，恢复移动性、营养和弹性，活动自如。松动的关键是仅在一个特定的平面施加能量。松动术并不能长期减轻缓解主要因椎间盘异常导致的疼痛，也不能减轻椎间盘突出。但是通过刺激机械性感受器、牵伸粘连或恢复缩短肌肉的长度可暂时缓解疼痛。运用这些技术患者自己进行肌肉等长收缩，以使高张力肌肉放松。

（六）水中运动

设计合适的水中运动计划能帮助腰椎损伤患者康复。水中稳定技术和游泳计划可单独进行，也可与全面的陆地脊柱稳定计划一起实施。水中运动的作用与水的内在特性，如浮力、阻力、黏滞性、静水压、湿度、湍流及折射等直接相关。可对腰椎进行减重训练。实质上，水可通过减少对脊柱的压迫和切向力来增加姿势异常的安全系数。运动速度由水的阻力、黏滞度、浮力以及训练装置控制。浮力可增加训练部位的活动度。

六、康复护理

（一）急性期卧床休息

制动可减轻肌肉收缩力与椎间纽带张力对椎间盘所造成的挤压，使椎间盘处于休息状态，有利于椎间盘的营养供给，使损伤的纤维环得以修复突出的髓核回纳，有利于静脉回流，消除水肿，加速炎症消退。近年的研究认为，卧床4天后椎间盘可获得稳定状态，而卧床时间过久可造成失用性肌萎缩，故绝对卧床不超过1周。床铺宜选用硬板床上铺垫，软硬要合适，下床时需佩戴腰围加以保护，早期起床后立卧交替。

（二）心理护理

急性腰椎间盘突出的患者因疼痛、感觉功能减退，导致生活自理能力下降，影响正常的工作和生活。因此大多数患者出现焦虑、恐惧、烦躁等不良心理反应。故首先必须先了解患者的心理特征及所面临的心理问题，创造一个安静稳定的治疗环境。护理人员要以平静、理解、审慎和合作的态度进行交流，同情诚恳的态度会使患者感到和蔼可亲，增强安全感，从而身心放松，减轻焦虑。

（三）保持正确的姿势

卧位：枕头不宜过高，可用一软枕垫于腰后，使其保持生理弧度。用一小枕放于膝下，下肢微屈更利于腰背肌的放松。

（四）正确使用腰围

腰围的佩戴使用，应根据病情灵活掌握。患者经大力牵引或长期卧床治疗后，应严格遵医嘱佩戴腰围下地，以巩固疗效，根据体型选择合适腰围，一般上至肋弓，松紧适宜，应保持腰部良好的生理曲线。当病情缓解，症状消失后，则不应对腰围产生依赖。应及时取下腰围，以自身肌肉力量加强对腰椎的支撑和保护。

（五）缓解期康复护理

1. 减轻腰部负荷

避免过度劳累，尽量不要弯腰提重物，如捡拾地上的物品，宜双腿下蹲，腰部挺直，动作要缓慢。

2. 加强腰背肌功能锻炼

正确指导腰背肌功能锻炼，做到持之以恒。

3. 建立良好的生活方式

生活要有规律，多卧床休息，注意保暖，保持心情愉快。

4. 饮食指导

禁烟酒，忌食肥甘厚味，苦寒生冷食品，多食滋补肝肾的食物如动物肝、肾，羊肉，大枣等。

5. 鼓励患者树立战胜疾病的信心

腰椎间盘突出症病程长，恢复慢，患者应保持愉快的心情，用积极乐观的态度对待疾病。

（六）日常生活中正确姿势的指导

腰椎间盘突出的程度不同，预后也不同。轻、中度的椎间盘突出，95％的患者经过保守治疗都能得到满意的恢复，重度突出多须手术治疗。无论保守治疗或手术治疗，都有复发的可能。一般来说，年复发率在10％左右。手术治疗后，由于腰椎生物力学结构的破坏，5年后腰腿痛的复发率要远高于保守治疗的患者。预防腰椎间盘突出的措施主要是防止该病的诱发因素，纠正患者不良姿势，教会患者日常生活和工作中，常用动作的正确方式。

1. 坐在床上阅读时，必须在床头与腰部之间加个小枕头，使腰椎保持正确的姿势。

2. 坐姿应端正，尽可能坐有椅背的椅子，可在腰后加一软垫，保持腰的生理前凸。同时使背部紧靠椅背，双脚平放在地上，使髋关节屈曲呈直角，切勿采取半坐卧的姿势看书或办公。

3. 写字、阅读，腰微弯曲，可避免腰椎受伤。

4. 习惯于仰睡的患者，可在膝盖后方加个枕头或垫子，使膝关节微屈，以放松背部肌肉及神经。

5. 立位，头平视前方，腰背挺直挺胸收腹，腰后部稍向前凸。如因工作需要必须长时间站立者，应准备一个小凳子，或利用地形将两脚轮流放在小凳子上或轮流抬高。如此可屈曲髋部、放松腰大肌，减少腰椎的负荷。

6. 提取重物尽量站近重物，蹲下，保持腰部垂直，（切记不要弯腰）握紧重物，收腹，双腿用力，提起重物，伸髋、膝直到身体直立。整个过程要保持腰部垂直，如要改变方向，不要扭动身体，应利用双脚的转动。

7. 开车时，驾驶座椅应调校至身体坐正，颈部活动自如，背部和腰部有足够和均衡的承托。膝关节弯曲稍高于臀部的位置，使用刹车时，足部要活动自如。有些情况无论怎样调整也无法使腰部有足够的承托，这时腰部应放一个小枕头支撑。

8. 运动时应避免过度冲撞、扭转、跳跃等动作，原则上应避免所有在运动中会产生双脚腾空动作或腰部过度扭转动作的运动。自由泳、仰泳、自行车等运动有利于腰部肌肉的锻炼。

9. 打喷嚏、咳嗽时，很容易拉伤背肌及增加腰椎椎间盘的压力，此时将膝盖、髋关节稍屈曲。

10. 避免体重过重，减肥 5～10kg 可有效减轻腰痛。

七、社区家庭康复指导

（一）家庭康复教育

1. 预防便秘

多食水果、蔬菜等高纤维食物，少食辛辣，保证每日足量饮水。

2. 日常生活指导

为了避免日常生活中因不良姿势而诱发腰痛，应注意以下几点：①电视机放置的高度要适宜，即应与人体坐位视线平。②日常生活中，注意选择合适的坐具，可采取辅助性措施，如腰部加靠垫等。③尽量不要长久保持一个坐姿，应适当调整姿势或站起来活动腰部。④弯腰拾物，应先屈髋屈膝下蹲，身体重心下移。

（二）社区及工作指导

1. 运动前应首先做好热身准备

运动量应由小到大，循序渐进，避免腰部过度疲劳。运动中注意正确姿势。腰部扭伤时应及时正确的治疗，在腰部损伤未愈的情况下，切不可继续训练，以免反复损伤，迁延难愈。

2. 工作中，加强自身保护和锻炼

办公桌与座椅的高度距离应适当。合理使用空调。室温过低，使腰椎间盘周围血运不畅，易诱发腰痛。室温应控制在 26℃。避免空调风直吹腰背部。驾驶时座椅高度、与方向盘距离要适宜。

第七节　骨折的康复护理

一、概述

骨的连续性和完整性被破坏称为骨折，骨前后发生分离也属骨折。骨折的原因很多，可由直接暴力、间接暴力引起，也可由肌肉的牵力或骨骼本身的病变所致。骨折治疗的三大原则为复位、固定及功能锻炼。但因损伤时常伴有肌肉、肌腱、韧带、血管、神经、关节囊、滑膜囊滑膜、皮肤等软组织的损伤，又因关节周围及关节囊内的粘连、肌腱挛缩、骨化性肌炎、创伤性关节炎而遗留有肿胀等，故骨折是引起疼痛及功能障碍、肢体残疾的一个重要原因。早期康复在促进骨折愈合，减轻和消除并发症上起着重要的作用。

（一）病因

从骨科创伤的原因来看，首要原因是交通事故，占 45.0%；其次为摔倒或滑倒，占 29.5%；其后为从建筑物上跌下，占 7.1%。骨质疏松等疾病也常引起骨折。

(二) 流行病学

骨折在日常生活、工作中较常发生。随着交通事故，工伤事故的增加，骨折的发生率有增高的趋势，预防骨折的发生极为重要。在交通伤所致骨折方面，以中青年男性为主，机动车是造成人员伤亡的主要原因。每年的 1—2 月和 7—10 月是交通伤发生的高峰阶段。但 70 岁以上老年人（以女性居多）骨科创伤原因主要是跌倒，主要危险因素是居住条件欠佳（室内灯光昏暗、楼梯狭窄）、老年人独居等。

(三) 分类

1. 根据骨折稳定性

可分为稳定性骨折和不稳定性骨折。

2. 根据骨折断端是否与体外相通

可分为开放性骨折和闭合性骨折。

3. 根据导致骨折原因

可分为外伤性骨折和病理性骨折，例如骨肿瘤导致的骨折为病理性骨折。

二、临床表现

(一) 局部疼痛、肿胀

骨折时骨组织或周围软组织血管破裂出血出现局部肿胀，有些还会出现瘀斑。

(二) 畸形及功能障碍

骨折远端由于失去正常的骨连续性在重力和肌肉牵拉作用下，可出现旋转畸形和成角畸形，如两断端重叠移位可出现短缩。骨折后由于疼痛，肌肉痉挛，骨的连续性破坏失去应有的杠杆作用，特别是合并神经损伤时，会丧失运动功能。

(三) 全身症状

严重骨折及骨折合并组织，器官损伤时会出现一些全身表现，如休克、急性呼吸衰竭等。

三、主要功能障碍

(一) 关节活动受限

骨折后关节发生粘连乃至僵硬的原因是多方面的，但其最主要的原因则是由于肢体制动，肌肉萎缩。大多数骨折，如处理或康复不当都会造成不同程度的功能障碍。

(二) 日常生活活动能力受限

由于骨折部位的不同，造成关节的粘连、僵硬均能不同程度地影响日常生活能力，如头颅、颜面、上肢、手可影响进食、洗漱、沐浴、交流等。如下肢可影响步行、转移、如厕等功能。

(三) 心理及社交受限

由于骨折的部位、严重的程度、骨折预后情况、经济状况等，可导致患者心理发生变化，产生焦虑、抑郁等，沉默寡言，性格孤僻。

四、康复评定

(一) X 线摄片

确诊骨折部位、形态、骨折程度、分类。

(二) 心理评定

评估患者和家属的心理情况，有无焦虑、恐惧，家庭经济及社会关系，对疾病知识的掌握程度以及对康复的期望值等。

（三）专科评定

观察患者局部情况，石膏固定末端皮肤颜色有无苍白、发红，皮温有无降低，肢体有无疼痛、肿胀，表浅动脉（如足背动脉、桡动脉、指间动脉）能否扪及，肌肉有无萎缩。测量关节活动度、MMT、ADL 的评定。

五、康复治疗

骨折的康复治疗贯穿于骨折治疗的全过程，康复治疗的原则必须是：①运动治疗一定是在骨折复位及固定牢靠后进行。②具体措施应根据骨折愈合的过程来判别，并及时调整。③骨折的康复治疗要因人而异，并与手术医生密切合作，熟悉手术过程及内固定物的性质及应用。

骨折的愈合可分为 6 期：即撞击期，诱导期，炎症期，软骨痂期，硬骨痂期及重建期。根据骨折的过程，康复治疗可分为早期和后期两个阶段：

（一）早期——骨折固定期

骨折的治疗有：手法复位、手术复位、手术置内固定复位等。术后均需石膏、夹板固定。

1. 被动运动

当肢体不能随意活动时，可进行按摩和关节的被动活动。按摩损伤部位较远的肢体，以助消肿和缓解肌肉痉挛，为主动活动做准备。活动肢体要充分放松，置于舒适的自然体位，并固定近端关节以免产生替代动作。

2. 主动运动

一般在固定后 3 天开始，活动由患者自主完成，是功能训练的主要方式，既有增强和恢复肌力的作用，也可防止关节僵硬。

3. 患肢抬高

能有效消除水肿，减轻疼痛。

4. 物理因子治疗

直流电、超声波、低中频均能改善血液循环，消炎，消肿，减轻疼痛。

（二）后期——骨折愈合期

1. 恢复 ROM

主动运动，助力和被动运动，关节松动术。

2. 恢复肌力

可采用水疗，助力运动（沙袋、哑铃），弹性训练带。

3. 物理治疗

蜡疗、中频电疗、超声波等。

4. 恢复 ADL 能力及工作能力

可采用作业疗法和职业训练。

（三）常见部位骨折的康复训练

1. 肱骨外科颈骨折

对无移位的骨折，一般采用三角巾将上肢悬吊胸前，当天即应做腕与手指的主动运动。

第3~4天起，于站立位将上体前屈及稍向患侧侧屈，肩部放松，利用重力的作用使肩关节自然地前屈及外展，同时做肩部摆动练习；在悬吊带内做肘关节的主动屈伸及前臂旋转练习，做腕关节与手指的抗阻练习。第5~6天，增加站立位的肩关节内收/外展摆动练习，肘关节的屈伸抗阻练习。有移位的骨折复位外固定或手术内固定，同样可以按上述康复方案进行肢体功能训练。3~4周后，肩关节可进行各个方向活动度和肌力的练习。但须注意，外展型骨折禁止过早地做肩部的外展练习，内收型骨折禁止过早地做肩部的内收练习。

2. 肘部骨折

经临床处理后，当天即开始手指的主动练习，如握拳、伸拳、对指对掌活动，第2~3天开始肩与腕的主动运动或助力运动，即腕屈伸及肩部前后左右摆动练习，外固定解除后，主动作肘关节屈伸练习，伸直型骨折主要练习屈肘位的肌肉等张收缩，屈曲型骨折主要练习伸肘位的肌肉等张收缩，禁止暴力被动屈伸活动，以免发生骨化性肌炎。

3. Colles骨折

经复位固定后，尽量抬高患肢，尽早进行手部肌肉有节奏的收缩放松运动，促进静脉和淋巴回流，减轻肿胀。Colles骨折多发生在中老年人，应鼓励患者进行患侧肩、肘关节活动范围训练，以避免继发肩关节周围炎。

4. 股骨颈骨折

在骨折后1个月以内，以下肢肌肉收缩训练为主。

（1）第1周即开始做趾与踝的主动练习，股四头肌和臀大肌的等长收缩，助力的髋关节内收、外展训练，仰卧位，屈髋，屈膝位的伸腿训练。

（2）第2周开始鼓励患者尽量独立练习，并给予适当的协助，在卧位和站立位，进行直腿抬高练习，如患者可持续负重，可进行重心转移训练。

（3）第3周可增加俯卧位的上肢支撑起上肢和双臀，主要增加躯干和髋部的力量，还可以做主动伸屈练习，不宜床上盘坐或坐位时低于90°，以免髋关节外展外旋，造成骨折端移位。

（4）恢复期2个月增加髋关节各组肌群主动与抗阻练习，增加扶杆站立，做双下肢踏步运动或平行杠内步行，双腋拐做三点式步行练习，患肢稍负重，之后改健侧持单手拐，进一步提高下肢负重能力，直至弃拐。

5. 髌骨骨折

骨折处理后，2~3天可鼓励患者进行股四头肌收缩练习，以减少股四头肌萎缩及深层组织粘连。同时开始髋、踝关节的主动练习；15天左右增加屈膝肌等长收缩练习；用石膏托的患者可在1个月左右取下石膏托，做髌骨周围肌肉的被动运动或上下左右推动髌骨，2~3次，患者主动屈伸膝关节，以后逐渐开始使用双腋拐，进行四点步行练习；5周时改用健侧单拐；6周改用手杖，直至徒步行走、上下楼梯、下蹲、单腿负重等练习。

6. 踝部骨折

取平卧或健侧卧位，垫软枕抬高患足，高过心脏。双踝骨折患者从固定第2周起，可加大主动活动范围，但应禁止做旋转及内外翻运动，3周后可让患者拄双拐负重活动；4~5周后解除固定，改为单拐，逐渐增加负重量。骨折临床愈合后，患者应进行患肢负重下各种功能活动，包括小腿关节的内外翻运动和旋转运动以尽快恢复小腿功能。对健侧肢体与躯干应尽可能维持其正常活动，尽可能早下床。必须卧床者，尤其是老年体弱者，应每天做床上保健操，以改善全身情况，防止并发症的发生。

六、康复护理

（一）严密观察病情

测量生命体征，观察石膏固定肢体末端循环、皮肤颜色、温度、感觉等，局部疼痛与肿胀程度，表浅动脉能否扪及。

（二）疼痛与肿胀的护理

首先抬高患肢，有助于肿胀消退，患肢抬高必须远端高于近端，近端高于心脏，鼓励患者积极进行主动运动，即肌肉等长收缩（不产生关节活动，肌肉长度不变，而张力发生改变），目的在于促进局部血液循环，有助于静脉和淋巴回流。

（三）骨折功能训练指导

1. 指导要点

（1）骨折肢体运动一定要在骨折复位及固定牢靠后进行。

（2）遵循个性化原则，因人而异，选择合适的活动方式。在医生的指导下，全面掌握患者情况，避免盲目活动。

（3）功能锻炼要依据骨折愈合的过程来制订，并适时调整。

关节内骨折，常遗留严重的关节功能障碍，为减轻障碍程度，在固定 2～3 周后，如病情允许应每天短时取下固定装置，在保护下进行关节不负重的主动运动。运动后继续位置固定。这样可以促进关节软骨的修复。

2. 康复辅助器具的使用和保养

骨折中期，部分患者仍须借助轮椅、拐杖、支具、压力用品等代偿功能完成 ADL 和消除各种并发症，康复护士应认真指导辅助器具的使用注意事项和保养方法。

（四）心理康复护理

由于骨折一般常常是突然发生，患者易出现紧张、焦虑、烦躁等心理反应，不良情绪对康复护理的实施和治疗效果有直接关系。特别是损伤表严重的患者情绪会低落，失去生活的信心，护理人员应多与患者交流，了解患者的心理状况和情绪变化，及时进行心理疏导，鼓励患者积极治疗，使其树立信心，早日康复。

（五）日常生活能力（ADL）的训练

由于卧床休息和制动、关节活动受限及肌力下降，均使患者日常生活和工作受到影响。因此，患者在住院或康复治疗期间的不同阶段均要进行日常生活能力的指导和训练，如正确的患肢和体位的摆放，翻身、转移、步态、手的功能训练及穿衣、梳洗、如厕等。

（六）饮食指导

指导患者进食含钙量高的食物，补充维生素 D。

七、社区家庭康复指导

（一）坚持患肢的自我功能训练

指导患者回归家庭后，要继续坚持患肢的自我功能训练，保持良好心态，循序渐进，避免患肢过度负重，防止继发性损伤。

（二）骨折的预防

在工作中，严格遵守规章制度，严禁违章操作，提高交通安全意识，防止交通事故。老年人要加强锻炼，特别是平衡功能的训练，防止跌倒而致骨折，特别是老年女性，应积极预防和治疗骨质疏松，以防骨质疏松引起骨折。

（三）发生骨折后的紧急处理

如果受伤部位出现畸形、不正常的活动或者骨擦音，极有可能发生骨折，要想办法固定骨折部位，可用木棍、夹板等质硬的物体进行临时固定，以防脊髓、血管、神经和软组织的继发损伤。脊柱骨折的患者可使用床板搬运，搬运过程中严禁脊柱弯曲及旋转活动，以防诱发脊髓损伤，应尽快送医院治疗。

（四）定期随访

定期回院拍片、复查。

第六章　神经系统疾病的康复护理

第一节　脑卒中的康复护理

一、概述

脑卒中（stroke）又称脑血管意外（Cerebral Vascular Accident，CVA），由于急性脑血管破裂或闭塞，导致局部或全脑神经功能障碍所引起的神经功能缺损综合征，持续时间＞24 小时或死亡。脑卒中后 1 周的患者 73%～86% 有偏瘫，71%～77% 有行动困难，47% 不能独坐，75% 左右不同程度地丧失劳动能力，40% 重度致残。在我国目前正在进行康复的患者中，脑卒中患者占有相当大的比例。随着科学技术和医疗服务水平的不断提高，脑卒中的致死率呈现逐渐下降的趋势，同时，由于发病率的逐年增高，导致脑卒中的致残率亦呈现逐年增高的趋势，这样造成了存在大量的需要进行康复的患者。脑卒中的康复开展最早，也是目前研究最多的领域，早期康复介入已成为共识。

早期康复的意义：早期康复运动功能恢复 1 个月可提高 92.11%；2 个月可提高 56.67%；3 个月可提高 18.18%。

（一）流行病学

脑血管疾病的发病率、病死率和致残率很高，它与恶性肿瘤、心脏疾病是导致全球人口死亡的三大疾病。根据新近的流行病学资料，我国脑血管疾病在人口死因中居第二位，仅次于恶性肿瘤，在不少城市中已占首位。我国脑卒中年发病率为 120/10 万～180/10 万，局部地区有逐渐上升的趋势，病死率为 60/10 万～120/10 万，据此估计我国脑卒中新发病例 150 万/年，死亡约 100 万/年，病后存活的 600 万患者中，残障率高达 75%。发病率、患病率和病死率随年龄增长，45 岁后增长明显，65 岁以上人群增长更显著，75 岁以上发病率是 45～54 岁组的 5～8 倍。此外，脑卒中发病率与环境、饮食习惯和气候（纬度）等因素有关，我国脑卒中总体分布呈北高南低、西高东低，纬度每增高 5°，脑卒中发病率增加 64.0/10 万，病死率增加 6.6/10 万。

（二）病因

1. 血管病变

动脉粥样硬化和高血压性动脉硬化最常见，其次为结核性、梅毒性、结缔组织病和钩端螺旋体等所致的动脉炎，先天性脑血管病如动脉瘤、血管畸形和先天性血管狭窄、外伤、颅脑手术、插入导管和穿刺所致的血管损伤，以及药物、毒物和恶性肿瘤等导致的血管病损。

2. 心脏病和血流动力学改变

如高血压、低血压或血压急骤波动，心功能障碍、传导阻滞、风湿性或非风湿性瓣膜病、心肌病等，以及心律失常特别是心房纤颤。

3. 血液成分和血液流变学改变

如高黏血症（见于脱水、红细胞增多症、高纤维蛋白血症和白血病等），凝血机制异常

（应用抗凝剂、口服避孕药和弥散性血管内凝血等），血液病及血液流变学异常可导致血黏度增加和血栓前状态。

4. 其他病因

包括空气、脂肪、癌细胞和寄生虫等栓塞，脑血管痉挛，受压和外伤等。部分脑卒中原因不明。

（三）促发因素

1. 血流动力学因素

（1）血压过高或过低：瞬时高血压是出血性脑卒中重要诱发因素，一过性低血压可诱发缺血性脑卒中。

（2）血容量改变：血容量不足，血液浓缩可诱发缺血性脑血管病。

（3）心脏病：心功能不全，心律失常可诱发脑梗死。

2. 血液成分异常

（1）血黏度改变：红细胞增多症、异常球蛋白血症等引起异常高血黏度，可诱发脑梗死。

（2）血小板数量或功能异常：血小板减少常引起出血性脑卒中；增多时可引起脑梗死，但是由于此时血小板功能低下，也可致出血性脑卒中。

（3）凝血或纤溶系统功能障碍：如血友病、白血病可引起出血性或缺血性脑卒中。

（四）危险因素

危险因素是当前脑血管病研究的一个重大课题。脑卒中的危险因素可分为可干预和不可干预2类，其中可干预的有高血压、糖尿病、高脂血症、（冠心病）心脏病、高同型半胱氨酸血症、短暂性脑缺血性发作（TIA）或脑卒中史、肥胖、无症状性颈动脉狭窄、酗酒、吸烟、抗凝治疗、脑动脉炎等；不可干预的有年龄、性别、遗传、种族等因素。其中高血压是各类型脑卒中最重要的独立危险因素。

（五）分类

脑卒中分为3大类：蛛网膜下腔出血、脑出血和脑梗死。其中脑梗死又分为7类：动脉粥样硬化性血栓性脑梗死、脑栓塞、腔隙性梗死、出血性梗死、无症状性梗死、其他梗死和原因未明的脑梗死。

二、临床表现

（一）主要症状和体征

1. 起病突然

立即出现相应的症状和体征，是脑卒中的主要特点。

2. 全脑症状

头痛、恶心、呕吐和不同程度的意识障碍。这些症状可轻重不等或不出现，主要与脑卒中类型和严重程度有关。

3. 局灶症状和体征

根据损害的部位不同而异。

（1）颈内动脉系统损害表现：主要由大脑半球深部或额、颞、顶叶病变所致，可表现为：①病灶对侧中枢性面、舌下神经瘫痪和肢体瘫痪。②对侧偏身感觉障碍。③优势半球损害时可有失语。④对侧同向偏盲。

（2）椎－基底动脉系统损害表现：主要由脑干、小脑或枕叶病变所致，可表现为：①眩晕伴恶心、呕吐。②复视。③构音、吞咽困难。④交叉性瘫痪或感觉障碍。⑤小脑共济失调。⑥皮质盲。

（3）脑膜刺激征：颅内压增高或病变波及脑膜时发生。表现为颈项强直、Kernig 征和 Brudzinski 征阳性。

（二）常见并发症

压疮、关节挛缩、肩关节半脱位、肩－手综合征、失用综合征、误用综合征、骨折、肺炎等。

三、主要功能障碍

由于病变性质、部位、病变严重程度等的不同，患者可能单独发生某一种障碍或同时发生几种障碍。其中以运动功能和感觉功能障碍最为常见。

（一）运动功能障碍

运动功能障碍是最常见的功能障碍之一，多表现为一侧肢体瘫痪，即偏瘫。脑卒中患者运动功能的恢复，一般经过弛缓期、痉挛期和恢复期 3 个阶段。

（二）感觉功能障碍

偏瘫侧感觉受损但很少缺失。据报道，65％的脑卒中患者有不同程度和不同类型的感觉障碍。主要表现为痛觉、温度觉、触觉、本体觉和视觉的减退或丧失。44％的脑卒中患者有明显的本体感觉障碍，并可影响整体残疾水平。

（三）共济障碍

共济障碍是指四肢协调动作和行走时的身体平衡发生障碍，又称共济失调。脑卒中患者常见的共济失调障碍有大脑性共济障碍、小脑性共济障碍。肢体或躯干的共济失调在小脑损害的患者较常见。常因小脑、基底核、反射异常、本体感觉丧失或运动无力、反射异常、肌张力过高、视野缺损等所致。

（四）言语障碍

脑卒中患者常发生言语障碍，发生率高达 40％～50％。包括失语症和构音障碍。失语症是由于大脑半球优势侧（通常为左半球）语言区损伤所致，表现为听、说、读、写的能力障碍。构音障碍由于脑损害引起发音器官的肌力减退、协调性不良或肌张力改变而导致语音形成的障碍。

（五）认知障碍

认知障碍主要包括意识障碍、智力障碍、失认症和失用症等高级神经功能障碍。

1. 意识障碍

是指大脑皮质的意识功能处于抑制状态，认识活动的完整性降低。脑卒中患者的意识障碍的发生率约 40％。

2. 智力障碍

智力是个人行动有目的、思维合理、应付环境有效聚集的较全面的才能。思维能力（包括推理、分析、综合、比较、抽象、概括等），特别是创造性思维是智力的核心。脑卒中可引起记忆力、计算力、定向力、注意力、思维能力等障碍。

3. 失认症

常因非优势侧半球（通常为右半球）损害，尤其是顶叶损害而导致的认知障碍。其病变部位多位于顶叶、枕叶、颞叶交界区。如视觉失认、听觉失认、触觉失认、躯体忽略、体像障碍等。

4. 失用症

失用症是指在没有感觉和运动损害的情况下不能进行以前所学过的、有目的的运动。脑卒中常见的失用症有：意念性失用、结构性失用、意念运动性失用、步行失用等。

（六）ADL 能力障碍

日常生活活动（ADL）是指一个人为独立生活每天必须反复进行的、最基本的、一系列的身体动作或活动，即衣、食、住、行、个人卫生等基本动作和技巧。脑卒中患者，由于运动功能、感觉功能、认知功能等多种功能障碍并存，导致 ADL 能力障碍。

（七）继发性功能障碍

1. 心理障碍

是指人的内心、思想、精神和感情等心理活动发生障碍。患者的行为也可因认知障碍而受影响，表现为易怒、顽固、挑剔、不耐心、冲动、任性、淡漠或过于依赖他人。这种行为使患者的社会适应性较差，甚至环境也可增加其孤独感和压力。

2. 膀胱与直肠功能障碍

表现为尿失禁、二便潴留等。

3. 肩部功能障碍

多因肩痛、半脱位和肩手综合征所致。肩关节疼痛多在脑卒中很长时间后发生，发生率约为 72%；肩关节半脱位在偏瘫患者中很常见，发生率为 81%。肩手综合征在脑卒中发病后 1～3 个月很常见，表现为肩痛、手肿、皮肤温度上升、关节畸形。

4. 关节活动障碍

因运动丧失与制动导致关节活动度降低、痉挛与变形，相关组织弹性消失，肌肉失用性萎缩进而导致关节活动障碍。

5. 面神经功能障碍

主要表现为额纹消失、口角歪斜及鼻唇沟变浅等表情肌运动障碍。核上性面瘫表现为眼裂以下表情肌运动障碍，可影响发音和饮食。

6. 疼痛丘脑

脑后外侧核受损的患者最初可表现为对侧偏身感觉丧失，数周或数月后感觉丧失，将可能被一种严重的烧灼样疼痛所代替，称为丘脑综合征。疼痛可因刺激或触摸肢体而加重。疼痛的后果常使患者功能降低，注意力难以集中，发生抑郁并影响康复疗效。

7. 骨质疏松

脑卒中后继发性骨质疏松是影响患者运动功能恢复和日常生活能力的一个重要因素。

8. 失用综合征

长期卧床，活动量明显不足，可引起压疮、肺感染、尿路感染、直立性低血压、心肺功能下降、异位骨化等失用综合征。

9. 误用综合征

病后治疗或护理方法不当可引起关节肌肉损伤、骨折、肩痛、痉挛加重、异常痉挛模式和异常步态、足内翻等。

10. 吞咽功能障碍

吞咽困难是脑卒中后的常见并发症，脑卒中患者29％～60.4％伴有吞咽功能障碍。临床表现为进食呛咳、食物摄取困难、哽咽、喘鸣、食物通过受阻而鼻腔反流；体征为口臭、流涎、声嘶、吸入性肺炎、营养不良、脱水和面部表情肌的不对称等。部分患者可能需要长期通过鼻饲管进食。

11. 深静脉血栓形成

主要症状包括小腿疼痛或触痛、肿胀和变色。约50％的患者可不出现典型的临床症状，但可通过静脉造影或其他一些非侵入性技术进行诊断。

四、康复评定

（一）脑损伤严重程度的评定

1. 格拉斯哥昏迷量表（Glasgow Coma Scale，GCS）

GCS 是根据睁眼情况（1～4 分）、肢体运动（1～6 分）和语言表达（1～5 分）来判定患者脑损伤的严重程度。GCS≤8 分为重度脑损伤，呈昏迷状态；9～12 分为中度脑损伤；13～15 分为轻度脑损伤。

2. 脑卒中患者临床神经功能缺损程度评分标准

评分为 0～45 分，0～15 分为轻度神经功能缺损；16～30 分为中度神经功能缺损；31～45 分为重度神经功能缺损。

3. 美国卫生研究院脑卒中评分表（NIHSS）

NIHSS 是国际上使用频率最高的脑卒中评分量表，有 11 项检测内容，得分低说明神经功能损害程度轻，得分高说明程度重。

（二）运动功能的评定

脑卒中后运动功能障碍多表现偏侧肢体瘫痪，是致残的重要原因。评定常采用 Bobath、上田敏、Fugl-Meyer 评定等方法。运动功能评估主要是对运动模式、肌张力、肌肉协调能力进行评估。

肢体的运动功能障碍按照脑卒中后各期（软瘫期、痉挛期、相对恢复和后遗症期）的状况，采用 Brunnstrom 6 阶段评估法，可以简单分为：Ⅰ期——迟缓阶段；Ⅱ期——出现痉挛和联合反应阶段；Ⅲ期——连带运动达到高峰阶段；Ⅳ期——异常运动模式阶段；Ⅴ期——出现分离运动阶段；Ⅵ期——正常运动状态。

（三）感觉功能评估

感觉功能评估包括浅感觉、深感觉和复合感觉。评估患者的痛温觉、触觉、运动觉、位置觉、实体觉和图形觉是否减退或丧失。脑卒中感觉功能评定的目的在于了解感觉障碍的程度和部位，指导患者正确选用辅助用具及避免在日常生活活动中发生伤害事故。

（四）平衡功能评定

1. 三级平衡检测法

三级平衡检测法在临床经常使用。

Ⅰ级平衡是指在静态下不借助外力，患者可以保持坐位或站立位平衡；Ⅱ级平衡是指在支撑面不动（坐位或站立位），身体某个或几个部位运动时可以保持平衡；Ⅲ级平衡是指患者在外力作用或外来干扰下仍可以保持坐位或站立平衡。

2. Berg 平衡评定量表

是脑卒中康复临床与研究中最常用的量表，一共 14 项检测内容，包括：坐→站；无支撑站立；足着地，无支撑坐位；站→坐；床→椅转移；无支撑闭眼站立；双足并拢，无支撑站立；上肢向前伸；从地面拾物；转身向后看；转体 360°；用足交替踏台阶；双足前后位，无支撑站立；单腿站立。每项评分 0～4 分，满分 56 分，得分高表明平衡功能好，得分低表明平衡功能差。

（五）认知功能评估

评估患者对事物的注意、识别、记忆、理解和思维有无出现障碍。例如：

1. 意识障碍

是对外界环境刺激缺乏反应的一种精神状态。根据临床表现可分为嗜睡、昏睡、浅昏迷、深昏迷 4 个程度。临床上通过患者的语音反应，对针刺的痛觉反射、瞳孔对光反射、吞咽反射、角膜反射等来判断意识障碍的程度。

2. 智力障碍

主要表现为定向力、计算力、观察力等思维能力的减退。

记忆障碍可表现为短期记忆障碍或长期记忆障碍。

失用症常见的有结构性失用、意念运动性失用、运动性失用和步行失用。

失认症可表现为视觉失认、听觉失认、触觉失认、躯体忽略和体像障碍。

（六）言语功能评估

评估患者的发音情况及各种语言形式的表达能力，包括说、听、读、写和手势表达。脑卒中患者常有以下言语障碍表现：

1. 构音障碍

是由于中枢神经系统损害引起言语运动控制障碍（无力、缓慢或不协调），主要表现为发音含糊不清，语调及速率、节奏异常，鼻音过重等言语听觉特性的改变。

2. 失语症

是由于大脑皮质与语言功能有关的区域受损害所致，是优势大脑半球损害的重要症状之一。常见的失语类型有运动性失语、感觉性失语、传导性失语、命名性失语、经皮质运动性失语、经皮质感觉性失语、完全性失语等。

（七）摄食和吞咽功能评估

1. 临床评估

对患者吞咽障碍的描述：吞咽障碍发生的时间、频率；在吞咽过程发生的阶段；症状加重的因素（食物的性状，一口量等）；吞咽时的伴随症状（梗阻感、咽喉痛、鼻腔、反流、误吸等）。

2．实验室评定

视频荧光造影检查：即吞钡试验，它可以精确地显示吞咽速度和误吸的存在，以了解吞咽过程中是否存在食物残留或误吸，并找出与误吸有关的潜在危险因素，帮助设计治疗饮食，确定安全进食体位。

3．咽部敏感试验

用柔软纤维导管中的空气流刺激喉上神经支配区的黏膜，根据感受到的气流压力来确定感觉障碍的阈值和程度。脑卒中患者咽部感觉障碍程度与误吸有关。

（八）日常生活活动（ADL）能力评估

脑卒中患者由于运动功能、认知功能、感觉功能、言语功能等多种功能障碍并存，常导致衣、食、住、行、个人卫生等基本动作和技巧能力的下降或丧失。常采用改良 Barthel 指数或功能独立性评估法（FIM）。

（九）心理评估

评估患者的心理状态，人际关系与环境适应能力，了解有无抑郁、焦虑、恐惧等心理障碍，评估患者的社会支持系统是否健全有效。

（十）社会活动参与能力评估

采用社会活动与参与量表评定。该量表分为理解与交流、身体移动、生活自理、与人相处、生活活动、社会参与 6 个方面，共 30 个问题，每个问题的功能障碍程度分为"无、轻、中、重、极重度"，相应分值为 1、2、3、4、5 分。

五、康复治疗

（一）康复目标

采用一切有效的措施，预防脑卒中后可能发生的残疾和并发症（如压疮、坠积性肺炎或吸入性肺炎、泌尿系感染、深静脉血栓形成等），改善受损的功能（如感觉、运动、语言、认知和心理等），提高患者的日常生活活动能力和适应社会生活的能力，即提高脑卒中患者的生活质量，使其重返家庭和工作岗位，最终成为独立的、社会的人。

（二）康复治疗

脑卒中的康复应从急性期开始，只要不妨碍治疗，康复训练开始得越早，功能恢复的可能性越大，预后越好。一般认为康复治疗开始的时间应为患者生命体征稳定，神经病学症状不再发展后 48 小时可开始，应尽可能地减轻失用（包括健侧）。脑卒中康复治疗包括偏瘫肢体综合训练、平衡功能训练、手功能训练、言语功能训练、吞咽功能训练、作业治疗、理疗等。

（三）康复训练的原则

1．选择合适的早期康复时机。

2．康复治疗计划是建立在康复评定的基础上，由康复治疗小组共同制订，并在治疗方案实施过程中逐步加以修正和完善。

3．康复治疗始终贯穿于脑卒中治疗的全过程，做到循序渐进。

4．康复治疗要有患者的主动参与和家属的积极配合，并与日常生活和健康教育相结合。

5．采用综合康复治疗，包括物理治疗、作业治疗、言语治疗、心理治疗、传统康复治疗和康复工程等方法。

（四）软瘫期的康复训练

软瘫期是指发病1～3周内（脑出血2～3周，脑梗死1周左右），患者意识清楚或有轻度意识障碍，生命体征平稳，但患肢肌力、肌张力均很低，腱反射也低。康复护理措施应早期介入，以不影响临床抢救，不造成病情恶化为前提。目的是预防并发症以及继发性损害，同时为下一步功能训练做准备。每天一般2小时更换一次体位，保持抗痉挛体位，以预防压疮、肺部感染及痉挛模式的发生。

1. 桥式运动

在床上进行翻身训练的同时，必须加强患侧伸髋屈膝肌的练习，这对避免患者今后行走时出现偏瘫步态十分重要。

（1）双侧桥式运动：帮助患者将两腿屈曲，双足在臀下平踏床面，让患者伸髋将臀抬离床面。如患髋外旋外展不能支持，则帮助将患膝稳定。

（2）单侧桥式运动：当患者能完成双侧桥式运动后，可让患者伸展健腿，患腿完成屈膝、伸髋、抬臀的动作。

（3）动态桥式运动：为了获得下肢内收、外展的控制能力，患者仰卧屈膝，双足踏住床面，双膝平行并拢，健腿保持不动，患腿做交替的幅度较小的内收和外展动作，并学会控制动作的幅度和速度。然后患腿保持中立位，健腿做内收、外展练习。

2. 软瘫期的被动活动

如病情较稳定，在病后第3～4天起患肢所有的关节都应做全范围的关节被动活动，以防关节挛缩。每天2～3次，活动顺序从大关节到小关节循序渐进，缓慢进行，切忌粗暴。直到主动运动恢复。

（1）软瘫期的按摩：对患肢进行按摩可促进血液、淋巴回流，防止和减轻水肿，同时又是一种运动感觉刺激，有利于运动功能恢复。按摩要轻柔、缓慢、有节律地进行，不可用强刺激性手法。对肌张力高的肌群用安抚性质的推摩，对肌张力低的肌群则予以摩擦和揉捏。

（2）软瘫期的主动活动：软瘫期所有主动训练都是在床上进行的。主要原则是利用躯干肌的活动以及各种手段，促使肩胛带和骨盆带的功能恢复。

（3）翻身训练：尽早使患者学会向两侧翻身，以免长期固定于一种姿势，出现继发压疮及肺部感染等并发症。

①向健侧翻身：患者仰卧位，双手交叉，患侧拇指置于健侧拇指之上（Bobath式握手），屈膝，健腿插入患腿下方。交叉的双手伸直举向上方，做左右侧方摆动，借助摆动的惯性，让双上肢和躯干一起翻向健侧。康复护理人员可协助或帮助其转动骨盆或肩胛。

②向患侧翻身：患者仰卧位，双手呈Bobath式握手，向上伸展上肢，健侧下肢屈曲。双上肢左右侧方摆动，当摆向患侧时，顺势将身体翻向患侧。

（五）痉挛期的康复训练

一般在软瘫期2～3周开始，肢体开始出现痉挛并逐渐加重。这是疾病发展的规律，一般持续3个月左右。此期的康复目标是通过抗痉挛的姿势体位来预防痉挛模式和控制异常的运动模式，促进分离运动的出现。

1. 抗痉挛训练

大部分患者患侧上肢以屈肌痉挛占优势，下肢以伸肌痉挛占优势。表现为肩胛骨后缩，肩带下垂，肩内收、内旋，肘屈曲，前臂旋前，腕屈曲伴一定的尺侧偏，手指屈曲内收；骨盆旋后并上提，髋伸、内收、内旋，膝伸，足趾屈内翻。

（1）卧位抗痉挛训练：采用 Bobath 式握手上举上肢，使患侧肩胛骨向前，患肘伸直。仰卧位时双腿屈曲，Bobath 式握手抱住双膝，将头抬起，前后摆动使下肢更加屈曲。此外，还可以进行桥式运动，也有利于抑制下肢伸肌痉挛。

（2）被动活动肩关节和肩胛带：患者仰卧，以 Bobath 式握手用健手带动患手上举，伸直和加压患臂。可帮助上肢运动功能的恢复，也可预防肩痛和肩关节挛缩。

（3）下肢控制能力训练：卧床期间进行下肢训练可以改善下肢控制能力，为以后行走训练做准备。

①髋、膝屈曲训练：患者仰卧位，护士用手握住其患足，使之背屈旋外，腿屈曲，并保持髋关节不外展、外旋。待对此动作阻力消失后再指导患者缓慢地伸展下肢，伸腿时应防止内收、内旋。在下肢完全伸展的过程中，患足始终不离开床面，保持屈膝而髋关节适度微屈。以后可将患肢摆放成屈髋、屈膝、足支撑在床上，并让患者保持这一体位。随着控制能力的改善，指导患者将患肢从健侧膝旁移开，并保持稳定。

②踝背屈训练：当患者可以控制一定角度的屈膝动作后，以脚踏住支撑面，进行踝背屈训练。护士握住患者的踝部，自足跟向后、向下加压，另一只手抬起脚趾使之背屈且保持足外翻位，当被动踝背屈抵抗逐渐消失后，要求患者主动保持该姿势。随后指导患者进行主动踝背屈练习。

③下肢内收、外展控制训练：方法见动态桥式运动。

2. 坐位及坐位平衡训练

尽早让患者坐起，能防止肺部感染、静脉血栓形成、压疮等并发症，开阔视野，减少不良情绪。

（1）坐位耐力训练：对部分长期卧床患者为避免其突然坐起引起直立性低血压，首先应进行坐位耐力训练。先从半坐位（约30°）开始，如患者能坚持30分钟并且无明显直立性低血压，则可逐渐增大角度（45°、60°、90°）、延长时间和增加次数。如患者能在90°坐位坐30分钟，则可进行从床边坐起训练。

（2）从卧位到床边坐起训练：患者先侧移至床边，将健腿插入患腿下，用健腿将患腿移于床边外，患膝自然屈曲。然后头向上抬，躯干向患侧旋转，健手横过身体，在患侧用手推床，把自己推至坐位，同时摆动健腿下床。必要时护士可以一手放在患者健侧肩部，另一手放于其臀部帮助坐起，注意千万不能拉患肩。

（六）恢复期康复训练

恢复期早期患侧肢体和躯干肌还没有足够的平衡能力，因此，坐起后常不能保持良好的稳定状态。帮助患者坐稳的关键是先进行坐位耐力训练。

1. 平衡训练

静态平衡为一级平衡；自动动态平衡为二级平衡；他动动态平衡为三级平衡。平衡训练包括左右和前后平衡训练。一般静态平衡完成后，进行自动动态平衡训练，即要求患者的躯干能做前后、左右、上下各方向不同摆幅的摆动运动。最后进行他动动态平衡训练，即在他人一定的外力推动下仍能保持平衡。

（1）坐位左右平衡训练：让患者取坐位，治疗师坐于其患侧，嘱其头部保持正直，将重心移向患侧，再逐渐将重心移向健侧，反复进行。

（2）坐位前后平衡训练：患者在护士的协助下身体向前或后倾斜，然后慢慢恢复中立位，反复训练。静态平衡（一级平衡）完成后，进行自动动态平衡（二级平衡）训练，即要求患者的躯干能做前后、左右、上下各方向不同摆幅的摆动运动。最后进行他动动态平衡（三级平衡）训练，即在他人一定的外力推动下仍能保持平衡。

（3）坐到站起平衡训练：指导患者双手交叉，让患者屈髋、身体前倾，重心移至双腿，然后做抬臀站起动作。患者负重能力加强后，可让患者独立做双手交叉、屈髋、身体前倾，然后自行站立。

（4）站立平衡训练：完成坐到站起动作后，可对患者依次进行扶站、平衡杠内站立、独自站立以及单足交替站立的三级平衡训练。尤其做好迈步向前向后和向左向右的重心转移的平衡训练。

2. 步行训练

学习平行杠内患腿向前迈步时，要求患者躯干伸直，用健手扶栏杆；重心移至健腿，膝关节轻度屈曲。护士扶住其骨盆，帮助患侧骨盆向前下方运动，防止患腿在迈步时外旋。当健腿向前迈步时，患者躯干伸直，健手扶栏杆，重心前移，护士站在患者侧后方，一手放置于患腿膝部，防止患者健腿迈步时膝关节突然屈曲以及发生膝反张；另一手放置于患侧骨盆部，以防其后缩。健腿开始只迈至与患腿平齐位，随着患腿负重能力的提高，健腿可适当超过患腿。指导患者利用助行器和手杖等帮助练习。

3. 上下楼梯训练

原则为上楼时健足先上，患足后上；下楼时患足先下，健足后下。上楼时，健足先放在上级台阶，伸直健腿，把患腿抬到同一台阶；下楼时，患足先下到下一级台阶，然后健足迈下到同一级台阶。在进行训练前应给予充分的说明和示范，以消除患者的恐惧感。步态逐渐稳定后，指导患者用双手扶楼梯栏杆独自上下楼梯。

4. 上肢控制能力训练

包括臂、肘、腕、手的训练。

（1）前臂的旋前、旋后训练：指导患者坐于桌前，用患手翻动桌上的扑克牌。亦可在任何体位让患者转动手中的一件小物。

（2）肘的控制训练：重点在于再伸展动作上。患者仰卧，患臂上举，尽量伸直肘关节，然后缓慢屈肘，用手触摸自己的口、对侧耳和肩。

（3）腕指伸展训练：双手交叉，手掌朝前，手背朝胸，然后伸肘，举手过头，掌面向上，返回胸前，再向左、右各方向伸肘。

5. 改善手功能训练

患手反复进行放开、抓物和取物品训练。纠正错误运动模式。

（1）作业性手功能训练：通过编织、绘画、陶瓷工艺、橡皮泥塑等训练两手协同操作能力。

（2）手的精细动作训练：通过打字、搭积木、拧螺丝、拾小钢珠等以及进行与日常生活动作有关的训练，加强和提高患者手的综合能力。

（七）认知功能障碍的康复训练

1. 认知功能障碍常常给患者的生活和治疗带来许多困难，所以认知训练对患者的全面康复起着极其重要的作用。训练要与患者的功能活动和解决实际问题的能力紧密配合。

2. 认知行为干预：根据认知过程影响情绪和行为的理论，通过认知和行为来改变患者不良认知和功能失调性态度。首先评估患者认知能力及其与自我放松技巧的关系以及接受新事物的能力，鼓励患者练习自我活动技巧，增加成就感；模仿正面形象，自我校正错误行为，提高患者对现实的认知能力。

（1）放松技巧：康复护理人员根据"代偿"和"升华"心理防御机制，符合患者心理的赞赏、鼓励和美好的语言劝导，巧妙转移患者不良心境。教会其自我行为疗法，如转移注意力、想象、重构、自我鼓励、放松训练等减压技巧，有助于减轻患者抑郁程度。

（2）音乐疗法：对脑卒中后抑郁患者有较好的疗效，其中感受式音乐疗法因其简便易行而常被作为首选方法。通过欣赏旋律优美、节奏舒适的轻音乐可引起患者的注意和兴趣，达到心理上的自我调整。

六、康复护理

早期康复护理能够显著改善脑卒中患者的神经功能和日常生活活动能力，有利于提高患者生活质量。

早期康复护理是脑卒中早期康复治疗的重要组成部分。早期康复是指脑卒中患者生命体征平稳、神经系统症状不再发展后即可开始康复治疗。只要不影响治疗，早期康复护理介入越早越好，早期康复护理可促进大脑的可塑性，调动脑组织内残余细胞发挥其代偿作用，促进损伤区域组织的重构和细胞的再生，有效地预防脑神经萎缩，从而使患者各种功能尽早恢复和改善，降低致残率。

（一）康复护理目标

1. 改善患侧肢体的运动、感觉功能，改善患者的平衡功能。最大限度发挥患者的残余功能。

2. 改善患者言语功能障碍，调整心态、建立有效沟通方式。

3. 预防潜在并发症及护理不良事件的发生。

4. 提高患者的 ADL 能力，学习使用辅助器具，指导家庭生活自理。

5. 提高患者生活质量以及社会参与的能力。

6. 实施教育学习的原则：强调残疾者和家属掌握康复知识、技能。

（二）康复护理

1. 软瘫期抗痉挛体位的摆放

软瘫期抗痉挛体位的摆放是早期抗痉挛治疗的重要措施之一。抗痉挛体位能预防和减轻上肢屈肌、下肢伸肌的典型痉挛模式，是预防预后出现病理性运动模式之一。

（1）健侧卧位：患侧下肢髋、膝关节自然屈曲向前，放在身体前面另一枕上。健侧肢体自然放置。

（2）患侧卧位：患侧卧位可增加对患侧的知觉刺激输入，并使整个患侧被拉长，从而减少痉挛。

（3）仰卧位：该体位易引起压疮及增强异常反射活动，应尽量少用。

2．恢复期康复护理

日常生活活动（ADL）能力训练：早期即可开始，通过持之以恒的 ADL 训练，争取患者能自理生活，从而提高生活质量。训练内容包括进食方法、个人卫生、穿脱衣裤鞋袜、床椅转移、洗澡等。为完成 ADL 训练，可选用一些适用的装置，如便于进食饲喂的特殊器皿、改装的牙刷、各种形式的器具及便于穿脱的衣服。

3．后遗症期的康复护理

一般病程经过大约 1 年左右，患者经过治疗或未经积极康复，患者可以留有不同程度的后遗症，主要表现为肢体痉挛、关节挛缩变形、运动姿势异常等。此期康复护理目的是指导患者继续训练和利用残余功能，此外，训练患者使用健侧肢体代偿部分患侧的功能，同时指导家属尽可能改善患者的周围环境，以便于争取最大限度的生活自理。

（1）进行维持功能的各项训练。

（2）加强健侧的训练，以增强其代偿能力。

（3）指导正确使用辅助器，如手杖、步行器、轮椅、支具，以补偿患者的功能。

（4）改善步态训练，主要是加强站立平衡、屈膝和踝背屈训练，同时进一步完善下肢的负重能力，提高步行效率。

（5）对家庭环境做必要的改造，如门槛和台阶改成斜坡，蹲式便器改成坐式便器，厕所、浴室、走廊加扶手等。

4．言语功能障碍的康复护理

语音为了交流沟通，发病后应尽早开始语音训练。虽然失语，但仍需与患者进行言语或非语言交流，通过交谈和观察，全面评价语言障碍的程度，并列举语言功能恢复良好者进行实例宣教，同时还应注意心理疏导，增强其语言训练的信心。

5．摄食和吞咽功能障碍的康复护理

吞咽障碍是急性脑卒中常见的症状，患者可因舌和喉头等运动控制障碍导致吞咽障碍；患者引起误吸、误咽和窒息，甚至引起坠积性肺炎和呼吸困难等；也可因进食困难而引起营养物质摄入不足，水、电解质及酸碱平衡失调等，从而影响患者整体康复。

6．心理和情感障碍的康复护理

心理和情感障碍产生的原因：

（1）对疾病的认识异常：患者往往在脑卒中早期表现出对疾病的否认和不理解，尤其是在患者有半身忽略障碍时，患者自觉四肢仍能活动，完全否认有偏瘫。在护理肢体障碍和半身忽略患者时，要不断给予言语信息，口头述说患侧是患者的一部分，同时以各种方式提醒患者，不能操之过急，以免使患者产生抑郁、失望等严重心理障碍。

（2）抑郁状态：脑卒中急性期过后，由于躯体残疾的挫折，对其后果的担心，不甘成为残疾者和依赖他人，工作和地位的丧失等都可造成患者的抑郁反应，表现为对异性兴趣减退，容易哭泣，经常责怪自己，感到孤独，前途无望等。对抑郁患者应利用各种方式促使患者倾诉及宣泄，具体地帮助患者解决实际问题，如争取家人探望、协调关系，多安排一些他们愿意做的事情，充分发挥他们的生活能力，如安排看电视、读报纸、听音乐等，摆脱疾病带来的困扰，帮助他们从心理上树立战胜疾病的信心。

（3）情感失控：由于感觉输入的异常和大部分皮质功能紊乱，伴有假性延髓性麻痹的脑卒中患者，情绪释放不受高级神经系统控制，造成患者情感失控，容易产生强制性哭笑。应在此基础上进行上述各种功能障碍的康复护理。

（4）心理康复护理：要鼓励患者积极治疗，对功能障碍要早期康复，防止误用综合征；还要教育患者认识到后遗症的康复是一个长期的过程，需进行维持性训练以防功能退步。对长期卧床的患者，要教会家属正确的护理方法，以防压疮、感染等并发症及失用综合征。

①疾病早期表现出对疾病的不理解和否认的患者，在护理中我们处处给予尊重和照顾，先将治疗的目的、意义、疗效和注意事项等告诉患者，并征求其意见，尊重和保护他们的自尊心，取得合作。使患者感受到在医院有安全感，有信心，避免使患者产生忧郁、失望等严重问题。

②对性情急躁，情绪易波动的患者要积极的引导。这类患者情绪易受客观因素的影响，易产生波动，急躁不利于控制病情。讲解脑血管病的发病机制，哪些人易于发病，危险因子是什么，应如何预防等知识告诉患者，用科学的方法保护好自己的身体，引导其扩大自己的爱好面，陶冶情操，增添乐趣；消除心理压抑和急躁情绪，避免诱发本病的因素。

③对于缺乏信心，疑虑重重的患者，应给予真诚的安慰和鼓励，这类患者对自己的病情缺乏了解，信心不足，又怕病后残疾无人照料，过度焦虑，破坏了心理平衡，使病情多次出现反复；通过康复健康教育，帮助患者认识和了解疾病发生、发展的因素，消除其紧张、焦虑情绪，运用医学知识，启发和指导其主动配合康复治疗。

④对于抑郁型患者，应主动、热情地与他们接近，每天增加与患者的沟通时间。耐心地倾听他们讲述自己的生活挫折和精神创伤，并给予必要的安慰、开导和照顾，使患者感受到大家庭的温暖。

⑤注意患者在不同时期的心理变化，有针对性地做好心理护理。偏瘫患者在发病初期由于偏瘫突然发生，坚持否认病情，情绪激动，急躁阶段康复的欲望极为强烈，对此期间的患者要给予安慰疏导，消除其急躁情绪，使其正视病情，积极配合训练。面对较长时间的康复治疗，肢体功能障碍仍未得到完全恢复，患者常感到悲观、失望、情绪低落，对预后缺乏信心，甚至不愿进行康复训练，对此期患者要因势利导，并让康复成功者现身说教，促使患者变悲观失望为主观努力，树立战胜疾病的信心和勇气。

（三）常见并发症的康复护理

1. 肩关节半脱位

治疗上应注意矫正肩胛骨的姿势，早期良好的体位摆放，同时鼓励患者经常用健手帮助患臂做充分的上举活动。在活动中禁忌牵拉患肩，肩关节及周围结构不应有任何疼痛，如有疼痛表明某些结构受到累及，必须立即改变治疗方法或手法强度。

（1）预防：坐位时，患侧上肢可放在轮椅的扶手或支撑台上，或采取其他良好的肢位；站立时可用肩托（Bobath 肩托），防止重力作用对肩部的不利影响。

（2）手法纠正肩胛骨位置：护理人员站在患者前方，向前抬起患侧上肢，然后用手掌沿患肢到手掌方向快速反复地加压，并要求患者保持掌心向前，不使肩关节后缩。

（3）物理因子治疗：用冰快速按摩有关肌肉，可刺激肌肉的活动，对三角肌及冈上肌进行功能性电刺激或肌电生物反馈疗法。

（4）针灸、电针：可能对肌张力提高有一定作用。

（5）被动活动：在不损伤肩关节及周围组织的情况下，维持全关节无痛性被动活动，应避免牵拉患肢，而引起肩痛和半脱位。

2. 肩－手综合征

多见于脑卒中发病后 1～2 个月内，偏瘫性肩痛是成年脑卒中患者最常见的并发症之一。表现为突然发生的手部肿痛，下垂时更明显，皮温增高，掌指关节、腕关节活动受限等症状。肩－手综合征应以预防为主，早发现，早治疗，特别是发病的前 3 个月内是治疗的最佳时期。

（1）预防措施：避免上肢手外伤（即使是小损伤）、疼痛、过度牵张、长时间垂悬，已有水肿者应尽量避免患手静脉输液。对严重的肩痛，应停止肩部和患侧上肢的运动治疗，适当选用一些理疗，如高频电疗、光疗等。

（2）正确的肢体摆放：早期应保持正确的坐卧姿势，避免长时间手下垂。卧位时患肢抬高，坐位时把患侧上肢放在前面的小桌上或扶手椅的扶手上。在没有上述支撑物时，则应在患者双腿上放一枕头，将患侧上肢置于枕头上。

（3）患侧手水肿：护理人员可采用手指或末梢向心加压缠绕：用 1～2m 的长线，从远端到近端，先拇指，后其他四指，最后手掌手背，直至腕关节上。此方法简单，安全，有效。

（4）冷疗：用湿润的毛巾包绕整个肩、肩胛和手指的掌面，每次 10～15 分钟，每天 2次；也可以用 9.4～11.1℃ 的冷水浸泡患手 30 分钟，每天 1 次，有解痉、消肿的效果。

（5）主被动运动：加强患臂被动和主动运动，以免发生手的挛缩和功能丧失。早期在上肢上举的情况下进行适度的关节活动；在软瘫期，护理人员可对患者做无痛范围内的肩关节被动运动。

（6）药物治疗：星状神经节阻滞对早期肩手综合征有效，但对后期患者效果欠佳。可口服或肩关节腔及手部腱鞘注射类固醇制剂，对肩痛、手痛有较好的效果。对水肿明显者可短时间口服利尿剂。消炎镇痛药物多无效。

（7）手术：对其他治疗无效的剧烈手痛患者可行掌指关节掌侧的腱鞘切开或切除术，有利于缓解手指痛和肩关节痛。

3. 压疮的预防及康复护理

防止压疮或减少其加重，对压疮易发生部位积极采取以下措施：

（1）让患者躺在气垫床上，同时保持床单干燥、无皱褶，避免擦伤皮肤。

（2）保护骨头凸起部、脚跟、臀部等易发生压疮的部位，避免受压。

（3）麻痹的一侧不要压在下面，经常更换体位。

（4）对身体不能活动的老人，每 2 小时要变换体位，搬动时要把其身体完全抬起来。

（5）早期进行下肢、足踝部被动运动，预防下肢深静脉血栓形成。过去对长期卧床的脑卒中患者，凡受压部位变红，都采用按摩方法来防止压疮的发生。近年来认为此法不可取，因软组织受压变化是正常的保护反应称反应性充血，由于氧供应不足引起。解除压力后即可在 40 分钟内褪色，不会使软组织损伤形成压疮，所以不需按摩。如果持续发红，则提示组织受损，此时按摩将更致严重的创伤。

4. 失用综合征和误用综合征

（1）"失用综合征"：在急性期时担心早期活动有危险而长期卧床，限制主动性活动的结果。限制活动使肌肉萎缩、骨质疏松、神经肌肉的反应性降低、心肺功能减退等，加之各种并发症的存在和反复，时间一久，形成严重的"失用状态"。正确地进行康复护理和训练，尽早应用各种方法促进患侧肢体功能的恢复，利用健侧肢体带动患侧肢体进行自我康复训练，可防止或减缓健侧失用性肌萎缩的发生，还能促进患侧肢体康复。随着病情的改善，逐渐增大活动量，同时加强营养，可使肌萎缩逐渐减轻。

（2）"误用综合征"：相当多的患者虽然认识到应该较早地进行主动性训练，但由于缺乏正确的康复知识，一味地进行上肢的拉力、握力和下肢的直腿抬高训练，早早地架着患者下地"行走"，或进行踏车训练下肢肌力，结果是加重了抗重力肌的痉挛，严重地影响了主动性运动向随意运动的发展，而使联合反应、共同运动、痉挛的运动模式强化和固定下来，于是形成了"误用状态"，它是一种不正确的训练和护理所造成的医源性综合征。从脑卒中运动功能的恢复来看，康复训练应该循序渐进，以纠正错误的预防模式为主导。早期应以抗痉挛体位及抗痉挛模式进行康复护理和训练，促进分离运动（即支配能力）的恢复，而不是盲目地进行肌力增强训练，才能早期预防误用综合征。

（四）护理不良事件的预防

1. 跌倒的预防

进行跌倒的危险因素评估，高危患者提前与患者及家属沟通。

（1）对意识不清、躁动不安的患者应使用约束带进行保护性约束，并向家属强调保护性约束的重要性。不可私自解开约束带，约束肢体应处于功能位，定时轮流松放。做好交接班，加强巡视，观察约束肢体的血液循环并记录。

（2）向患者及家属强调 24 小时陪伴的重要性，强调患者不能单独活动和如厕。指导患者服用降压药、安眠药或感头晕时，应暂时卧床休息，避免下床活动致跌倒。

（3）改变体位动作应缓慢；告知患者穿防滑鞋，切勿打赤脚、穿硬底鞋，慎穿拖鞋。

2. 环境安全

（1）病房大小要考虑到轮椅活动的空间，不设门槛，地面防滑；浴室应有洗澡凳，墙上安置扶手，淋浴旁安装单手拧毛巾器；便器以坐式为宜，坐便器周围或坐便器上有扶手以方便和保护患者。

（2）病床应低于普通病床，并使用活动床栏，防止患者坠床。

（3）房间的布置应尽可能使患者能接受更多的刺激。床挡位置要便于使所有活动（如护理、医生查房、探视等）都发生在患侧；重视患侧功能恢复，床头柜、电视机等应安置在患侧。

3. 预防走失

对于意识障碍、认知功能障碍的患者要提前与家属做好沟通，强调 24 小时陪伴的重要性，患者不能离开陪伴的视线。外出检查时应专人陪同，尽量避免到人员杂乱的地方，快去快回。

（五）脑卒中患者饮食指导

饮食治疗是一个长久的过程，许多患者及家属对饮食治疗的重要性缺乏正确的认识，要做到合理的控制饮食，改变长久形成的饮食习惯对患者来说并不容易，只有通过专业人员对患者及家属进行健康教育，帮助患者制订个性化的饮食治疗方案，让他们认识到饮食治疗的重要性，才能有效地提高饮食控制的依从性。通过有效的健康教育可以使患者学会自我管理，走出生活中的误区，树立战胜疾病的信心。

指导患者戒烟戒酒。因为酒精不含任何营养素，只提供热量，直接干扰机体的能量代谢，长期饮酒对肝脏不利，易引起血清三酰甘油的升高。吸烟有百害而无一利，可诱发血糖升高，导致周围血管收缩，促使动脉粥样硬化形成和心脑血管疾病发生。

（六）康复健康教育

1. 教育患者主动参与康复训练，并持之以恒。

2. 积极配合治疗原发疾病，如高血压、糖尿病、高脂血症、心血管疾病等。

3. 指导有规律的生活，合理饮食，睡眠充足，适当运动，劳逸结合，保持大便通畅，鼓励患者日常生活活动自理。

4. 指导患者修身养性，保持情绪稳定，避免不良情绪的刺激。学会辨别和调节自身不良习惯，培养兴趣爱好，如下棋、写字、绘画、晨晚锻炼、打太极拳等，唤起他们对生活的乐趣。增强个体耐受、应付和摆脱紧张处境的能力，有助于整体水平的提高。

5. 争取获得有效的社会支持系统，包括家庭、朋友、同事、单位等社会支持。通过健康教育，使患者对疾病康复有进一步认识，增强康复治疗信心，调动患者及家属的积极性，使患者在良好的精神状态下积极、主动接受治疗，并指导患者将 ADL 贯穿生活中，使替代护理转为自我护理，提高患者的运动功能及 ADL 能力。使患者最大限度地恢复生活自理能力，降低致残率和复发率，提高生活质量，最大限度地回归家庭，重返社会。

七、社区家庭康复指导

社区康复护理常用的方法有：观察与沟通；纠正残疾者的姿势；帮助患者和家属学习和掌握相关康复技术和训练要点；长期协助患者进行日常生活能力训练以及职业技能的训练。

（一）指导自我护理技术

贯穿变"代替护理"为"自我护理"的理念，训练患者和家属自我护理技术和能力；按时吃药，坚持训练，定期到医院检查，让其获得最大的康复机会和效果。

（二）ADL 训练指导

指导患者家属能协助患者进行生活自理（ADL）能力的训练，并将 ADL 训练贯穿到日常生活中，鼓励患者独立完成穿脱衣服、洗脸、刷牙、进食、体位变换及手功能训练等，教会患者如何利用残存功能学会翻身、起床、从床移到轮椅、从轮椅到厕所的移动动作。将替代护理变为自我护理。

（三）家庭环境改造

理想的环境有利于实现康复目标。必要时协助患者家属进行家庭环境的评估，帮助进行家庭环境的康复功能型改造，尽量做到无障碍，减低家庭意外损伤的发生概率。

（四）定期随访

深入家庭指导，与家属建立良好的联络体系，随时关注患者的心理及情绪情况，要做到有问题随时解决，将患者的不良情绪消灭在萌芽中。协助家属为患者营造一个宽松、自由、温暖的家庭气氛，使患者全身心地投入康复训练及自我重建当中去。

第二节 周围神经损伤的康复护理

一、概述

周围神经病是指周围运动、感觉和自主神经的结构和功能障碍。周围神经疾病的表现多种多样，其分类依赖于解剖结构、病理和临床特征。常见的周围神经病有很多，常见的有 BeU 麻痹、三叉神经痛、Guillain－Barre 综合征等。对周围神经病损进行康复护理时，首先要明确诊断，了解病因，然后再根据症状的不同有针对性地进行护理干预。康复是周围神经病恢复期中的重要措施，有助于预防肌肉挛缩和关节畸形。

（一）病因

1. 特发性

如急性和慢性炎症性脱髓鞘性多发神经病，可能为自身免疫性。

2. 营养性及代谢性

慢性酒精中毒、慢性胃肠道疾病、妊娠或手术后等引起营养缺乏；代谢障碍性疾病，如糖尿病、尿毒症、血卟啉病、肝病、黏液性水肿、肢端肥大症、淀粉样变性继发营养障碍和 B 族维生素缺乏，以及恶病质等。

3. 药物及中毒

①药物如氯霉素、顺铂、乙胺丁醇、甲硝唑等可诱发感觉性神经病，胺碘酮、氯喹、戒酒硫、引哚美辛、呋喃类、异烟肼、苯妥英钠、青霉胺、长春新碱可诱发运动性神经病。②酒精中毒。③有机农药和有机氯杀虫剂。④化学品：如二硫化碳、三氯乙烯、丙烯酰胺等。⑤重金属（锡、铅、铜、汞、金和白金）。⑥白喉毒素等。

4. 传染性及肉芽肿性

如艾滋病、麻风病、莱姆病、白喉和败血症等。

5. 血管炎性

如结节性多动脉炎、系统性红斑狼疮、类风湿关节炎、硬皮病等。

6. 肿瘤性及副蛋白血症性

如淋巴瘤、肺癌和多发性骨髓瘤等引起癌性远端轴索病、癌性感觉神经元病等，以及副肿瘤综合征、副蛋白血症（如 Poems 综合征）和淀粉样变性等。

7. 遗传性

（1）特发性：如遗传性运动感觉神经病、遗传性感觉神经病、Friedreich 共济失调、家族性淀粉样变性等。

（2）代谢性：如卟啉病、异染性脑白质营养不良、Krabbe 病、无脂蛋白血症和遗传性共济失调性多发性神经病（Refsum 病）等。

（二）分类

Sedden 将周围神经病分为 3 类：

1. 神经失用

神经失用为暂时的神经功能传导阻滞，通常多见于机械压迫、牵拉伤等，一般在 6 周内神经功能可以恢复。

2. 轴索断裂

轴突在鞘内发生断裂，神经鞘膜保存完好，多见于严重的闭合性神经挤压伤，如肱骨干骨折所导致的桡神经损伤。轴索断伤时，损伤部位远端神经的感觉、运动和自主神经功能全部丧失，并发生沃勒变性。

由于神经膜保存完好，轴突再生时一般不会发生迷路，其神经功能恢复接近正常，但在神经被牵拉的部位，尤其臂丛，可能由于扭转力的关系，被扭转的神经出现结构瓦解，再生时出现轴索迷路，因而交叉支配会不可避免地发生。

3. 神经断裂

是指神经束或神经干的断裂，即除了轴索、髓鞘外，包括神经膜完全横断，必须经过神经缝合和（或）神经移植，否则功能不能恢复。

二、临床表现

（一）活动能力障碍

周围神经疾病表现为弛缓性瘫痪、肌张力降低、肌肉萎缩、抽搐。日常生活、工作中某些功能性活动能力障碍，如臂丛神经损伤者，由于上肢运动障碍可不同程度地影响进食、个人卫生、家务活动以及写字等精细动作，坐骨神经损伤者可出现异常步态或行走困难。

（二）感觉异常

1. 主观感觉异常

是在没有任何外界刺激的情况下出现的感觉异常：①局部麻木、冷热感、潮湿感、震动感，以麻木感多见。②自发疼痛：有刺痛、跳痛、刀割痛、牵拉痛、灼痛、胀痛、触痛、撕裂痛、酸痛、钝痛等同时伴有一些情感症状。③幻痛：周围神经损伤伴有肢体缺损或截肢者有时出现幻肢痛。

2. 客观感觉丧失

①感觉丧失，深浅感觉、复合觉、实体觉丧失。②感觉减退。③感觉过敏，即感觉阈值降低，小刺激出现强反应，以痛觉过敏最多见，其次是温度觉过敏。④感觉过度，少见。⑤感觉倒错，如将热的误认为是冷的，也较少见。

（三）反射均减弱或消失

周围神经病损后，其所支配区域的深浅反射均减弱或消失。

（四）自主神经功能表现

1.皮肤发红、皮温升高、潮湿、角化过度及脱皮等。

2.有破坏性病损时皮肤发绀、冰凉、干燥无汗或少汗、菲薄，皮下组织轻度肿胀，指甲（趾甲）粗糙变脆，毛发脱落，甚至发生营养性溃疡。

三、主要功能障碍

（一）运动障碍

迟缓性瘫痪、肌张力低、肌肉萎缩。

（二）感觉障碍

局部麻木、灼痛、刺痛、感觉过敏、实体感缺失等，包括：

1.感觉缺失。

2.感觉异常。

3.疼痛。

（三）反射障碍

腱反射减弱或消失。

（四）自主神经功能障碍

局部皮肤光润、发红或发绀、无汗、少汗或多汗，指（趾）甲粗糙、脆裂等。

四、康复评定

（一）运动功能的评定

1.肌力评定

对耐力、速度、肌张力予以评价。

2.关节活动范围测定

注意对昏迷患者可进行瘫痪试验、坠落试验。

3.患肢周径的测量

观察畸形、肌肉萎缩、肿胀的程度及范围，必要时用尺测量或容积仪测量对比。

4.运动功能恢复等级评定

由英国医学研究会（EMRC）提出，将神经损伤后的运动功能恢复情况分为6级，简单易行，是评定运动功能恢复最常用的方法。

（二）感觉功能评定

由于传入纤维受损，表现为痛觉、温度觉及本体感觉减退、过敏或异常。感觉功能的测定，除了常见的用棉花或大头针测定触觉、痛觉外，还可做温度觉试验，Von Frey 单丝压觉试验，Weber 两点辨别觉试验，手指皮肤皱褶试验，皮肤定位觉、皮肤图形辨别觉、实体觉、运动觉和位置觉实验，Tinel 征检查等。

（三）反射检查

患者常表现为反射改变，深反射、浅反射减弱或消失，早起偶有深反射亢进。反射检查时需患者充分合作，并进行双侧对比检查。常用反射有肱二头肌反射、肱三头肌反射、桡骨骨膜反射、膝反射、踝反射等。

（四）自主神经检查

自主神经功能障碍，血管扩张，汗腺分泌减少、增强或停止分泌，表现为皮肤潮红、皮温升高或降低、色泽苍白、指甲粗糙脆裂等。常用发汗试验，包括 Minor 淀粉－碘试验、茚三酮试验。

（五）日常生活能力评定

周围神经病损后，会不同程度地出现 ADL 能力困难。ADL 评定对了解患者的能力，制订康复计划，评价治疗效果，安排重返家庭或就业都十分重要。

（六）电生理学评定

评定神经肌电图、直流－感应电检查，对周围神经病损做出客观、准确判断，指导康复并估计预后。常用方法有：

1. 直流感应电测定

应用间断直流电和感应电刺激神经、肌肉，根据阈值的变化和肌肉收缩状况来判断神经肌肉的功能状态。

2. 强度－时间曲线

是一种神经肌肉兴奋性的电诊断方法。通过时值测定和曲线描记判断肌肉为完全失神经支配及正常神经支配，并可反映神经有无再生。它可对神经损伤程度、恢复程度、损伤的部位、病因进行判断，对康复治疗有指导意义。

3. 肌电图检查

对周围神经病损有重要的评定价值，可判断失神经的范围与程度以及神经再生的情况。由于神经损伤后的变性、坏死需要经过一定时间，失神经表现伤后 3 周左右才出现，故最好在伤后 3 周进行肌电图检查。

4. 神经传导速度的测定

对周围神经病损是最为有用的。可以确定传导速度、动作电位幅度和末梢潜伏时。既可用于感觉神经，也可用于运动神经的功能评定，以及确定受损部位。

5. 体感诱发电位检查

体感诱发电位（SEP）是刺激从周围神经上行至脊髓、脑干和大脑皮质感觉区时在头皮记录电位，具有灵敏度高、对病变进行定量估计、对传导通路进行定位测定、重复性好等优点。对常规肌电图难以查出的病变，SEP 容易做出诊断，如周围神经靠近中枢部位的损伤、在重度神经病变和吻合神经的初期测定神经的传导速度等。

五、康复治疗

（一）康复治疗目标

早期防治各种并发症（炎症、水肿等）；晚期促进受损神经再生，以促进运动功能和感觉功能的恢复，防止肢体发生挛缩畸形，最终改善患者的日常生活和工作能力，提高生活质量。康复治疗应早期介入，介入越早，效果越好。

治疗时根据病情的不同时期进行有针对性的处理，包括理疗、肌力训练、运动疗法、ADL 能力训练、作业治疗、感觉训练、手术治疗等。

（二）康复治疗原则

1. 闭合性神经损伤常为挫伤所致的神经震荡或轴突中断，多能自愈。应做短期观察，若 3 个月后经肌电图检查仍无再生迹象方可手术探查。

2. 开放性神经断裂，一般需手术治疗。手术时机及种类需外科医生决定。

3. 神经功能恢复慢，应及早康复治疗，以促进周围神经修复，减缓肌肉萎缩和关节僵硬。

（三）康复治疗

1. 早期康复

早期一般为发病后 5～10 天。首先要针对致病因素去除病因，减少对神经的损害，预防关节挛缩的发生，为神经再生做好准备。

（1）受损肢体的主动、被动运动：由于肿胀、疼痛等因素，周围神经损伤后常出现关节挛缩和畸形，受损肢体各关节早期应做各方向的被动运动，每天 1～2 次，保证受损各关节的活动范围。若受损范围较轻，要进行主动运动。

（2）受损肢体肿痛的护理：水肿与病损后血液循环障碍、组织液渗出增多有关。可抬高患肢、用弹力绷带包扎、做轻柔的向心方向按摩及被动运动或冷敷等。

（3）受损部位的保护：由于受损肢体的感觉缺失，易继发外伤，应注意对受损部位的保护，如戴手套、穿袜子等。若出现外伤，可选择适当的物理方法，如紫外线、超短波、微波等温热疗法。

（4）矫形器的应用：周围神经损伤早期使用夹板，可以防止挛缩畸形发生。例如上肢手腕、手指可使用夹板固定。足部肌力不平衡所致足内翻、外翻、足下垂，可用下肢短矫形器，大腿肌群无力致膝关节支撑不稳、小腿外翻、屈曲、挛缩，可用下肢长矫形器矫正。

2. 恢复期康复

急性期 5～10 天，炎症水肿消退后，进入恢复期。早期的治疗护理措施仍可选择使用，此期的重点是促进神经再生、保证肌肉的质量、增强肌力、促进感觉功能。

（1）神经肌肉点刺激疗法：周围神经受损后肌肉瘫痪，可采用神经肌肉点刺激疗法保护肌肉质量。应注意治疗局部皮肤的观察和护理，防治感染或烫伤。

（2）肌力训练：受损肌肉肌力为 0～1 级时辅助患者进行被动运动，应注意循序渐进。受损肌肉肌力为 2～3 级时，进行助力运动、主动运动及器械性运动，但应注意运动量不宜过大，以免肌肉疲劳。随肌力逐渐增强，助力逐渐减小。受损肌肉肌力为 3～4 级时，可协助患者进行抗阻力练习，以争取肌力的最大恢复。同时进行速度、耐力、灵敏度、协调性与平衡性的专门练习。

（3）作业疗法：根据功能障碍的部位及程度、肌力及耐力情况进行相关的作业治疗，如进行木工、编织、打字、雕刻、缝纫、修理仪器等。注意逐渐增加作业难度和时间，在肌力未充分恢复之前，用不加阻力的方法，要防止由于感觉障碍引起机械摩擦性损伤。

（4）感觉功能训练：如果患者存在浅感觉障碍，可选择不同质地的旧毛巾、丝绸、石子，不同温度的物品分布刺激健侧及患侧皮肤，增加感觉输入。开始训练时让患者睁眼观察、体会，逐渐过渡到让患者闭眼体会、辨别。如存在深感觉障碍，在关节被动运动或肌力训练过程中，应强调局部的位置觉及运动觉训练，让患者在反复比较中逐渐体会。

（5）促进神经再生：可选用神经生长因子、维生素 B_1、维生素 B_6 等药物，以及超短波、微波、红外线等物理因子，有利于损伤神经的再生。

（6）手术治疗：对保守治疗无效而又有手术指征的周围神经损伤患者应及时进行手术治疗。如神经探查术、神经松解术、神经移植术、神经缝合术。

六、康复护理

（一）康复护理目标

1. 早期目标

止痛、消肿、减少并发症、预防伤肢肌肉和关节的挛缩。

2. 恢复期目标

促进神经再生，恢复肌力，增加关节活动度，促进感觉功能的恢复，对于不能完全恢复的肢体，使用支具，促进代偿，最大限度恢复其生活能力。

（二）康复护理

1. 早期康复护理

保持功能位：应用矫形器，石膏托等，将受损肢体的关节保持在功能位。如垂腕时，将腕关节固定于背伸 $20°\sim30°$，垂足时，将踝关节固定于 $90°$。

2. 指导 ADL 训练

在进行肌力训练时，结合日常生活活动训练，如上肢练习洗脸、梳头、穿衣等训练；下肢练习踏自行车、踢球动作等。训练应逐渐增加强度和时间，以增强身体的灵活性和耐力。

3. 心理康复

周围神经病损患者往往伴有急躁、焦虑、抑郁、躁狂等心理问题，担心病损后不能恢复、就诊的经济负担、病损产生的家庭和工作等方面的问题。可采用医学教育、心理咨询、集体治疗、其他患者示范等方式来消除或减轻患者的心理障碍，使其发挥主观能动性，积极地进行康复治疗。

4. 康复健康教育

对周围神经损伤的患者应做如下的康复健康教育：

（1）使患者和家属了解疾病的概况、病因、主要临床表现，以及各种功能障碍的状态和预后情况等。

（2）向患者及家属介绍康复治疗措施：包括正确的肢体功能位置、如何保持关节活动度、主要的物理治疗以及感觉功能是如何促进和恢复的。

（3）感觉障碍的患者教育：对于感觉障碍的患者要关注夹板内皮肤的完整情况以及关节活动度的范围等。

（4）注意保护，防止伤害：教会患者在日常生活活动中，注意保护肢体，防止再损伤。如患手接触热水壶、热锅时，应戴厚手套，避免烫伤；外出或日常生活活动时，应避免他人碰撞患肢，必要时佩戴支具使患肢保持功能位。

（5）尽快适应生活：指导患者学会日常生活活动自理，患者肢体功能障碍较重者，应指导患者如何进行生活方式的改变，指导患者如何单手穿衣、进食等。

（6）向患者及家属讲解健康饮食的重要性：要多吃含高蛋白、高热量、高维生素食物。同时注意原发性疾病如高血压、糖尿病的控制情况。

（7）改善心理状态：指导患者减轻或解除因损伤带来的焦虑、忧虑、躁狂等。

七、社区家庭康复指导

1. 继续康复训练

指导并鼓励患者在工作、生活活动中尽可能多用患肢，将康复训练贯穿于日常生活活动中，寻求更多的家庭及社会支持以促进患者的功能早日康复。

2. 日常生活指导

指导患者在日常生活中、工作中注意保护无感觉区。注意手脚的保护和坐的姿势。对皮肤有自主神经功能障碍者，可在温水内浸泡 20 分钟，然后涂上油膏，每天 1 次，可防止皮肤干燥和皲裂。如果已有伤口，要尽快去医院诊治。

3. 指导作业活动

鼓励患者积极地参与家务活动，作业活动，如缝纫、木工、工艺、娱乐等均可在家里进行。

第三节　帕金森病的康复护理

一、概述

帕金森病（Parkinson Disease，PD）又称震颤麻痹（Paralysis agitans），是一种老年人常见的运动障碍疾病，以黑质多巴胺（Dopamine，DA）能神经元变性缺失和路易小体（Lewy body）形成为病理特征，临床表现为静止性震颤、运动迟缓、肌强直和姿势步态异常等。65 岁以上的老年人群患病率为 1000/10 万，随年龄增高，男性多于女性。目前我国的帕金森病患者人数已超过 200 万。在鉴别诊断时需明确区分帕金森病、帕金森综合征、帕金森叠加综合征等疾病，在康复护理中它们具有相同的护理问题和干预措施。

（一）病因

病因和发病机制至今未明，研究主要集中在以下 3 方面：

1. 环境因素

流行病学研究发现 PD 的发病与乡村生活、农作方式、除草剂、农药及杀虫剂等的接触有关，长期饮用露天井水或食用坚果者发病数增多，吸烟者发病率降低或发病时间延迟，吸毒者易出现帕金森样临床症状。

2. 遗传因素

有 10%～15% 的 PD 患者有阳性家族史，多呈常染色体显性遗传。PD 的发病与多种基因突变有关，并不断有新的基因突变被发现。另外，PD的发病与遗传易感性有关，这可能与黑质中线粒体复合物Ⅰ基因缺失有关。

3. 其他因素

其他因素的研究包括体内氧自由基和羟基自由基的产生增多导致脂质过氧化，兴奋性氨基酸的产生增多和细胞内的钙超载，这些改变在黑质—纹状体中DA能神经元的变性死亡中具有重要作用。

（二）分类

运动障碍疾病又称锥体外系疾病，主要表现为随意运动调节功能障碍，肌力、感觉及小脑功能不受影响。运动障碍疾病源于基底核功能紊乱，通常分为2大类。

1. 肌张力增高—运动减少。

2. 肌张力降低—运动过多。

前者以运动贫乏为特征，后者主要表现为异常不自主运动。本章以帕金森病为例，探讨该类疾病康复护理问题。

二、临床表现

（一）PD的主要临床特点

PD的主要临床特点包括震颤、强直、运动迟缓和姿势障碍等。

1. 震颤

震颤是由于协调肌和拮抗肌有节律地交替性收缩所致，多数病例以震颤为首发症状，仅15%的病例整个病程中不出现震颤。震颤常开始于一侧上肢或下肢，可累及头、下颌、舌和躯体的双侧。休息时明显，运动时减轻或消失，故称静止性震颤。震颤的频率多为4～6Hz，情绪激动或精神紧张时加重，睡眠时消失。手的震颤常表现为搓丸样运动。当静止性震颤加剧或与原发性震颤并存时，可出现姿势性震颤。

2. 强直

强直常开始于一侧肢体，通常上肢先于下肢，可累及四肢、躯干、颈部和面部，协调肌和拮抗肌的张力均增高，出现头向前倾、躯干和下肢屈曲的特殊姿势，与震颤合并者常出现齿轮样强直或铅管样强直。强直严重者可出现肢体疼痛。

3. 运动困难

由于肌肉强直，患者常感肢体僵硬无力，动作缓慢，穿衣、翻身、进食、洗漱等日常活动难以完成，严重病例可出现运动困难。面肌运动减少，形成面具脸；上肢和手部肌肉强直，出现书写困难或写字过小；由于协调运动障碍，行走时上肢的前后摆动减少或消失，步伐变小、变快并向前冲，形成特殊的慌张步态；口、舌、腭、咽部的肌肉运动障碍，常出现流涎或吞咽困难等。

4. 其他表现

包括眼睑或眼球运动缓慢，可出现动眼危象、睡眠障碍（失眠和早醒）、情绪障碍（抑郁或焦虑）、静坐不能、疼痛、发凉、麻木等异常感觉，部分病例有皮脂腺分泌增加、口干、下肢水肿、尿频、尿急和认知功能障碍等。

（二）运动迟缓和姿势障碍

尽管有许多例外的情况，但是通常，老年的 PD 患者以步态障碍和运动不能为主，年轻的病例则以震颤为主要表现，儿童和青春期发病者多表现为肌张力异常和帕金森综合征。

三、主要功能障碍

1. 缓慢进行性病程障碍。

（1）静止性震颤。

（2）肌强直。

（3）运动障碍、运动迟缓。

（4）协调运动障碍。

（5）姿势步态障碍。

2. 严重时丧失生活自理能力。

3. 心理障碍。

四、康复评定

（一）PD 主要功能障碍程度评定表

包括以下十方面内容：

1. 运动过缓。

2. 震颤。

3. 僵直。

4. 姿势。

5. 步态。

6. 从椅子上起立。

7. 用手写字。

8. 言语。

9. 面部表情。

10. 日常生活活动能力（ADL）。

PD 主要功能障碍程度评定表采用 5 级 4 分制评分，分值代表严重程度：

0～2 分——正常。

3～10 分——轻度功能障碍。

11～20 分——中度功能障碍。

21～30 分——重度功能障碍。

31～40 分——极重度功能障碍。

（二）辅助检查

1. 检测到脑脊液和尿中 HVA 含量。

2. 基因检测 DNA 印迹技术、PCR、DNA 序列分析。

3. 功能显像检测采用 PET 或 SPECT 与特定的放射性核素检测。

五、康复治疗

1. 药物治疗

是主要的治疗手段，需要长期维持。药物治疗遵循的原则是：从小剂量开始，缓慢递增，尽量以较小剂量取得较满意疗效。治疗方案个体化，根据患者年龄、病情等选药：①抗胆碱药。②金刚烷胺。③左旋多巴。

2. 外科治疗

目前常用的手术方法有苍白球、丘脑毁损术和深部脑刺激术（DBS）。

3. 康复运动治疗

（1）有效的运动功能训练。

①松弛和呼吸训练："变得僵硬"是帕金森病患者心理紧张的主要原因，松弛和腹式呼吸训练有助于减轻症状。可先宽衣，寻找安静地方，放暗灯光，身体姿势尽可能地舒服，闭上眼睛，随后开始深而缓慢地呼吸，并将注意力集中在呼吸上。上腹部在吸气时鼓起，呼气时放松，应经鼻吸气，用口呼气，训练 5～15 分钟。

②平衡功能训练：坐位和站立位较慢地重心转移训练，提高患者机体的稳定性。患者身体站直，两足分开 25～30 cm，向左、右、后移动重心取物，或坐位向前、左、右捡物，以训练平衡功能。

③步态训练：训练时患者身体站直，两眼向前看，起步时足尖要尽量抬高；先脚跟着地，再脚尖着地，跨步要慢而大，在行走时两上肢做前后摆动。同时进行上下楼梯训练。患者起步和过门槛时容易出现肢体的"僵冻状态"，要先将足跟着地，待全身直立，获得平衡后再开始步行；原地踏步几次可帮助冻结足融解。

④关节及肢体功能训练：加强患者的肌肉伸展活动范围，牵引缩短或僵直的肌肉，增加关节功能稳定性。一天 3～5 次，每次 15～30 分钟，尽量保持关节的运动幅度。

⑤手部精细动作训练：主要指导患者进行手的技巧性和四肢的精细性协调训练。将两手心放在桌面上，做手指分开和合并动作 10～20 次；同时左、右手做指屈、伸动作及握掌和屈伸动作。

（2）日常生活功能训练：日常生活能力训练能促进随意、协调、分离的正常运动模式的建立，为整体功能恢复训练创造有利条件。主要训练手的功能和日常生活能力，如通过指导如何自行进食，穿脱衣服，处理个人卫生，自解大小便，完成入浴等，以加强上肢活动及上下肢配合训练，不断提高生活自理能力，提高生活质量。

（3）语言训练：50％的帕金森病患者有语言障碍，说话声音单调、低沉，有时口吃。训练包括音量、音调、发音和语速等内容。训练时心情应放松，闭目站立，发音应尽量拉长，并反复训练。平时积极参与人与人之间的语言交流。

4. 其他

细胞移植及基因治疗。

六、康复护理

(一)康复护理

结合帕金森病的特点,对患者进行语言、进食、走路动作以及各种日常生活功能的训练和指导十分重要。

1. 饮食护理

根据患者的年龄和活动量予以足够的热量并评估患者的营养状况、口味需要,提供营养丰富的食物,原则上以高维生素、低脂、适量优质蛋白、易消化饮食为宜。多吃谷类和蔬菜瓜果,以促进肠蠕动,防止便秘。

(1)钙是骨骼构成的重要元素,因此对于容易发生骨质疏松和骨折的老年帕金森病患者来讲,每天晚上睡前喝一杯牛奶或酸奶是补充身体钙质的极好方法。

(2)蚕豆(尤其是蚕豆荚)中含天然的左旋多巴,在帕金森病患者的饮食中加入蚕豆,能使患者体内左旋多巴和甲基多巴肼复合(如卡比多巴)的释放时间延长。

(3)限制蛋白质的摄入,每天摄入大约50g的肉类,选择精瘦的畜肉、禽肉或鱼肉。一只鸡蛋所含的蛋白质相当于25g精瘦肉类。为了使药效更佳,也可尝试一天中只在晚餐安排蛋白质丰富食物。

(4)不吃肥肉、荤油和动物内脏,有助于防止由于饱和脂肪和胆固醇摄入过多给身体带来的不良影响。饮食中过高的脂肪也会延迟左旋多巴药物的吸收,影响药效。

(5)对偶有呛咳者可在护士指导下正常进食。频繁发生呛咳者指导患者进食时取坐位或半坐卧位,头稍向前倾;对于卧床患者,进食时应抬高床头≥45°,以利于下咽,减少误吸。指导患者家属正确协助患者进食:当患者发生呛咳时应暂停进食,待呼吸完全平稳再喂食物;对频繁呛咳严重者应暂停进食,必要时予以鼻饲。

2. 用药护理

对老年人给予明确用药指导是预防药物不良反应最有效的方法之一。遵医嘱及时调整药物剂量和用药时间,空腹用药效果比较好。如多巴丝肼应在餐前30分钟或餐后45分钟服用。告知患者的服药配伍禁忌:如单用左旋多巴时禁止与维生素B_6同时服用。苯海索使老年患者易产生幻听、幻视等精神症状,以及便秘、尿潴留等,应及时发现药物不良反应。抗抑郁剂,尤其是5-羟色胺(5-HT)再摄取抑制剂,由于起效作用慢应督促患者坚持按时、按量服用。

3. ADL训练康复护理

室内光线要充足,地面要平坦。病房内尽可能减少障碍物,病床加用防护栏,以防坠床。嘱患者穿防滑拖鞋,卫生间要有扶手,以防跌倒。指导患者衣物尽可能选用按扣、拉链、自粘胶式以代替纽扣,以便于穿脱。裤子与鞋要合身,不能过于肥大,以免自己踩踏导致摔伤。起床或躺下时应扶床沿,动作缓慢进行,避免直立性低血压的发生。患者在外出活动或做检查时应有专人陪护。

4. 语言功能训练

因肌肉协调能力异常,导致语言交流能力障碍。护士要多从营造良好语言氛围入手,让患者多说话、多交流、多阅读，沟通时给患者足够时间表达，训练中注意患者的发音力度、音量、语速频率，鼓励患者坚持连续不间断的训练，减缓病情发展。

5．大小便护理

因老年人特点及治疗用药可能产生的不良反应，多数患者伴有不同程度的便秘。对便秘患者，应多摄取粗纤维食物、蔬菜、水果等，可多饮蜂蜜、麻油，以软化食物残渣。可配以效果好，不良反应小的内服及外用药物，如冲饮适量番泻叶、口服芪蓉润肠口服液及排便前外用开塞露等，促进排便。小便困难者可按摩膀胱、听流水声刺激排尿，必要时可导尿，总之以效果最好、不良反应最小的、能持久使用的方法，减少患者痛苦，维护正常排二便功能。

（二）运动功能训练康复护理

帕金森病患者在用药物治疗的同时配合正规、系统且有针对性的康复训练是一种既安全可靠又有明显疗效的方法。运动功能训练根据患者的震颤、肌强直、肢体运动减少、体位不稳的程度，尽量鼓励患者自行进食穿衣、锻炼和提高平衡协调能力的技巧，做力所能及的事情，减少依赖性，增强主动运动。随着病情发展，针对每个患者情况注意以下几个方面训练：

1．步态练习

肌肉持续的紧张度致患者肢体乏力，行走不自如，重心丧失，步态障碍。加强患者行走步伐的协调训练。

（1）原地反复起立。

（2）原地站立高抬腿踏步，下蹲练习。

（3）双眼平视合拍节地行走。患者如有碎步时，可穿摩擦力大的胶底鞋防滑倒。有前冲步时，避免穿坡跟鞋，尽量持手杖协助控制前冲，维持平衡等。

2．面部训练

鼓腮、噘嘴、龇牙、伸舌、吹气等训练，以改善面部表情和吞咽困难现象，协调发音，保持呼吸平稳顺畅。

3．基本动作及运动功能训练

（1）上、下肢的前屈、后伸、内旋、外展，起立下蹲。

（2）肩部内收、外展及扩胸运动，腰部的前屈，后仰，左、右侧弯及轻度旋转等。

（3）在有保护的前提下适当运动，进行一些简单的器械运动项目，有助于维持全身运动的协调。

4．功能锻炼注意事项

功能锻炼越早越好，要按照康复治疗方案执行；运动时间及运动量应因人而异，渐渐地增加运动强度；不宜采取剧烈活动，做到劳逸结合，从一项训练过渡到另一项训练应缓慢进行，避免"跳跃式"运动；运动时动作要轻柔、缓慢，注意安全，避免碰伤、摔伤等事故发生。后期患者没有自主运动能力时，可依靠家属帮助进行被动运动，以尽早恢复一定的自主运动。康复锻炼应循序渐进，及时表扬、鼓励；康复效果不要急于求成，以免产生失望、抑郁心理。

（三）预防并发症

帕金森病是一种慢性进展性变性疾病，疾病晚期由于严重肌强直、全身僵硬终致卧床不起。本病本身并不危及生命，肺炎、骨折等各种并发症是常见死因。因此，做好基础护理工作，积极预防并发症不容忽视。①本病老年患者居多，免疫功能低下，对环境适应能力差。护理工作者应注意保持病室的整洁、通风，注意病室空调温度调节适度。天气变化时，嘱患者增减衣服，以免受凉、感冒，加重病情。②对于晚期的卧床患者，要按时翻身，做好皮肤护理，防止尿便浸渍和压疮的发生。③被动活动肢体，加强肌肉、关节按摩，对防止和延缓骨关节的并发症有意义。④皮肤护理，翻身时，应注意有无皮肤压伤，并防止皮肤擦伤。⑤坠积性肺炎、泌尿系感染是最常见的并发症，因此要给患者定时翻身、叩背，鼓励咳痰，预防肺部感染；鼓励患者多饮水，以稀释尿液，预防尿路感染。

（四）心理康复护理

患者虽然有运动功能障碍，但意识清楚，更需要他人的尊重、友爱，害怕受到歧视。抑郁在帕金森病患者中常见，约有 1/2 的患者受此困扰，部分患者以抑郁为首发症。患者对疾病会产生较大的心理压力，为自己躯体的康复、功能的恢复、病后给家庭造成的负担和社会生活能力等问题而担忧。在康复锻炼的同时，更应强化心理护理，解决患者的心理问题，只有身心结合的护理才能体现整体护理。早期心理护理配合康复训练，能提高患者的日常生活能力，减少患者对家庭和社会的依赖，减轻患者的心理负担，因而能使患者有足够的信心和勇气面对疾病带来的急性应激。

1. 对收入院的患者从入院时起即给予心理护理，向患者介绍医院环境，科室主要负责人、主管医生和护士，通过与患者交谈，收集患者的资料，了解患者的需要，对患者的心理状况作出评估，并使患者从陌生的环境中解脱出来，以良好的心境接受治疗。

2. 根据患者的心理状况，向患者及家属介绍发病的原因、治疗过程、治疗前景、服药注意事项。

3. 建立良好的护患关系。良好的护患关系是实施心理护理的基础，并能充分调动患者自身的积极性，提高自我认知能力，参与到自我护理中来，消除对疾病的过度注意和恐惧感。

耐心倾听患者的叙述，诚恳、礼貌对待患者。此时要充分理解患者的心理感受，允许患者情感的发泄和表现，给予适度的劝说和安慰。

4. 为患者营造一个温馨的治疗和心理环境，主动与患者交谈，谈话中注意非语言沟通的技巧，如抚摸、握手、点头，使患者感到亲切安全，心情放松。

5. 组织患者参加集体活动，安排病情稳定、康复成功的患者，介绍成功经验，增强进一步治疗的信心；选择适合患者的读物，以改善在治疗之余的心理状态。

6. 生活自理能力训练，肌强直好转、肌张力正常时逐步训练穿衣、如厕、进食等自理能力，鼓励患者完成力所能及的事情。满足患者自尊的心理需要，提高自信心。

（五）康复健康教育

1. 让患者对自己的病情有正确的认识

减缓病情进展，让患者充分认识到康复的作用。向患者和家属介绍主要的治疗措施及方法并取得配合。指导患者注意锻炼的强度从小到大，循序渐进，持之以恒，并根据患者的体力进行调整。

2. 用药指导以及饮食指导

指导患者按时按量正确服药，不可随意增量、减量、停药，戒烟、忌酒，满足患者糖、蛋白质需要，少食动物脂肪，可食适量海鲜类食物，多食蔬菜、水果，多饮水保持大便通畅。

3. 避免精神紧张和过度劳累

树立正确的生活态度，以积极乐观的情绪对待生活。当患者出现对事物不感兴趣、自我评价过低、绝望感时，给予积极的关注关爱，一起与患者分析出现的不适，指导患者重视自己的优点和成就，对所取得的点滴成绩给予肯定和鼓励，向亲人、医护人员倾诉内心想法。应协同家属一起做好患者的工作，讲解病情的发展、预后并使患者保持稳定的情绪，对疾病康复具有重要意义。

4. 睡眠指导

由于帕金森病患者常有自主神经功能性紊乱，并伴有不同程度的睡眠障碍。所以护士要协助患者及家属创造良好的睡眠环境及条件。首先建立比较规律的活动和休息时间表，避免睡前兴奋性运动，吸烟，进食油腻食物以及含有酒精、咖啡因的饮品和药物。建议采用促进睡眠的措施，如睡前排尽大小便，睡前洗热水澡或泡脚，睡前喝适量热牛奶等。

七、社区家庭康复指导

（一）出院指导

增强患者的自我价值观，鼓励患者参加适宜的文娱活动，多接触社会。根据每位患者的家庭情况进行设计，让患者参加力所能及的家务活动。为防止意外，这些活动需在监护下进行。同时嘱患者坚持并合理用药，生活有规律。如有不适及病情变化及时就医。

（二）社会家庭的支持

随着功能丧失加重，将逐渐影响患者的自理能力，常需要配偶或家庭成员的帮助与支持。充分发挥亲友和家属的支持作用，指导家属为患者创造良好的康复环境；注意尊重患者的人格，通过学习了解正确的康复方法，鼓励和督促患者参与各项活动，调动患者的积极性，坚持长期的康复训练，提高康复效果。

（三）坚持进行有效的运动功能训练

指导患者养成良好的生活习惯并坚持进行有效的运动功能训练，每天规律地进行适度的体力活动，患者可采取自己喜爱的运动方式如散步、慢跑、打太极拳、导引养生功、舞剑等。康复训练是一项长期的工作，通过康复训练，还可改善患者的情绪状态，减少焦虑抑郁的发生，增加肢体锻炼的顺应性。锻炼包括：①四肢锻炼。②躯干锻炼。③重心锻炼。④行走锻炼。⑤呼吸和放松训练。要求家属尽量陪同康复运动。

（四）定期复诊

帕金森病属慢性终生性疾病，为了控制疾病的发展，延缓功能的丧失，除了回家后需继续康复锻炼外，并要按医嘱定期复诊，及时进行康复效果的评定，适时调整康复方案，发现症状加重时，应及时去医院做好进一步的检查和治疗。

第四节　脊髓损伤的康复护理

一、概述

脊髓损伤（Spinal Cord Injury，SCI）是由于各种致病因素引起脊髓结构和功能损害，造成损伤水平以下脊髓功能障碍，包括感觉和运动功能障碍，反射异常及大、小便失禁等相应的病理改变，也就是常见的四肢瘫（颈段脊髓损伤）、截瘫（胸、腰段脊髓损伤），是一种严重致残性损伤。脊髓损伤是一种引起患者生活方式变化的严重疾病，很多患者因此生活不能自理，需要有人照料，如护理不当，还会发生压疮、泌尿系统感染、呼吸系统感染等严重并发症。现代医学在脊髓损伤的药物治疗、手术治疗、康复治疗方面有重大进展。在脊柱脊髓损伤患者的诊治过程中，脊髓损伤康复就显得尤为重要，脊髓损伤康复能够使患者在尽可能短的时间内，用较少的治疗费用，得到最大限度的功能恢复，提高患者的生活质量，减轻家庭、社会负担，为患者回归社会奠定基础。

（一）病因

脊髓损伤的原因依时代及地区、国情或文化习惯的不同而异，过去以战伤、煤矿事故为多，近年来交通事故、工农业劳动灾害事故急剧增加，而运动外伤与日常生活中的损伤亦引起了人们的注意。概括起来有：①外伤（交通事故、坠落、跌倒等）有时伴有脊柱骨折脱位，有时不伴有脊柱损伤而单纯脊髓损伤。②脊柱、脊髓发生的肿瘤及血管畸形。③分布到脊髓的血管阻塞。④脊髓的炎症。⑤脊髓被压迫：韧带骨化、椎间盘突出、变形性退行性脊柱疾患等。⑥其他疾病：先、后天畸形，脱髓性变性疾病，代谢性疾病，脊柱结核等。

（二）构建新型康复服务模式

脊髓损伤者治疗困难，伤后障碍多，并发症多，是残疾人中最为困难的一个群体。目前，我国有脊髓损伤者超过120多万人，并以每年约1万人的速度递增。为了改善脊髓损伤者的生活质量，我国正在积极构建立足社区的新型康复服务模式"中途之家"。

从2009年起，中国肢残人协会在上海、浙江、河南、广西等12个单位开展了脊髓损伤者"中途之家"试点工作。借鉴国外和我国台湾地区的康复模式，立足社区，利用现有社会政策和康复资源，实现了机构训练和社区训练相结合、专业指导与病友互助相结合、集中训练与自主训练相结合的新型康复模式。在上海召开的"中途之家"试点工作总结大会上，中国残疾人联合会主席张海迪表示，目前脊髓损伤在世界范围内都是一个医学难题，还没有最好的医疗方法。但试验和实践表明，正确的康复训练可以帮助患者重建功能，提高生活自理能力。"中途之家"成为脊髓损伤者从病床回归到社会途中的"家"，许多脊髓损伤者通过积极的治疗和训练，重新回归社会，潜能得到了发挥，精神也获得了解放。

（三）分类

1. 按损伤的部位分

（1）四肢瘫：指由于脊髓腔内脊髓神经组织的损伤造成颈段运动、感觉功能的损害和丧失。四肢瘫引起上肢、躯干、大腿及盆腔脏器的功能损害，不包括臂丛病变或椎管外周围神经的损伤。

（2）截瘫：指椎管内神经组织的损伤造成脊髓胸、腰或骶段的运动、感觉功能损害或丧失，其上肢功能完好，不包括腰髓丛病变或椎管外周围神经的损伤。

2. 按损伤的程度分

（1）不完全损伤：如果发现神经损伤平面以下包括最低位骶段保留部分感觉或运动功能，这种损伤为不完全损伤。骶部感觉包括肛门黏膜皮肤连接处和深部肛门的感觉，运动功能检查是用手指肛检确定肛门外括约肌的自主收缩。

（2）完全性损伤：是指骶段感觉、运动功能完全消失。

二、临床表现

（一）运动障碍表现

表现为肌力、肌张力、反射的改变。

1. 肌力改变

主要表现为脊髓损伤平面以下肌力减退或消失，造成自主运动功能障碍。颈段脊髓中央管周围神经组织的损伤导致的运动、感觉功能损伤和丧失称四肢瘫，表现为上肢、躯干、大腿及盆腔脏器的功能障碍。椎管内神经组织的损伤造成脊髓胸、腰的运动、感觉功能损害或丧失称截瘫，截瘫不涉及上肢功能。

2. 肌张力改变

主要表现为脊髓损伤平面以下肌张力的增强或降低，影响运动功能。

3. 反射功能的改变

主要表现为脊髓损伤平面以下反射消失、减弱或亢进，出现病理反射。

（二）感觉障碍表现

主要表现为脊髓损伤平面以下感觉（痛温觉、触压觉及本体觉）的减退、消失或感觉异常。

1. 不完全性损伤

感觉障碍呈不完全性丧失，病变范围和部位差异明显；损伤部位在前，表现为痛、温觉障碍；损伤部位在后，表现为触觉及本体觉障碍；损伤部位在一侧，表现为对侧浅感觉障碍、同侧触觉及深部感觉障碍。

2．完全性损伤

损伤平面以上可有痛觉过敏，损伤平面以下感觉完全丧失，包括肛门周围的黏膜感觉也丧失。

（三）括约肌功能障碍表现

主要表现为膀胱括约肌和肛门括约肌功能障碍，如尿潴留、尿失禁和排便障碍。脊髓损伤早期膀胱无充盈感，呈无张力性神经源性膀胱，膀胱充盈过度时出现尿失禁。排便功能障碍是因结肠反射缺乏，肠蠕动减慢，导致排便困难，称神经源性大肠功能障碍。如排便反射破坏，发生大便失禁，称弛缓性大肠。

（四）自主神经功能障碍表现

表现为排汗功能和血管运动功能障碍，出现高热及 Guttmann 征，张口呼吸，鼻黏膜血管扩张、水肿而发生鼻塞，心动过缓，直立性低血压，皮肤脱屑及水肿、指甲松脆和角化过度等。

（五）临床综合征

1．中央综合征

病变几乎只发生于颈段，尚存骶部感觉，上肢肌力减弱重于下肢。

2．布朗－塞卡综合征

病变造成较为明显的同侧本体感觉和运动的丧失，对侧的痛温觉丧失。

3．前柱综合征

病变造成不同程度的运动和痛温觉丧失，而本体感觉存在。

4．圆锥综合征

脊髓的圆锥损伤和锥管内的腰神经根损伤，常可引起膀胱、肠道和下肢反射消失。

5．马尾综合征

椎管内的腰骶神经根损伤引起膀胱、肠道及下肢反射消失。

（六）临床并发症表现

呼吸系统并发症、深静脉血栓形成、疼痛、异位骨化、压疮、关节挛缩等。

三、主要功能障碍

1．运动障碍

表现为肌力、肌张力、反射的改变。

2．感觉障碍

主要表现为脊髓损伤平面以下感觉（痛温觉、触压觉及本体觉）的减退、消失或感觉异常。

3．括约肌功能障碍

主要表现为膀胱括约肌和肛门括约肌功能障碍，如尿潴留、尿失禁和排便障碍。

4．自主神经功能障碍

表现为排汗功能和血管运动功能障碍。

5. 颈段脊髓损伤

四肢瘫；胸、腰段脊髓损伤——截瘫。

6. 日常生活活动能力障碍

严重影响生活质量。

四、康复评定

评定的内容：首先掌握患者的全身状态及心理状态，然后以各种方法判明患者的残疾程度，即残存的恢复能力，并判明妨碍恢复的因素，计算两者之差，即可正确判明其恢复潜力。把一个动作从各个角度分析，使脊髓损伤患者能够完成这些动作并进行训练。

（一）肌力测定

肌力测定通常使用：0级，不能动；1级，能动；2级，良；3级，优；4级，正常。5～6级分级采用徒手肌力检查法。徒手肌力分级评价标准见康复评定章节。

（二）关节活动度测定

关节不活动，可使肌肉及肌腱短缩，关节周围软组织的柔软性减少或消失，导致关节挛缩，活动范围减少。关节活动范围受限将成为生活动作的极大障碍。使用关节活动度测定仪测定并记录。

（三）感觉测定

感觉评定用于确定感觉平面。大致分为浅部感觉测定、深部感觉测定和固有感觉测定等使用器械或徒手检查并记录。

（四）呼吸测定

脊髓损伤患者（特别是颈髓损伤患者）中，由于贮备肺活量低下而引起咳痰能力及耐久性低下，这对功能训练的内容或质量将产生较大的影响。对呼吸型和咳嗽的力量进行评定，对最大呼气及吸气时，胸廓扩张以及肺活量进行测定。

（五）功能独立性测定

为了反映脊髓损伤对个体患者的影响，评估患者功能恢复的变化和通过治疗所取得的进步，必须要有一个标准的日常生活能力的测定，即功能独立性测定（Functional Independence Measure，FIM），包括评价入院时、住院中、出院时 6 个方面、18 个项目的内容。每一项按完成情况评为 7 个等级，最高为 7 级，最低 1 级，最后计算 FIM 总分。FIM 基本反映了患者的生活能力及需要借助依赖的程度，体现出脊髓损伤后主要的功能障碍在患者生活能力方面表现。

（六）平衡测定

脊髓损伤的完全麻痹区，因感觉消失，不能辨认位置。平衡测定，大致分为伸腿坐位评定和轮椅上评定。伸腿坐位的测定分为 6 个阶段来观察姿势保持能力，故主要评定保持时间的长短和徒手抵抗。

（七）其他评定和测定

反射的检查、痉挛的检查、制作支具及轮椅时的评定、住宅构造评定等。

（八）心理、社会状况评估

脊髓损伤患者因有不同程度的功能障碍，患者会产生严重的心理负担及社会压力，对疾病康复有直接影响。要评估患者及家属对疾病及康复的认知程度、心理状态、家庭及社会的支持程度。

五、康复治疗

（一）脊髓损伤康复目标

每个患者的康复目标都有所不同。最有效的康复路线取决于：损伤的类型（疾病或创伤——颈段、胸段或腰段）；患者的现有功能水平；患者的需求和个体化目标；患者的社会经济和环境状态。

1. 完全性脊髓损伤患者的康复目标为维持残存功能，并学会如何在以后的生活中防止并发症（意即如何适应新的生活方式）。这类患者需要足够的心理支持，还要对其房屋进行适应性修改，并提供相应的支具或其他永久性辅助器具以助行走、吃饭、写字等。

2. 不完全性损伤患者康复目标的设定则需针对其想要重获的功能，因为对他们而言，部分功能的恢复更有可能。

3. 短期目标应根据患者的现有情况每周制定一次。长期目标的制定则需参照评定结束后患者的主观愿望，每两周评价一次，如果没有达到目标，就要继续治疗或调整原定目标。

4. 如果能在正确评价的基础上进行有效的训练，最大限度地发挥残存功能，使患者早日回归家庭并重返社会。脊髓损伤后，通过患者及康复工作者的共同努力，依其损伤平面及轻重，其恢复程度只能达到如下的目标：完全性损伤及不完全性损伤的功能预后大不相同，在制定康复目标时要注意损伤水平（平面）以功能最大限度水平（平面）为准。

（二）脊髓损伤外科治疗

外科治疗的主要目标是：①对骨折脱位进行复位，纠正畸形。②椎管减压，有利于脊髓功能恢复。③坚强内固定重建脊柱稳定性。④有利于开展早期康复。颈脊髓完全性损伤存在脊髓受压者减压后还可促进颈脊神经根性恢复，从而改善上肢功能，为进一步提高患者康复水平创造了条件。手术仅是脊柱脊髓损伤治疗的重要环节，而非全部，其主要目的是重建脊柱的稳定性、椎管减压以促进脊髓功能的恢复，为早期康复训练创造条件。在正确及时的急救处理、外科治疗和药物治疗的同时，开展早期康复可以最大限度地减少脊髓损伤并发症，并促进神经功能恢复。如果术后不及早开展康复治疗，外科治疗就失去了其重要意义，这对完全性脊髓损伤患者尤其重要。

（三）脊髓损伤功能训练

1. 训练计划

动作训练应尽早开始。伤后尚不能来训练室时，应在床边开始进行动作训练。动作训练要达到的目标，在伤后与回归社会之前的内容有所不同。一般将伤后脊柱骨折脱位治疗的卧床期称为急性期，身边的活动能自理时的训练为离床期，设计好出院后的生活而进行训练为社会回归准备期。

2.关节活动范围（ROM）的训练

（1）急性期关节活动范围的训练：急性期以维持伤前正常的关节活动范围为目标，此时瘫痪为弛缓性，故暴力操作易引起软组织的损伤，有可能形成异位骨化。须缓慢活动关节。

（2）离床期关节活动范围的训练：离床期为经内固定及治疗脊柱骨折部位已经稳定，允许坐起的时期。急性期由治疗者被动进行，而离床期则由患者自己做动作以扩大关节的活动范围。关节活动范围训练的目的在于动作训练能够顺利地进行，如有关节挛缩阻碍动作训练时则应由康复治疗师积极采取对策。

（3）社会回归准备期关节活动范围的训练：此期的患者即将出院，出院后的健康管理则由患者自己去完成，与排泄及皮肤管理的方法相同，有必要指导患者自己去进行关节活动范围的训练。

3.肌力增强训练

肌力增强训练如同关节活动范围训练，按照各个时期进行。

（1）急性期肌力增强训练：此时的训练在于预防卧床期间产生的肌力下降。训练时以不引起疼痛为准，进行等长运动及左右对称性运动。

（2）离床期肌力增强训练：离床期要积极进行肌力强化训练，目的是有助于获得各种动作，尤其是脊髓损伤者，要想达到用上肢支撑体重，需要有足够的肌力来达到肩及肘关节的稳定。方法有：胸腰髓损伤者用铁哑铃等逐渐增强训练，颈髓损伤者用重锤、滑轮、橡皮带，或康复治疗师的徒手阻力法，坐位训练及支撑动作，或驾驶增加负荷的轮椅，反复地进行动作训练，以达到肌力的增强。

（3）回归社会准备期的肌力增强训练：此期患者身边动作已能自理，乘坐轮椅的时间已增长，故与入院初期相比已大不相同。训练内容有一对一动作训练及由各种运动而提高肌力及耐力，应积极参与集体训练并与其他患者进行竞争。

4.翻身、支撑、起坐、坐位移动训练

（1）翻身动作训练。

①为易于完成翻身动作，许多患者利用上肢的反作用力来加大上半身的旋转运动量，抓住床栏和床单而使上半身强力旋转。

②翻身的训练：不抓物品的翻身方法，交叉两下肢施行肘伸展，双上肢向翻身相反方向水平旋转肘伸展双下肢努力向翻身方向摆动，旋转，继上身而旋转骨盆，完成翻身。变俯卧位时，先旋转上身，用双肘撑住，然后再旋转骨盆及下肢，完成到腹卧位的翻身动作。

（2）支撑动作训练。

①支撑动作的必要条件：上肢要有充分的肌力，尤其肩胛带周围的肌力是必需的。四肢瘫者的斜方肌在使躯干上提时起重要作用，支撑使躯干前倾则三角肌等肩关节屈肌群起重要作用。四肢瘫臀部不能向后上方抬起。腘绳肌的紧张对增加坐位姿势的稳定性是必要的，支撑动作是预防压疮和自己变换姿势和位置的基本动作。

②截瘫者支撑动作训练：手撑在大粗隆的侧方，肘伸展，肩胛带下牵，抬起臀部。开始

训练时用支撑台，由此便有效使上肢长度加长，易于完成上提动作。然后在抬起状态下，臀部向左右前后活动，在抬臀训练动作练习中，在足跟与垫子之间铺上易滑动板而减轻摩擦，由康复治疗师帮助完成。臀部能高抬后练习向高处转移，此时为保护臀部皮肤，要把垫子铺在台上。膝手位（即匍匐爬位）进行骨盆控制的练习，有助于上肢肌力及平衡能力的改善。

③四肢瘫者的训练：四肢瘫者中，将失去的姿势予以恢复的能力很重要。为此，运动开始时仅能做些残存能力小的动作，为提高姿势复原的能力，在垫上，轮椅上向前后、左右破坏平衡，然后做恢复姿势的训练。四肢瘫者不能充分抬起臀部时，可在屈膝状态下练习抬起动作。

（3）起坐动作训练。

①截瘫患者起坐动作的训练：为完成起坐动作需要力量将接近水平的躯干训练移到接近于坐位的姿势，起坐后再训练返回水平位的姿势，逐渐减少倾斜的角度。用肘的起坐方法：①仰卧位将头抬起。②头颈部屈曲的同时肩部伸展与内收使肘呈支撑位。③用单侧肘移动体重并伸展对侧肘。④手撑在后方承重，另一侧肘亦伸展，用两手支撑。

截瘫者的翻身起坐训练：①利用反作用进行动作，准备向翻身相反方向摆动上肢。②上肢用大力气向翻身侧摆动并翻身。③用翻身侧的肘支撑体重，然后在躯体转动时以对侧的手支撑。

②四肢瘫者的坐位训练：颈髓损伤者坐位训练开始的早期多出现直立性低血压症状，此时用站立斜台慢慢增加直立性低血压的耐受。从将头抬起30°开始，如有不适就立即回到仰卧位。轮椅坐位训练为得到稳定性，为应对直立性低血压，多使用高靠背轮椅。坐位稳定、低血压症状减少后再由高靠背轮椅换至普通型轮椅。

③四肢瘫者起坐训练：四肢瘫者起坐动作的方法有数种，根据瘫痪水平和残存肌力，关节活动范围等来选择合适的方法进行训练。为了能够在任何情况下都能坐起，要学会多种方法。①抓住绳的起坐方法：利用右前臂将绳子卷起，拉起躯干的同时，左肘靠近躯干并拉起身体，手移向躯干近处，上半身拉成直角；放下绳子，手撑于床面，双手支撑躯干。②抓住床栏的起坐方法：翻向右侧的前臂事先拉住床栏，翻身到半侧卧位，左手背屈勾住床栏，用双上肢用力拉起上身，屈伸头颈部，利用反作用将右肘的位置慢慢地移蹭向下肢侧。

（4）移动与转移动作训练。

①截瘫者的训练：坐位移动（支撑动作中的移动）：在支撑状态下上抬臀部，向前、后、左、右移动，亦可用此方法上下阶梯。

②轮椅与床间的转移：①轮椅与床斜对着放，不使用扶手，向轮椅垫的前方移动，在轮椅座位上横向移动。②臀部旋转向床上移动，康复治疗师站在患者的前方辅助及指导。

③轮椅与垫子及地面间的转移：①从轮椅转移到地面的方法：轮椅与垫子成直角，尽可能接近，转移动作中，重量加于前方而后轮浮起，双手放在扶手上，或单手及肘放在垫上，向前方移动下降，足板为帆布时，用它来下降，完成从轮椅转移到地面。②从垫子上到轮椅的方法：利用上肢及背肌肌力，臀部向后上方抬起。尽可能把扶手压在垫子下，臀部上抬并

转移，也有先乘坐到帆布上再坐的方法。

④四肢瘫者的训练：肱三头肌残存者臀部上提的动作不充分时，如同截瘫者将轮椅斜向接近，亦可指导在下肢屈曲位完成转移动作。

（5）坐位平衡训练：截瘫者在无靠背的情况下能保持轮椅的坐位，由背阔肌及残存的骶棘肌的作用，躯干从前倾位回到站立位，则动作易于完成，故有效使用上肢肌力，可大旋转扶手轮（扶轮）。四肢瘫者，躯干的动态平衡难以维持，因而对四肢瘫者要调整轮椅坐垫及靠背的角度与高度，以得到稳定姿势的坐位。由于对轮椅的改善而在某种程度上补充了四肢瘫者平衡能力的不足。

5. 步行训练

步行训练、站立：站立对于心理、生理、职业、休闲等均有益。站立可使心脏得到强化，改善周身循环，站立使内脏得到适当的位置关系，改善呼吸及消化功能，有利于尿从膀胱排出，有利于尿路感染的预防，站立使下肢及背部肌肉伸展而减少坐位时承重部位的压力。站立训练首先是由斜台站立开始，逐渐使之达到站立位，这样即可避免直立性低血压引起的眩晕或昏厥。站立在心理上亦居重要地位，利用站立轮椅则可与其他人在同一高度相接触或接近环境。站立可增加社交、休闲和劳动的机会，回到原工作岗位，并提高了在家庭环境内的活动性。

（四）辅助器具康复训练

1. 颈髓损伤

根据患者功能情况选配高靠背轮椅或普通轮椅，上颈髓损伤可选配电动轮椅。早期活动时可佩戴颈托，对需要的患者可配制手功能位矫形器、踝足矫形器（AFO）等，多数患者需要进食、穿衣、打电话、书写等自助具，坐便器、洗澡椅可根据情况选用。

2. 胸1~4脊髓损伤

常规配制普通轮椅、坐便器、洗澡椅、拾物器。符合条件者可配备截瘫步行矫形器（RGO等）或髋膝踝足矫形器（HKAFO），配合助行架、拐杖、腰围等进行治疗性站立和步行。多数患者夜间需要踝足矫形器（AFO）维持足部功能位。

3. 胸5~腰2脊髓损伤

大部分患者可通过截瘫步行矫形器（RGO）或膝踝足矫形器（KAFO）配合步行架、拐杖等进行功能性步行，夜间使用踝足矫形器（AFO）维持足部功能位。

4. 腰3及以下脊髓损伤

多数应用踝足矫形器（AFO）、四脚拐或手杖等可独立步行，但部分患者仍需要轮椅、坐便器、洗澡椅。

六、康复护理

（一）急性期康复护理

此期第一目标是使受伤部位安静固定，同时还要防止压疮、尿路感染、呼吸系统疾病及关节挛缩等并发症；在此基础上在床边进行过渡到下一步离床期的功能训练。

1. 抗痉挛体位的摆放

各种原因所致的肢体瘫痪性疾病的急性期，因生命体征不平稳、瘫痪肢体不能活动或肢体制动等原因，患者被迫卧床。此时，为了防止压疮，预防肢体挛缩，维持良好血液循环，应注意正确的肢体摆放位置，并每隔1～2小时翻身一次。

四肢瘫的患者，肩关节应处于外展位，肘关节伸直，前臂外旋，腕背伸，拇指外展、背伸，手指微屈。如病情允许应定期俯卧位，伸展髋关节。踝关节保持垂直。

2. 关节被动活动

指导对瘫痪肢体的关节每天应进行1～2次的被动运动，每次每个关节应至少活动20次，防止关节挛缩、畸形。

3. 体位变换

脊髓损伤患者应根据病情变换体位，一般每2小时变换一次，变换前向患者或家属说明目的和要求，取得患者的理解和配合。体位变换时，仔细检查全身皮肤状态：有无局部压红、破溃，皮温情况，肢体血液循环情况，并按摩受压部位。对颈髓损伤患者应注意轴向翻身以维持脊柱的稳定性。

4. 呼吸及排痰

颈脊髓损伤波及呼吸肌的患者，应协助并指导训练腹式呼吸运动及咳嗽、咳痰能力，预防肺感染，促进呼吸功能。

5. 大、小便的处理

脊髓损伤后1～2周内多采用留置导尿的方法，指导并教会定期开放尿管，一般每3～4小时开放一次，嘱患者做排尿动作，主动增加腹压或用手按压下腹部使尿液排出。应保证每天水摄入量在2500～3000mL，预防泌尿系感染，以后可根据病情采用间歇导尿法。便秘可用润滑剂、缓泻剂、灌肠等方法。

（二）恢复期康复护理

在恢复期康复护士应配合PT师、OT师监督、保护、辅导患者去实践已学习到的日常生活动作，不脱离整体训练计划，指导患者独立完成功能训练。

1. 增强肌力促进运动功能恢复指导

脊髓损伤患者为了应用轮椅、拐杖或自助器，在卧床或坐位时均要重视并协助患者进行肩带肌的训练、上肢支撑力训练及握力训练。肌力Ⅰ级时，给予辅助运动；肌力Ⅱ～Ⅲ级时，可进行较大范围的辅助运动、主动运动及器械性运动，肌力逐渐恢复，可逐步减小辅助力量；肌力达Ⅲ～Ⅳ级时，可进行抗阻力运动。

2. 坐位训练的康复护理

病情重的患者可分为长坐位和端坐位训练，可在床上进行。应在康复治疗师的指导下协助患者完成坐位训练，包括坐位静态平衡训练，躯干向前、后、左、右及旋转活动时的动态平衡训练。在坐位平衡训练中，应逐步从睁眼状态过渡到闭眼状态下的平衡训练。

3. 转移训练的康复护理

转移训练是日常生活及康复锻炼过程中，有目标、有质量、有意义的体位转换及身体移动。转移训练可增强患者回归社会的信心。主动转移可以提高独立生活的能力，减少患者对他人的依赖，但前提是要有足够的上肢肌力。脊髓损伤患者，尤以 T12～L1 节段水平损伤的患者需强化训练，争取达到非常熟练的程度，获得完全独立转移的能力，包括帮助转移和独立转移训练，是脊髓损伤患者必须掌握的技能。在协助患者进行转移训练前，康复护士应先演示、讲解，并协助患者完成训练。

（1）床—轮椅转移：由床上移动到轮椅或由轮椅移动到床。

（2）坐—站转移：从坐位转移到站立位。患者应该首先具备 1 级或 2 级站立平衡能力才可以进行坐—站转移训练。要训练使用矫形器坐起站立，先用双手支撑椅子站起，膝关节向后伸，锁定膝关节，保持站立稳定。用膝踝足支具者，锁定膝关节后，可以开始步行。

（3）辅助转移：需要器械帮助，部分或全部需要他人帮助，才能够完成转移动作。

①滑板：四肢瘫患者在上肢肌力不足以支撑躯体并挪动转移时，可以采用滑板（牢固的塑料板或木板）垫在臀下，从滑板上将躯体滑动到轮椅，或滑动到床上。

②助力：患者如果上肢肘关节屈肌力 3 级或 4 级，但手腕无力时不能通过滑板完成转移，则可以用于搂住辅助者的头颈或背部，身体前倾；辅助者头置于患者一侧腋下，两手托患者臀部，同时用双膝关节固定患者的两膝，使用腰部后倾的力量将患者臀部拉向自己的躯干，使患者的膝关节伸直并稳定，然后侧身将患者转移到床上，或从床转移到轮椅上。

③转移训练的康复护理要点：①做好解释工作，取得配合。②训练时仅给予最小的辅助，并依次减少辅助量，最终使患者独立翻身。③据患者的实际肌力和关节控制能力，选择适宜的转移方式。④有脊柱内固定或骨折愈合不充分时，注意不要产生显著的脊柱扭转剪力。⑤转移动作后注意身体下面的床垫和裤子等必须平整，避免造成局部压力过大而导致压疮。⑥辅助转移操作者尽量采用缩短运动阻力臂、分解动作、鼓励患者参与等方式，减少对自己腰部的应力，减少发生肌肉、韧带和关节损伤。

4. 站立训练的康复护理

病情较轻的患者经过早期坐位训练后，无直立性低血压等不良反应即可在康复治疗师指导下进行站立训练。训练时应注意协助患者保持脊柱的稳定性，协助佩戴腰围训练站立活动。患者站起立床，从倾斜 20°开始，逐渐增加角度，约 8 周后达 90°。

5. 步行训练的康复护理

伤后 3～5 个月，已完成上述训练，或佩戴矫形器后进行。先在平行杠内站立，要协助患者训练，并注意保护患者安全；后在平行杠内行走训练。可采用迈至步、迈越步、四点步、二点步方法训练，平稳后移至杠外训练，用双拐来代替平行杠，方法相同，训练结束，可获得独立的站立和行走功能。

6. ADL 能力训练的康复护理

指导和协助患者床上活动、就餐、洗漱、更衣、排泄、移动、使用家庭用具等，训练前应协助患者排空大小便，如患者携带尿管、便器等，应在训练前协助患者妥善固定好。训练后，对患者整体情况进行观察，如有不适感及时与康复医师联系，调整训练内容。

（1）对于手不能抓握的患者，需要配合必要的助具，或进行食具改良来协助进食，如在餐饮具下面安装吸盘，以防止滑动，佩戴橡皮食具持物器等。

（2）对于手功能受限的患者在刷牙、梳头时可用环套套在手上，将牙刷或梳子套在套内使用。

（3）拧毛巾时，可指导患者将毛巾中部套在水龙头上，然后将毛巾双端合拢，再将毛巾向一个方向转动，将水挤出。

（4）沐浴时应辅助患者借助长柄的海绵刷擦洗背部和远端肢体。

7. 假肢、矫形器、辅助器具使用的康复护理

康复护士在 PT 师、OT 师指导下，熟悉并掌握其性能、使用方法和注意事项，监督、保护患者完成特定动作，发现问题及时纠正。

8. 离床期康复护理训练指导

瘫痪者日常动作的基础是坐位，白天的所有活动都以这种姿势进行。轮椅是其新的腿和脚，同时也是保持这种坐位姿势的装置。已度过急性期的患者应尽早重新获得坐位功能，争取身边动作的自立，并做好下一步回归社会的准备。

功能训练的要点：为了达到上述目标，在训练室进行集中训练回病房要进一步训练、练习。训练的主要目的是通过积极的残存肌肉的增强和关节活动范围的训练，以促进残存部位的活动。同时，使瘫痪部位的躯干和下肢获得适当的柔软性也很重要。在基本条件齐备之后，即可在轮椅或垫上开始各种动作的训练。

开始指导动作时，从安全管理方面着想，康复护士不应离开患者。

（1）起身动作训练指导：健康人能用腹肌和髋关节屈肌的力量立起上身。这些肌肉瘫痪的脊髓损伤者则利用上身剩余肌肉的作用做些动作。最重要的肌肉是肩关节伸展、内旋及肘关节伸展与颈部屈曲的肌肉。躯干柔软性受损害时，此动作困难。

（2）坐位平衡训练指导：不仅在躯干肌瘫痪的高位胸髓损伤，就连低位胸髓、腰髓损伤，其保持坐位也不能说容易，这是因有髋关节周围肌肉麻痹的缘故。若上身的重心离开髋关节轴，则向前后方向倒下，故上肢的支持很必要。因此，坐位时为使上肢自由，必须练好将重心的位置正好保持在支持面上。

（3）用支撑动作移动身体训练指导：在保持坐位成功之后，下一个目标是移动身体。胸腰髓损伤者移动动作的基本点是两手按在床上而抬起臀部的支撑动作。为了充分地做此动作，需加强肩胛骨下牵肌及肩关节屈曲肌等的力量。

9. 回归社区家庭准备期康复指导

此时期能从床上自由地移坐到轮椅，身边动作可以自主，患者在医院内的动作随之增多。从这一期开始应积极鼓励其外出和外宿。由于接触了社会环境，患者本人会真正地感觉到今后需要做什么。在这个基础上，针对其回归社会的准备，应规定一些具体的目标。如患者年轻，或无重大阻碍因素，应能达到下列一些指标。

（1）应用性的轮椅操作训练指导：①每段 10～15cm 的升降。②8～10m 的登坡能力。

③抬高前轮达到平衡。

（2）应用性的转移动作训练指导：①轮椅与平常坐位处之间。②轮椅与汽车之间。③轮椅与床之间。④轮椅与轮椅之间。

（3）在轮椅上能持续做各种活动的耐久性训练指导：功能训练的要点：应用性的转移动作及轮椅操作训练须在离床期后紧接着做面对面的指导。除此以外，在此时期以集体形式做活动性高的运动训练及室外步行训练。多种运动能使平衡能力和轮椅操作能力得到增强。此外，通过以回归社会为目标的室外步行训练，取得上肢肌力及持久力的提高。

（4）步行能力训练指导：颈髓损伤上肢残留部分功能者，只要无并发症，以轮椅为主的日常生活是能自立的。脊髓损伤者站立、步行有以下好处，即经常使用轮椅者易出现下肢挛缩、骨质疏松、下肢血液循环低下、挛缩致疼挛加重等。如能站立、步行、上下阶梯等则其受益甚大，能有稳定的站立，在社交场面上，对树立自己形象很有作用，其精神效果将是巨大的。对此应加强站立及步行的康复训练。

通过上述集体活动，使其从过去的被动训练转变为由患者自身积极参加的训练。这种积极性才是回归社会的第一步，可以认为是其心理上的巨大效果，更能超过功能上的训练效果。此外，在出院后继续进行运动活动的也有很多，这不但在保持体力上，而且在脊髓损伤者的生存质量（QOL）方面的意义也是很大的。

10. 患者及家属的康复健康教育

教育患者和家属/陪护共同生活并取得他们的合作应作为一套完整的康复计划的一部分。康复过程的每一步都应同他们进行讨论并对每一项选择的原因作出解释，这能够让患者更深刻地理解损伤及其结局，从而在康复治疗中更好地配合，还有助于他们以积极的态度解决伤后必须面对的一系列问题。

（1）对家属康复教育：家属是患者的陪护者、监护者和重返社会的支持者，在患者的康复过程中起重要作用。对家属或陪护进行康复技能的健康教育，主要包括疾病的相关知识、康复训练项目、心理护理、日常活动的护理技巧等内容。

家属也会在这场巨变中受创（活动和参与），因此在康复程序中家属扮演着至关重要的角色。康复护理应该教会家属/陪护：

①如何进行关节活动度练习。

②如何进行安全转移或辅助转移。

③如何预防压疮及肺部疾患。

④如何管理膀胱功能及预防尿路感染。

⑤如何在日常生活动作训练中寻求辅助患者及训练患者之间的平衡。

家属最初对患者的过度护理及保护是可以理解的。应该让家属/陪护知道患者现有的及能够重获的功能，应该让他们认识到：患者自己做的及尝试的动作越多，他的独立性就越强。积极的、现实的功能预测对患者日后的生活很重要。

（2）自我观察的教育：患者截瘫部位感觉障碍，出现问题不易发现，因此，应教会患者自我观察，以便及早发现，如压迫部位皮肤的颜色、尿道口是否清洁干燥、大小便外观是否正常、肌肉挛缩的程度是否加重等。

（3）皮肤护理教育：脊髓损伤由于卧床时间长，皮肤抵抗力有所减退，要教育患者及家属定时翻身，更换体位，按摩骨突处，保持床单清洁平整，预防压疮形成。做到勤翻身、勤观察、勤按摩、勤换洗。

（4）预防肺部并发症教育：为防止呼吸道分泌物淤积，引发肺部感染，教育患者要经常变换体位，翻身拍背，指导患者正确的胸腹式呼吸、有效的咳嗽排痰，痰液排出困难时，采用体位排痰法或进行雾化吸入。

（5）预防泌尿系感染教育：留置尿管期间，指导家属每天清洗尿道口 2 次，每周换尿袋 2 次，导尿管定时开放，尿管拔除后，训练排尿功能，教会患者自己做膀胱按摩，轻轻按压下腹部，协助排尿，同时鼓励患者多饮水，每天 2000～2500mL。为提高患者的自我管理能力，减少尿路感染，提高患者的生活质量，对神经源性膀胱患者进行系统健康教育，教会间隙导尿方法。

（6）肠道的护理教育：指导家属给患者以高纤维素饮食，多食蔬菜、水果，在床上适当增加活动量，促进肠蠕动，指导患者进行顺结肠方向腹部按摩，定时排便，必要时使用缓泻剂（以防便秘）使用灌肠等确保肠道畅通。

（7）预防失用综合征教育：指导患者保持良好的体位，保持关节的功能位置，预防足下垂，教会患者及家属经常对肢体进行主动和被动活动，以保持关节活动度，防止关节变形、强直、肌肉萎缩；对没有瘫痪的上肢，可利用举哑铃、拉弹簧等方法，增强肌力训练。

（8）功能重建的教育：主要围绕功能锻炼和恢复自理能力两方面，下肢截瘫的患者指导在床上练习自己搬动下肢翻身，练习起坐及坐稳；坐位练习穿脱衣服、鞋子，双上肢撑起躯干；站立练习扶床站立，带支具站立站稳、行走，不带支具站立站稳，从轮椅与床上之间的活动，在轮椅上完成生活需要的动作，如洗漱、进食；截瘫者的练习主要锻炼捏与握的功能，练习捏住汤匙进食，增加力量握住更重的物品。

通过康复健康教育，教会一些生存、生活技能，尽量使其达到最大限度的自理，恢复患者的自尊、自信、自我价值感，为其以后的生存、生活奠定基础，尽快回归家庭、社会。

11. 脊髓损伤患者心理康复护理

几乎所有的脊髓损伤的患者因伤残所造成的生活、工作和活动能力的障碍和丧失，产生悲观、焦虑、急躁或绝望情绪，疾病康复受到严重影响。对于脊髓损伤患者产生的各种心理问题，通常运用支持、认知和行为等心理学方法帮助患者尽早度过心理的危险期，树立康复的信心，使他们顺利回归家庭和社会。同时，在心理康复护理和治疗过程中，还要针对脊髓损伤患者的病情和心理特点，注重心理康复策略。

（1）明确康复训练的价值和意义：帮助脊髓损伤患者正确认识康复训练的重要性，引导他们将注意力集中于康复训练，是患者康复的关键，同时也有利于患者心理能量的正确释放，缓解心理压力。一般情况下，对康复训练意义的评价要切合实际，既不能夸大康复训练的功效，给患者造成"只要积极训练就可以完全康复"的概念；也不能贬低康复训练的作用，认为康复训练无足轻重，有则练之，无则不练，这样会影响患者的康复进程和康复效果。

（2）重建患者的价值取向：残疾并不等于失去自由及一切，也不等于没有作为和价值。但是，患者由于受不合理认知观念的困扰，认为残疾等于失去了一切和做人的尊严，无法享受生活，不能参加工作，不能进行社会交往，家人、社会和朋友不会再接纳自己等。产生这些想法的原因是这部分患者的价值观存在偏差，对残疾本身带有偏见所致。所以，对这部分患者进行心理康复护理的一个主要任务就是重新建立患者的价值取向，正确认识残疾和残疾后的人生价值，树立正确的价值观，重新找回人生的幸福感，坦然面对残疾和未来。

（3）心理康复护理。

①震惊阶段的心理康复护理：由于患者情感麻木，思维反应迟钝，所以周围人的关心和安慰，可以给患者积极的支持。合理运用心理防御机制，运用体贴性的语言，向患者正面解释脊髓损伤的知识。收集对患者恢复有利的信息，让他们相信脊髓损伤的恢复仍有希望，缓解患者对残疾的恐惧感，减轻其心理压力。同时，指导家属或朋友给患者更多的关心和照顾。

②否认阶段的心理康复护理：对处于否认期的患者，一切要顺其自然，不要操之过急，允许患者有一个适应、领悟的过程，逐渐接受残疾的现实。要认真倾听他们的想法，注意建立良好的医患关系。对有较强自制力又愿意接受帮助的患者，可在患者情绪较平静后，有计划、有策略地逐步向患者透露病情，使其在不知不觉中逐步接受自己的病情。有些不太愿意接受帮助的患者，则鼓励他们多接触病友，逐渐从周围病友、医护人员处了解病情。对于只相信药物治疗、手术治疗，甚至偏方、秘方，对康复治疗不了解、不接受的患者，可举一些错失康复治疗时机的典型病例，实事求是地宣传脊髓损伤的康复知识，使他们明白康复治疗的重要性，早日接受康复治疗。

③抑郁或焦虑反应阶段的心理康复护理：有研究认为截瘫患者有自杀意念。由于截瘫患者有自杀意念者大部分发生在抑郁期，所以预防自杀是抑郁期健康教育的重点，一些患者表面装得若无其事，其实可能对自杀已有准备，所以要求医护人员、家属、陪护密切注意患者的情绪变化，防止意外事件的发生。抑郁期患者一般都有自卑心理，无法正确评价自己的价值，对残疾生活过分悲观，所以要引导患者积极面对残疾的现实，让患者逐步明白，残疾并不等于残废，脊髓损伤只要坚持康复，可以重新回归家庭和社会，还可以用角色转换的方式，让患者自己思考，让他放弃轻生的念头。

④对抗独立阶段心理康复护理：该期患者的情况比较复杂，心理障碍的关键是与所处社会环境之间协调不当，在行为上表现为不适应，对治疗易产生抵触情绪。要对患者的行为表示同情和理解，不要一味指责。可以和患者将心比心进行交谈，劝患者认真思考一下，假如为了有依靠，自己什么也不动，也不参加康复训练，吃亏的最终是自己。应利用社会支持系统共同做好心理康复。

⑤适应阶段心理康复护理：适应期最突出的心理障碍是患者面对新生活感到选择职业困难。多数患者已无法从事原来的工作，需要重新选择。因此求职咨询和职前培训已成为主要问题，治疗者应在这方面给患者提供信息，同时帮助他看到自己的潜能，扬长避短，努力适应环境。其次，患者残疾后多数在医院或家中长期治疗休息，很少接触社会，对重返社会心理压力较大，害怕旁人讽刺和嘲笑，所以在出院之前要帮助他们学习一些人际交往技巧，学会处理残疾生活可能遇到的一些特殊情况，指导他们处理好和家人的关系。

在实际康复过程中以上 5 个阶段的划分也不是绝对的，不是所有的患者都经过全部 5 个阶段，有的患者跨过某一阶段，直接进入另一个阶段，有些患者具有相连两个阶段的心理行为特点。心理康复护理，一定要注意辨别患者的情绪变化，准确判断他们的心理特点，有的放矢，灵活掌握心理康复护理策略，只有这样才能给患者行之有效的帮助。

七、并发症的预防及康复护理

因脊髓损伤而致瘫时，有几种常见而特殊的病理状态，称其为脊髓损伤并发症。对脊髓损伤并发症的早期预防及康复护理，在其日后的社会生活中具有重要意义。脊髓损伤患者可出现多种并发症，其并发症具有易发性、难治性，并易严重化，甚至变为致命性。

脊髓损伤的并发症很多，主要包括运动系统、呼吸系统、心血管系统、压疮和泌尿系统 5 个方面的问题。

（一）运动系统并发症的预防及康复护理

运动系统并发症最常见的是关节挛缩。关节挛缩是关节周围的皮肤、肌肉、肌腱、神经、血管等病变所致的运动障碍，表现为关节活动范围受限。脊髓损伤病例的挛缩，不仅出现于麻痹区域，也可出现于正常部位的关节。挛缩好发关节有肩、肘、足趾各关节。挛缩影响康复计划、进度及最终目的的日常生活自立度。由于脊髓损伤后要卧床相当长的时间，如果不注意关节活动的训练，则可能出现严重关节挛缩，影响之后的自理能力。

1. 早期预防

（1）时机：伤后当日即开始四肢关节的全部活动范围的慎重的被动活动的训练。

（2）正确肢体位置摆放：保持好与卧床姿势相应的安静时抗痉挛体位。关节活动度的被动运动，受伤当天开始，每天慎重地进行数次，第 2 周开始每天两次以上。急性期关节活动度被动运动时，要注意保持损伤脊柱的稳定。髋关节在仰卧位时要保持伸展位，侧卧位时髋关节要保持 20°的屈曲位，上肢、肘关节保持伸展位，肩关节仰卧时保持外展、外旋位，侧卧位时保持屈曲 90°位，安静肢体位应为内收、外展均在 0°位。

（3）床上变换体位：上肢可利用身体本身重量完成肩关节内收、内旋、肘关节屈曲、前臂旋前等，当变换体位之后，又可获得相反的位置。诸如：仰卧位时的肩关节外展，肘关节屈曲，双手置于头下，或者让肩关节外展、肘关节伸直、前臂旋后而上肢与躯干相垂直等姿势。为防止髋、膝关节伸展挛缩，侧卧位时将上面的下肢置于屈曲位。

（4）早期关节被动活动：对所有的关节都要进行关节活动度范围内的活动，每天全部关节活动一遍，每一关节活动 5 次。运动时尽量不要过快，避免诱发伸张反射，耐心而轻柔地进行。对于残存肌力的部位要让患者自己运动，按功能运动训练的方法进行锻炼。要循序渐进地增大关节的活动度。保存重要关节的活动范围：肩关节屈、伸、外旋与水平外展；肘关节屈、伸，腕关节掌屈、背伸；手指的屈曲及拇指的外展；髋关节的屈、伸，膝关节的屈、伸及踝与足趾关节的屈、伸等。

2. 夹板的使用和肢体功能的保持

脊髓损伤后，早期就应注意将关节置于功能位。当关节处于活动范围的中间位置，可以使肌肉萎缩和关节囊的挛缩粘连克服到最低限度。康复常用的夹板是以保持肢体功能位为目标，采用聚乙烯树脂泡沫制品或足板，以防止足下垂。

3. 康复护理注意事项

(1) 脊髓损伤患者定时变换体位，使四肢保持良好的肢体体位，避免训练动作粗暴。

(2) 关节挛缩时肢体体位不当可发生压疮，要仔细观察。每天检查身体皮肤情况，做好早期预防压疮。

(3) 在病房内的日常生活活动中，瘫痪的肢体因骨萎缩（骨质疏松脱钙）而易出现骨折，康复护理人员在进行辅助动作时要特别小心。

(4) 不能过分牵拉受伤肢体，患肢不输液。

(二) 呼吸系统并发症的预防及康复护理

1. 脊髓损伤水平对呼吸功能的影响

根据脊髓解剖，颈段脊髓损伤，肋间肌、腹肌完全瘫痪，颈4以上水平脊髓损伤者所有呼吸肌功能均丧失，需人工通气。由于交感神经对呼吸系统支配的破坏使迷走神经的功能占据优势，气道明显收缩变窄，大量分泌物潴留，造成阻塞性通气障碍。在此基础上常可发生肺不张和（或）上呼吸道感染。

临床表现：主要有呼吸急促、脉率增快、明显焦虑、体温升高、呼吸频率改变、分泌物的量和黏稠度增加、肺活量下降等。

2. 预防及康复护理

(1) 定期翻身、拍背、辅助排痰：肺部并发症预防重于治疗。在患者卧床期间，鼓励患者进行主动呼吸功能训练；定期翻身、拍背、辅助排痰，方法为双手置于肋弓下缘，在咳嗽时向后向上推举胸廓（合并肋骨骨折应注意），当合并呼吸道梗阻时可联合应用体位引流。肺不张的早期采用辅助排痰的方法，定期翻身拍背（康复护理技术见咳嗽及体位引流）。

(2) 按医嘱早期合理应用抗生素，控制肺部感染。

(3) 对颈段脊髓损伤、痰液黏稠、合并严重肺部并发症气管切开的患者，做好气管切开护理。

(三) 心血管系统并发症的预防及康复护理

脊髓损伤有关的心血管系统并发症主要包括：心动过缓、直立性低血压、自主神经的过反射。其发生与脊髓损伤后交感神经和副交感神经功能失调有关。

1. 心动过缓的产生机制、预防及康复护理

(1) 心动过缓的产生机制：支配心脏的交感神经起自T1～T4脊髓节段。T6以上脊髓

损伤影响支配心脏的交感神经，但迷走神经功能正常，因此在脊髓损伤后易出现心动过缓。心率低于 50 次/min 可应用阿托品；若仍低于 40 次/min，考虑临时起搏器。任何对迷走神经的刺激都会引起心血管系统的变化，严重的可出现心搏骤停。一般来说，这种情况会在脊髓损伤后 2～3 周自行缓解。

（2）预防及康复护理。

①密切观察心率、脉搏变化，护理操作时尽量减少刺激患者。

②气管内刺激（吸痰）有可能引起心搏骤停，必要时按医嘱预防性应用阿托品。吸痰操作动作轻柔，预防刺激迷走神经引起心血管系统的变化。

2. 直立性低血压的产生机制、预防及康复护理

（1）直立性低血压的产生机制：脊髓损伤后交感神经功能失衡，外周及静脉血管扩张，引起回心血量减少。平卧位变直立位后收缩压下降大于 20mmHg 和（或）舒张压下降大于 10mmHg，即可判断直立性低血压。患者可出现头晕、恶心、呕吐等症状。一般来说，伤后 2～6 周可自行缓解。

（2）预防及康复护理

①预防直立性低血压，卧位－坐位变换体位时要逐步过渡，先抬高床头 30°，适应半小时，没有不适再逐步抬高床头过渡到 50°、70°、90°进行体位锻炼。

②训练直立性低血压患者的坐和站：直立训练，尽早利用斜床进行渐进性站立练习，不但可以提高躯体的整体功能，更对呼吸及心理状态有益，还有助于维持骨密度。T6 以上损伤的患者在坐或站斜床前需应用腹带，可以维持胸腔内的压力，通过减少腹部活动以减轻血液聚集。

③应用弹力绷带、围腰增加回心血量。

④必要时按医嘱应用升压药物。

（四）自主神经反射紊乱的预防及康复护理

1. 自主神经过反射的产生机制

损伤平面下内脏充盈刺激交感神经引起神经递质释放导致血压增高；副交感神经（迷走神经）反射性兴奋，但其引起的冲动难以通过损伤的脊髓传导到损伤平面以下，无法对抗血压升高，反而引起心动过缓、损伤平面以上血管扩张（头痛、皮肤发红）和大量出汗。

2. 自主神经过反射常见引起的原因

有膀胱扩张、泌尿系感染、膀胱镜检和尿动力学检查、逼尿肌括约肌协同失调、附睾炎或阴囊受压、直肠扩张、结石、外科急腹症、痔疮、DVT 和肺栓塞（PE）、压疮、皮肤破损或骨折、昆虫叮咬、衣物卡压、异位骨化、疼痛等。

3. 自主神经过反射常见表现

突然出现的血压升高、面部潮红、头痛、心动过缓和过度出汗，有膀胱或直肠胀满、膀胱感染和大便填塞，同时常伴有焦虑。

4. 预防及康复护理

（1）对第 6 胸椎以上的高位脊髓损伤者，不要长期留置尿管形成挛缩膀胱。从急性期开

始就要充分管理排尿、排便。在导尿等短时间操作或掏大便时，使用利多卡因胶冻。

（2）嘱患者迅速坐起，取直坐位，使静脉血集中于下肢，降低心排出量。松解一切可能引起卡压的衣物或仪器设备，检查矫形器有无压迫或不适，并立即予以解决。每2～3分钟监测血压、脉搏一次。

（3）尽快找出和消除诱因，首先检查膀胱是否充盈，导尿管是否通畅，直肠内有无过量粪便充填，有无嵌甲、压疮、痉挛，局部有无感染并及时消除诱因。

（4）遵医嘱快速降血压，静脉注射或肌内注射等。

（五）深静脉血栓形成的预防及康复护理

由于自主神经功能紊乱，加之长期卧床，易发生下肢深静脉血栓形成（DVT）。DVT的发病率在脊髓损伤的患者中很高。若不采取预防措施，40%脊髓损伤患者会出现DVT；即使采取措施，临床上仍有15%的急性脊髓损伤患者出现DVT，5%的急性脊髓损伤患者出现肺栓塞。DVT高峰期为脊髓损伤后7～10天。

1. DVT的临床表现及诊断

出现DVT的患者表现为单侧下肢肿胀、红斑，下肢疼痛、压痛、沉重感，突发呼吸困难、胸痛、低氧血症、心动过速，不明原因发热。

DVT的诊断最主要的方法为彩超和（或）肺灌注扫描检查。对临床症状明显但上述检查结果阴性者行静脉造影、肺螺旋CT和（或）肺血管造影检查。其中，静脉造影被称为诊断DVT的金标准。

2. DVT的处理强调预防重于治疗

（1）机械预防：伤后尽早开始；常用方法为弹力袜和体外气压装置；受伤72小时内发生DVT可能性小，可选择单独应用机械方法，受伤72小时后建议联合应用机械和药物方法抗凝。

（2）药物方法：使用前应排除活动性出血；伤后72小时开始；常用低分子量肝素皮下注射；持续8～12周；对于需手术治疗者手术当日停用低分子量肝素即可，而机械抗凝法可持续应用。

3. DVT和PE的治疗

诊断明确即联合应用肝素类药物和维生素K拮抗剂（华法林）抗凝治疗；根据INR调整华法林的用量，待INR>2.0且持续24小时后停用肝素类药物；维生素K拮抗剂服用时间至少3个月，服药期间维持INR在2～3；对于抗凝有禁忌者可考虑行下腔静脉滤网置入。

4. 康复护理措施

（1）讲解发生下肢深静脉血栓形成的病因、危险因素、后果及常见的症状，告知患者如有不适，及时报告医生、护士。

（2）劝其戒烟，避免高胆固醇饮食，给予富含纤维素饮食，多饮水，保持大便畅通，避免因排便困难造成腹内压增加，影响下肢静脉血液回流。

（3）注意观察双下肢皮肤颜色、温度、触觉，肢端动脉搏动情况，双下肢的腿围有无增大，进行下肢被动运动并按摩，促进肢体静脉血液回流和血管、神经功能恢复。

（4）加强静脉通路的管理，尽量避免不必要的穿刺，同时保证患者的液体入量是防止血液浓缩的关键。

（5）遵医嘱准确执行溶栓、抗凝、祛聚治疗方案。

（6）指导患者每天进行下肢被动运动，如以踝关节为中心，做足的上下运动，上下不能超过30°，发挥腓肠肌泵的作用；开始起床活动时需用弹力绑绷带或穿弹力袜，适度压迫浅静脉，增加静脉回流，减轻水肿；患肢避免静脉输液；密切观察病情并详细记录。

（六）压疮的预防及康复护理

压疮是指局部皮肤因血运障碍而发生或正在发生坏死。护理不当时，80%脊髓损伤患者出现不同程度的压疮；30%脊髓损伤患者出现一个部位以上的压疮。

（七）泌尿系统并发症的预防及康复护理

尿路感染（UTI）是脊髓损伤（SCI）患者最常见的并发症。脊髓损伤患者不同程度地均有排尿障碍，其中尤以泌尿系感染并发症最为严重，处理不当，可直接威胁患者生命。与普通人群相比脊髓损伤患者死于泌尿系统疾病的概率要高10.9倍。脊髓损伤后肾脏、输尿管功能保持正常；逼尿肌和括约肌因失去神经支配而出现功能失调；脊髓损伤患者无法感觉到尿意，无法自主排尿。脊髓损伤后的泌尿系统改变表现为：逼尿肌反射亢进（发生于骶髓以上损伤，表现为不自主排尿、残余尿量多、逼尿肌外括约肌协同失调），逼尿肌无反射（发生于脊髓圆锥或骶神经根损伤，表现为膀胱无收缩能力、充盈性尿失禁）。

1. 脊髓损伤后膀胱功能康复护理

脊髓损伤后膀胱功能处理方法有：留置尿管、间歇导尿、外用集尿器、耻骨上膀胱造瘘。目的是低压储尿、低压排尿、避免泌尿系感染、保护上尿路功能。

（1）留置尿管应用指征：急性期患者输液量多；意识障碍；逼尿肌压力过高；输尿管反流的临时处理；患者双手功能障碍，无法进行间歇导尿；其他不具备间歇导尿条件的情况。

（2）耻骨上造瘘应用指征。尿道结构异常；尿管反复梗阻；尿管插入困难；会阴部皮肤破损；男性患者前列腺炎、尿道炎、睾丸/附睾炎；其他心理问题。

（3）间歇导尿指征。只要患者手功能正常或护理人员具备导尿条件者均应尽早行间歇导尿。

下列情况应避免间歇导尿：尿道结构异常，膀胱颈梗阻，膀胱容量<200mL，意识不清，或因心理因素无法遵守导尿时间，液体输入量较多，膀胱充盈后可引起较严重的自主神经过反射。

2. 泌尿系统感染的康复护理

脊髓损伤后处理不当也会引起泌尿系统的感染，早期症状包括：尿中出现较多沉渣且尿色变混，尿液出现明显异味，血尿。

（1）多喝水，增加导尿次数，禁止喝咖啡等刺激性强的饮料。

（2）出现发热、寒战、恶心、头痛、痉挛加重、不正常的疼痛或烧灼感、自主神经过反射等症状，尿常规白细胞增高，泌尿系统感染，应使用抗生素治疗。应根据药敏实验结果选用敏感抗生素并调整用量。

（3）保持排尿通畅，必要时留置尿管，在排尿通畅的基础上嘱患者尽量多饮水。

（八）排便功能障碍的预防及康复护理

1. 引起肠道功能障碍的原因

（1）脊髓损伤后，由于交感神经系统的下行抑制性功能丧失，使结肠失去动力，表现为结肠传输时间延长，顺应性下降，可出现不同程度的便秘、腹胀和不适。

（2）高位的脊髓损伤，由于结肠平滑肌和骨盆横纹肌的正常功能丧失，而使排便困难，若直肠容积较小，肛门括约肌松弛，可导致大便失禁。

长期卧床，缺少活动，全身代谢降低，肠蠕动减慢。不习惯床上大小便。要利用排便反射而排便。对无便意者，要在急性期养成时间上的习惯间隔，在床上左侧卧位或坐在便座上排便。无肛门反射及球海绵体反射的，或防止尿失禁而服用抗胆碱药时则不产生排便，此时双臂抱紧腹部并勒紧施加腹压，如无效则可使用橡胶手套或指套涂橄榄油，轻轻地在不损伤直肠黏膜的情况下掏便。

2. 排便功能障碍的预防及康复护理

（1）保证充足的水分摄入：每天晨起、饭前先喝一杯淡盐水，每天饮水量不少于1000mL，水可作为润滑剂使食物纤维在肠道内充分吸收水分而膨胀，软化粪便，增加粪便体积和重量，刺激肠蠕动，从而达到顺利排便的目的。

（2）饮食护理：饮食宜定时、定量，予以高热量、高蛋白质、高纤维素、易消化的食物。

3. 药物治疗

常用缓泻剂、粪便软化剂，如番泻叶、麻仁丸等。

八、社区家庭康复指导

脊髓损伤是可造成终身残疾的严重损伤。现代临床医学和康复医学的发展，使脊髓损伤患者的生存时间明显延长。虽然四肢瘫患者的平均寿命低于正常人群10～20年，截瘫患者平均寿命可接近正常人群。随着平均寿命的延长，截瘫患者再入院康复治疗的比例明显升高。研究结果显示，再入院率在伤后4年之内最高。再次入院不仅增加患者经济开支，也是影响患者独立生活能力的主要障碍。脊髓损伤患者学习和掌握如何在残疾的状态下生活，学习有关脊髓损伤的基本问题及自己解决问题的方法，了解如何在自己现实的家庭和社区的条件下进行康复训练，更有利于患者长期保持独立生活能力和回归社会。对患者与家属介绍有关脊髓损伤康复护理和康复训练方面的知识与技巧，是患者学会自我管理、回归家庭和社会的根本保障。

（一）指导患者改造家中的条件

指导患者改造家中的条件以适应轮椅在家中自由通行，帮助患者制订生活自理训练和家中康复训练计划，以保持康复治疗的效果。

（二）指导饮食调节

制订合理的膳食计划，保证维生素、纤维素、钙及各种营养物质的合理摄入。

（三）指导学会自我护理

1. 教会患者和家属在住院期间完成"替代护理"到"自我护理"的过渡。重点是教育患者学会如何自我护理，避免发生并发症。

2. 住院期间培养患者养成良好的卫生习惯，预防肺部、泌尿系统感染，教会家属搞好大、小便环境卫生。患者出院后要定期复查，防止主要脏器发生并发症。

3. 掌握二便管理方法，学会自己处理二便，高位颈髓损伤患者的家属要学会协助他们处理二便问题。

4. 制订一个长远的康复训练计划，教育家属掌握基本康复知识和训练技能，防止二次残疾。

（四）指导心理调适

教育患者培养良好的心理素质，正确对待自身疾病，相信经过系统康复治疗，以良好的心态去面对困难和挑战，充分利用残存功能去代偿致残部分功能，尽最大努力去独立完成各种生活活动，成为一个身残志不残、对社会有用的人。

（五）回归社会

1. 配合社会康复和职业康复部门，协助患者做回归社会的准备，帮助家庭和工作单位改造环境设施，使其适合患者生活和工作。

2. 在康复医师的协助下，对患者进行性的康复教育。残疾人的性教育，是维持家庭的重要手段，家庭完整、家属支持，是残疾者最大的精神支柱，应鼓励他们勇敢地面对未来。

（六）定期随访

定期复诊，早期发现泌尿系统的感染等并发症，及时就诊。

第七章 常用康复护理技术

随着社会文化经济的发展，人们对健康的认识日益提高，对护理工作也提出了更高的要求，一般的护理技术已远远不能满足康复医学的需要，而与康复医学相适应的康复护理，是对康复对象实施一般护理技术的同时，还采取了适合康复要求的各种专门护理和功能训练技术，以提高患者生活自理能力，减轻残疾的影响，避免并发症和继发性残疾的发生，使患者最大限度地恢复功能，争取早日重返社会。

第一节 常用体位

体位一般指人的身体位置，在临床上通常指的是根据治疗、护理和康复的需要所采取并保持的身体姿势和位置。实施康复护理治疗时，针对疾病的特点选取合适的体位，有利于患者功能的康复。

一、良肢位

良肢位是指从康复治疗的角度出发而设计的一种临时性体位。这种专门的体位不仅使患者舒适，还有利于预防或对抗痉挛姿势的出现、保护关节及早期诱发肢体的分离活动。

(一) 偏瘫患者良肢位

1. 患侧卧位

患侧在下，健侧在上。患侧肩前伸并避免受压，前臂旋后，肘、腕关节伸展，掌心向上，手指伸展。健侧上肢随意放置。患侧下肢在后，髋关节伸展，膝关节微屈。健侧下肢屈曲向前，膝关节屈曲置于支撑枕上，注意不要挤压患侧下肢。

2. 健侧卧位

健侧在下，患侧在上。患侧肩前伸，肘、腕、指关节保持伸展，置于胸前软枕头上，上肢向头顶方向上举约100°。健侧上肢自然屈曲，放置于胸腹前。患侧髋、膝关节略屈曲置于另一软枕上，被动背屈踝关节。健侧下肢自然平放于床上，轻度伸髋屈膝。

3. 仰卧位

头部置于枕上，枕头不宜过高，患侧肩部垫软枕，使患肩前屈，防止患肩后缩，且肩关节外展45°，肘关节伸展，前臂旋后，整个上肢置于枕头上，腕关节和手指伸展，掌心向上。患侧臀部和大腿外侧放一支撑枕，髋关节稍向内旋，防止患腿外旋。膝关节稍弯曲（可垫一小枕）；足底避免接触任何支撑物。

(二) 四肢瘫患者良肢位

1. 仰卧位上肢

双肩下垫枕，确保不致后缩。双上肢放于身体两侧枕上，肘关节处于伸展位，腕关节背伸约 45°以上功能位。手指自然屈曲，颈髓损伤者可握毛巾卷，以防功能丧失形成"猿手"。下肢：双肢关节伸展，两腿间放 1～2 个软枕保持髋关节轻度外展，踝关节背屈 90°，用小枕垫踝，防止足后跟受压。

2. 侧卧位上肢

双肩向前伸呈屈曲位，一侧肩胛骨着床，肘关节屈曲，下方前臂旋后，上方前臂放在胸前软枕上，腕关节伸展，手指自然屈曲，躯干后部置软枕支撑。下肢：下方髋、膝关节伸展，踝关节背屈、足趾伸展；上方肘关节屈曲约 20°，膝关节屈曲约 60°放于软枕上，踝关节下可垫一枕，以免踝关节跖屈内翻。

（三）截瘫患者良肢位

1. 仰卧位

肩、上肢、膝、踝下及两腿间垫枕，肩放置于内收位、中立位或前伸位，伸肘，用毛巾卷将腕关节保持 40°背伸位，指稍屈曲，拇指对掌。

2. 侧卧位

下方的上肢肩前伸，肘伸展，前臂旋后。上方的上肢肩前伸，稍屈肘，前臂旋前，胸前部和上肢间放一枕。双下肢稍屈髋，屈膝，踝背伸，双下肢间放两枕。背后用长枕靠住，保持侧卧位（行颅骨牵引时，侧卧 40°～60°）。

（四）脑性瘫痪患儿良肢位

1. 仰卧位

脑性瘫痪患儿一般不宜长期采用仰卧姿势，应经常变换卧姿。肌肉紧张亢进患儿，可采用悬吊式软床平卧位，以使躯干屈曲，双肩与两侧骨盆带呈水平位，肩与上肢在身体前方，手放于正中线，髋关节屈曲，以保持头部中位。

2. 俯卧位

可改善患儿头部的控制能力，如患儿以整体屈曲模式为主，可在其胸部放上枕头、毛巾卷、圆滚筒或楔形垫等，牵拉髋部屈肌群，以促进头颈和脊柱的伸展。中、重型屈髋痉挛患儿可用卷形物将僵硬的腿分开，并使下肢向下牵拉，以对抗屈曲模式。

3. 侧卧位

侧卧位是最佳的睡眠姿势，适合各类脑性瘫痪患儿。患儿双上肢向前伸直，双手放在一起，上方下肢的髋、膝屈曲，支撑在枕头上，使全身放松，在胸部前放置毛巾卷，使患儿在较长时间内能保持这一姿势，有助于训练前臂及手部的控制能力，减轻不正常反射。

二、体位转换

体位转换，又称体位转移，是指通过一定方式改变身体的姿势或位置的过程。定时变换体位，可促进血液循环，也能预防压疮、深静脉炎、坠积性肺炎、尿路感染、肌肉萎缩、关节变形和挛缩等并发症。另外具备体位转换能力是人类进行各项活动的重要条件之一。在康复护理训练过程中，需要有体位转换的配合，才能达到康复训练的目的，实现康复治疗及康复护理的预期效果。

（一）坐位训练

1. 床上坐位训练

（1）初练坐位：只要患者病情允许，应尽早坐起。首次取坐位时，不宜取90°坐位，可用起立平台或靠背架，依次取30°、45°、60°、80°坐位（或平台直立位），如前一体位能坚持30分钟且无明显直立性低血压表现，可过渡到下一体位；如取80°坐位坚持30分钟，则以后取坐位和站位时可不考虑直立性低血压问题。

（2）床上最佳坐位：髋关节屈曲近90°，脊柱伸展。用枕头牢固支持背部，以帮助患者达到直立坐位。头部无须支持，以便患者学会主动控制头的活动。亦可将上肢放在可调节的跨床小桌上，以抵抗躯干前屈，如屈力很大，可在肘部下方放一枕，以防肘受压。

（3）床边坐位：以偏瘫患者为例。从患侧坐起时，患者将患腿置于床边外，膝关节屈曲，开始时护理人员给予帮助，或用健腿将患腿抬至床边，然后健侧上肢向前横过身体，同时旋转躯干，健手在患侧推床支撑上身，摆动健腿到床外，帮助完成床边坐位。从健侧坐起时，先向健侧翻身，健侧上肢屈曲缩至体下，双腿远端垂于床边，头向患侧（上方）侧屈，健侧上肢支撑慢慢坐起。患者由床边坐位躺下，动作程序与上述相反。

（4）坐位平衡：患者支撑坐在床边，下肢屈曲90°，双足踏地或支撑板且自然分开，双手放于膝上，护理人员协助调整躯干和头至中间位，当感到无须用力时松开双手，患者可保持数秒再慢慢侧向一边，然后调整身体回到原位，必要时护理人员予以帮助。静态平衡完成后，患者双手交叉相握，向各方向进行不同摆幅的摆动活动，此时即完成自动坐位平衡。前两轮训练后，患者取静坐位能抵抗外力推拉作用，仍保持体位平衡，则完成坐位三级（他动）动态平衡训练。

2. 身体重心向患侧转换训练

护理人员立于患者对面，一手伸入患侧腋下，协助患侧上肢肩胛带上提，肩关节外展、外旋，肘关节伸展，腕关节背伸，患手支撑于床上；护理人员另一手置于健侧躯干或患侧肩部，调整患者姿势，使患侧躯干伸展，身体重心向患侧转移，达到患侧坐位负重的目的。

（二）站立训练

患者坐直，足尖与膝盖呈一直线，双上肢握手伸肘，肩充分前伸，躯干前倾，膝关节尽量屈曲，重心从臀部慢慢移至双足上而站立；患者站起后，松开双手，上肢垂于身体两侧，逐渐去除支撑，让患者保持站立，站立时不能有膝过伸和髋后缩。在保持静态站立平衡后，让患者将重心移向患侧，同时双手交叉抓握伸向不同方向，并伴有躯干相应摆动，此时完成自动站立平衡训练；患者能抵抗外力，仍保持站立平衡，则完成三级站立平衡训练。

（三）体位转换训练

1. 体位转换训练方式

根据体位转换过程中主动用力程度可分为以下3种方式。

（1）自动体位转换：指患者不需任何外力帮助，按照自己的意志和生活活动的需要，或根据治疗、护理、康复的要求，以自己的能力变换体位并保持身体的姿势和位置。

（2）助动体位转换：指患者在外力协助下，通过主动努力而完成体位变换的动作，并保持身体的姿势和位置。

（3）被动体位转换：指患者完全依赖外力搬动变换体位，并利用支撑物保持身体的姿势和位置。

2. 体位转换训练要求

（1）根据病情、康复治疗和护理的需要，选择适当的体位及转换的方式、方法和间隔时间，一般每 2 小时体位转换一次。

（2）体位转换前，应向患者及家属说明体位转换的目的和要求，以取得理解和积极配合。

（3）体位转换操作中，动作应协调轻稳，不可拖拉，鼓励患者尽可能发挥自己的残存能力，同时给予必要的协助和指导。对使用导尿管及各种引流管的患者，应该先固定好导管，预防脱落，并保持导管通畅。同时观察患者全身皮肤有无出血点或斑块，局部皮肤有无压红或破溃以及肢体血液循环等情况，发现异常及时处理。

（4）体位转换后，要确保患者舒适、安全，并保持肢体于功能位。必要时使用软枕、海绵垫或其他辅助器具支撑。

3. 体位转换训练方法

体位转换的方法很多，如床上翻身法、床上移动法、从卧位到坐位、从坐位到站立位以及从床到轮椅等方法。

（1）床上翻身法。

1）一人协助患者翻身法：①仰卧位到侧卧位：患者仰卧，两手放于腹上（或两手相握并上举），两腿屈曲，先将患者两下肢移向护士一侧床缘，再移动肩和臀部，协助翻身时护士将手扶于患者肩部、膝部，轻轻推患者转向对侧。此方法适用于体重较轻的患者。②仰卧位到俯卧位：以偏瘫患者为例，患者仰卧，健手握住患手置于腹部，健腿放置在患侧腿下，呈交叉状，护理人员站在患者患侧，一手扶患侧肩部，另一只手托于下肢腘窝后，同时将患侧下肢稍抬起缓慢推患者转向健侧卧位，然后将上肢置于头的上方，转运身体到俯卧位，整理使其呈功能位。这种体位变换目的是改善患者脑血管功能状态，促进健侧、患侧协调功能的改善，帮助患者被动运动，防止关节挛缩及畸形。③俯卧位到仰卧位：以偏瘫患者为例，患者俯卧，健手握住患手上举于头上方，护理人员站于患者健侧，一手扶患侧肩部，另一只手扶于患侧髋部，嘱患者抬头缓慢向健侧转运，并尽力举手。护理人员缓慢移动患者肩和髋部，带动患者下肢转运至健侧卧位，再帮助患者转运身体成仰卧位，肢体整理成功能位。

2）二人协助患者翻身法：患者仰卧，双手置于腹上，两护理人员站立在床的同侧，一人托住患者颈肩部和腰部，另一人托住患者臀部和腘窝后，两人同时抬起患者移向自己，然后分别扶住肩、腰、臀、膝部，轻推患者转向对侧。

（2）床上移动法当病情允许，而患者仍被限制在床上时，即应进行床上撑起和左右、前后转移训练，以增强患者的肌力，提高患者平衡和协调能力。

1）床上横向移动：患者仰卧，双腿屈曲，双脚平放在床上。护理人员一手将患膝下压，并向床尾方向牵拉，另一手扶持患者髋部下方，嘱患者抬臀，并向一侧移动，然后患者移动肩部使身体呈直线。

2）床上坐位向前后移动：患者取坐位，双手交叉前伸，在护理人员帮助下，将重心转移到一侧臀部，再到对侧臀部。一侧负重，对侧向前或向后移动，犹如患者用臀部行走。护理人员站在偏瘫侧，托住患侧大转子部位，帮助患者转移重心以促进"行走"动作。

（3）仰卧位与坐位转移法

1）仰卧位到平坐位：①患者仰卧，双臂肘关节屈曲支撑于床面上。②护理人员立于患者侧前方，双手扶托患者双肩并向上牵拉。③指导患者利用双肘支撑上部躯干后，逐渐改用双手掌撑住床面，支撑身体坐起。④调整坐姿，保持舒适。

2）平坐位到仰卧位：动作与上述相反。

（4）椅坐位到站立位转移法：①患者取椅坐位，身体向前倾斜，双脚着地，力量较强的脚稍靠后。②护理人员面向患者站立，双下肢分开于患者双腿两侧，双膝夹紧患者双膝外侧以固定下肢，双手托住患者臀部或提拉腰带，将患者向前向上拉起。③患者双臂抱住护理人员颈部或双手放于护理人员肩胛部，与护理人员一起向前向上用力，完成抬臀、伸腿至站立。④调整重心，双下肢直立承重，维持站立平衡。

（5）床到轮椅转移法

1）站立式转移：①轮椅与床呈30°～40°夹角，刹住车闸，翻起脚踏板。②帮助患者坐于床边，双脚着地，躯干前倾。③护理人员直背屈髋面向患者站立，双下肢分开于患者双膝两侧，夹紧患者双膝外侧并固定，双手托住患者臀部或提拉腰带，让患者双臂抱住护理人员的颈部，并将头放在护理人员靠近轮椅侧的肩上，护理人员挺直后背并后仰将患者拉起呈站立位。④患者站稳后，护理人员以足为轴慢慢旋转躯干，使患者背部转向轮椅，臀部正对轮椅正面，然后使患者慢慢弯腰，平放使其坐到轮椅上。⑤帮助患者坐好，翻下脚踏板，患者双脚放于踏板上。站立式转移适用于偏瘫及体位转移时能保持稳定站立的患者。

2）床上垂直转移：①轮椅正面垂直紧靠床边，刹住车闸。②帮助患者取床上坐位，背对轮椅，躯干前屈，臀部靠近床边，一手或双手向后伸抓住轮椅扶手。③护理人员站在轮椅一边，一手扶住患者肩胛部，一手置于患者大腿根部。④患者和护理人员同时用力，患者尽可能将躯体撑起并将臀部向后上方移动，最终患者臀部从床上移动到轮椅上。⑤打开车闸，挪动轮椅离床，使患者足跟移至床边，刹住车闸，双脚放于脚踏板上。轮椅到床的转移，按床到轮椅转移步骤相反方向进行。

（6）立位转移法

1）独立行走：①步行前，扶持患者站立位，患腿前后摆动，注意防止骨盆后缩和倾斜，伸髋屈膝，健腿前后摆动，训练患腿负重和平衡能力。②扶持步行时，护理人员站在患者患侧，一手握住患侧的手，另一手放在患者腰部，按照正确步行动作与患者一起缓慢向前行走。患者也可在平行杠内练习行走。先在平行杠内练习健肢与患肢交替支持体重、矫正步态、改善行走姿势等，再进行独立行走练习。

2）架拐行走：①双拐站立：双拐置于足趾前外侧 15～20 cm，双肩下沉，双肘微屈，双手抓握拐杖横把，使上肢支撑力落于横把上。肌力不足者，可取三点位站立，即两拐杖置于足前外方 20～25 cm，此时患者的足、双拐杖三点支撑身体。②架拐行走：根据患者的残疾及肌力情况，分别指导练习不同的步态，如迈越步、四点步、三点步、两点步。

3）上下楼梯：患者能够熟练地在平地行走后，可试着在坡道上行走，再进行上下楼梯训练。

上楼梯：①偏瘫患者健手扶栏，护理人员站在患者患侧后方，一手扶持健侧腰部，另一手控制患侧膝关节，协助重心转移至患侧，健足上第一个台阶。②护理人员协助患者重心向前移动至健侧下肢，一手固定健侧骨盆，另一手从膝关节上方滑至小腿前面，协助患足放在第二个台阶上。③患者健足再上台阶时，护理人员放于健侧的手不动，另一手上移至患侧大腿向下压，并向前拉膝部至足的前方。

4）下楼梯：①偏瘫患者健手扶栏，护理人员站在患侧，患足先下第一层台阶，护理人员一手置于患膝上方，使其稍向外展，另一手置于健侧骨盆处，用前臂保护患侧腰部，并将其身体重心向前方移动。②健足下第二个台阶时，护理人员的手保持原位，继续将骨盆向前推移。

第二节　排痰训练

一、体位排痰训练方法

对卧床患者，帮助其适当变换体位，稍抬高或放低上身，稍调整侧卧位的角度，以找到最佳位置排痰。不同的病变部位采用不同的引流体位，使该病变部位的肺段向主支气管垂直引流。引流频率视痰量多少而定，痰量多可每天引流 3～4 次，宜餐前进行，痰少则每天上、下午各引流 1 次，每次引流 1 个部位，时间由 5～10 分钟逐渐增至 15～30 分钟。

二、辅助排痰训练方法

（一）胸部叩击

护理人员明确患者病变部位，宜用单层薄布保护胸廓部位，避免叩击引起皮肤发红，衣物不宜过厚，以免降低震荡效果。患者取侧卧位，如体力允许可取坐位。护理人员手指并拢，掌心成杯状，运用腕动力量在引流部位胸壁上双手迅速而有规律地叩击。从肺底到肺尖，由外向内，每肺叶叩击 1～3 分钟，嘱患者深呼吸、咳嗽、咳痰。叩击时间宜每天 2～3 次，每次 15～20 分钟，于餐后 2 小时或餐前 30 分钟进行。

（二）胸部震颤

护理人员双手重叠，置引流部位胸壁，嘱患者深呼吸，吸气时，手掌随胸部扩张而抬起，不施加任何压力；呼气时，手掌紧贴胸壁，施加一定压力，颤、摩、振动，以震荡患者胸壁，连续做 3～5 次，再叩击，如此重复 2～3 次，再嘱患者咳嗽排痰。

三、特殊患者排痰方法

痰液黏稠、干结患者，可采用超声雾化疗法和超短波疗法。超声雾化疗法可选用生理盐水或用含 α-糜蛋白酶的溶液行超声雾化吸入，以稀释痰液。每天 1 次，每次 20～30 分钟，7～10 次为一疗程。超短波疗法每天 1 次，每次 10～15 分钟，15～20 次为一疗程。患者引流完毕漱口，记录排痰量及性质，必要时送检。

四、排痰训练注意事项

（一）有明显呼吸困难伴发绀者，近 1～2 周内咯血者，患严重高血压、心率加快者，高龄患者，禁止体位引流。

（二）首先明确患者病变部位，选择合适体位和排痰方式。

（三）引流过程中，如有咯血、发绀、呼吸困难、出汗、疲劳等症状，应立即停止引流，给予临床处理。

（四）未经引流的气胸、肋骨骨折、咯血及低血压、肺水肿患者，禁用胸部叩击、震颤法。

第三节　吞咽训练

一、吞咽障碍评定

（一）一般评定

包括患者主观描述，相关既往史和以前吞咽检查，观察胃管、气管切开情况，目前进食方式及食物类型等。

（二）口腔功能评定

常采用 Frenchay 构音障碍评定表中有关吞咽过程中口腔的肌肉活动功能进行评定，包括唇的运动、颌的位置、软腭运动、喉的运动、舌的运动五项检查，每项最低分为 1 分，最高分为 5 分，16 分以上为相对安全。

（三）吞咽功能评定

1. 唾液吞咽测试

患者取坐位，护理人员将手指置于患者喉结及舌骨处，观察 30 秒患者吞咽次数和喉结活动度。高龄患者能做 3 次即可。

2. 饮水测试

患者取坐位，饮温水 30 mL，一口咽下，记录经过，再进行评定。

3. 摄食—吞咽过程评定

观察患者摄食—吞咽阶段的意识程度，通过观察进食情况、唇运动、咀嚼运动、食团运送、吞咽后有无呛咳、食物残留等相关内容来评定各阶段出现的问题。

4. 辅助检查

借助影像学检查、内镜等手段检查。其中，吞咽造影法（VF）是目前最为可信的吞咽评定检查方法，此方法是在 X 线透视下，利用吞咽含钡食物来观察患者吞咽全过程是否有通过困难及吸入发生，并鉴别吞咽障碍是器质性还是功能性。

二、吞咽训练方法

（一）基础训练

1. 放松

颈部放松，前后左右放松颈部，肩部左右旋转，提肩，沉肩等。

2. 感官刺激

（1）触觉刺激：用手指、棉签、压舌板等刺激面颊部内外、唇周、整个舌部等，以增加其敏感度。

（2）咽部冷刺激：用冰冻棉棒，轻轻刺激腭、舌根及咽后壁交替 20 次，然后反复做空吞咽动作，每天 3 次，每次 10 秒，至皮肤微红。

（3）味觉刺激：用棉棒蘸不同味道的果汁或菜汁，刺激舌面部，以增加味觉敏感性及食欲。

3. 口腔周围肌肉训练

口腔周围肌肉训练包括口唇闭锁、下颌开合、舌部运动、腭咽闭食等，具体如舌肌、咀嚼肌的按摩，张口，伸舌头舔上下唇和左右口角及硬腭等，每天 3 次，早中晚饭后练习，各 5 分钟。还可进行屏气－发声训练，每天 4～5 次，每次 5～10 秒。

（二）摄食训练

1. 体位选择

一般取半卧位或坐位，颈部前倾，严禁水平仰卧及侧卧位进食。不能坐起的患者，可取床头抬高 30°的半坐位，头部前屈，偏瘫侧肩部垫枕，护理人员站在患者健侧喂食。

2. 食物性状

根据病情轻重和病程的发展合理选择食物。一般选择柔软、密度和性状均一、黏度适中、不易松散、易咀嚼、通过咽部食管易变形的食物，如香蕉、蛋羹等。还应注意食物的色、香、味，以及消化吸收等特征。训练中可逐渐依次过渡为糊状食物、软食、普食。

3. 摄食一口量

所谓摄食一口量是指最适于吞咽的每次入口量，量过少难以诱发吞咽反射，量过多易引起食物残留或误咽。一般从 1～4mL 开始，酌情加量。

4. 培养进食习惯

养成定时定量、能坐不躺、能在餐桌旁则不在床上饮食的良好习惯，本着早餐好、中餐饱、晚餐少的原则，适当调整和分配食物。

三、吞咽训练注意事项

（一）脑卒中存在吞咽障碍的患者，要尽早进行吞咽功能训练。

（二）运动神经疾病、中度至严重老年痴呆症、严重智障者、早产儿、脑外伤后有严重行为问题或神志不清者不宜行吞咽训练；昏迷状态或意识尚未清醒、对外界刺激反应迟钝、认知严重障碍、吞咽反射和咳嗽反射消失或明显减弱、处理口水能力低、口部功能严重障碍者暂不宜进食。

（三）吞咽训练时体位尤为重要，摄食一口量即一般食团大小约为一茶匙，饮水用汤匙不用吸管。进食时多做吞咽动作。进食后轻咳数声，并保持原体位 30 分钟以上，防止食管反流造成误咽。

（四）治疗与代偿相结合。吞咽训练需多学科、多专业通力合作，综合训练，包括肌力、上肢、排痰等相关进食功能训练；凡与摄食有关的各个方面，如食物搭配、餐具（辅助具）选择与使用、口腔卫生，以及护理人员的照顾监护等都应全面考虑。

第四节　膀胱功能训练

膀胱功能训练是针对因神经伤病所致的膀胱、尿道功能失调而实施的功能训练，其目的是恢复膀胱排尿功能，改善排尿症状，减少残余尿量，预防泌尿系统并发症的发生。神经性膀胱功能失调是控制膀胱的中枢或周围神经发生病变而引起的排尿功能障碍，主要表现为尿潴留和尿失禁，如不采取有效的膀胱训练措施，不仅会给患者带来痛苦，加重心理压力，还会延缓康复进程，降低生存质量，甚至造成严重并发症，以致死亡。

一、膀胱功能评定

通过询问和观察患者现有的排尿功能情况，是否有尿失禁或尿潴留，以判断泌尿系统的功能，制订膀胱护理措施和训练方法。膀胱功能评定有以下主要内容：

（一）排尿量与次数

排尿量和次数有无增多或减少，是否受意识支配，有无排尿困难、排尿疼痛等。

（二）辅助排尿情况

有无间歇导尿、留置尿管等。

（三）排尿习惯

患者排尿的体位姿势、间隔时间，如厕能否自理等。

（四）残余尿量测定

残余尿量＞150 mL，提示膀胱功能差；＜80 mL，提示膀胱功能满意；残余尿量在80～150 mL，提示膀胱功能中等。

（五）辅助检查

常规尿液分析，必要时进行膀胱安全容量测定、膀胱镜检查、膀胱造影、B超检查等。

二、膀胱功能训练方法

（一）尿潴留

膀胱内潴留大量尿液而不能自主排出，称为尿潴留。主要表现为患者下腹胀痛、排尿困难，体检可见耻骨上膨隆，扪及囊样包块，叩诊呈实音。护理与训练的目的是促使膀胱排空，减轻患者痛苦。

1. 调整体位和姿势

根据病情和残疾状况，尽量协助患者以习惯姿势排尿，如男性患者取站立位，女性患者取蹲姿；能够坐起者可扶助其取坐姿；只能卧位者，可摇起床头或助其抬高上身。

2. 激发诱导排尿

采用让患者听流水声，温水冲洗会阴，轻轻敲打耻骨上区，摩擦大腿内侧，牵拉阴毛，捏掐腹股沟等措施，诱导反射排尿。

3. 屏气法

病情允许时，让患者取坐位，身体前倾，快速呼吸 3～4 次，做 1 次深吸气，然后屏住呼吸，向下用力做排尿动作，促使尿液排出。

4. 手压法

先用指尖对膀胱区进行深部按摩，以增加膀胱张力，再用双手或者单手握拳，由脐部向耻骨方向推压，并改变加压方向，直至尿流停止。

5. 间歇性清洁导尿

此法能使膀胱周期性地扩张与排空，维持近似正常的生理状态，降低感染率，促使膀胱功能恢复，目前临床已推广应用。需要长期使用时，应耐心教会家属或患者本人行间歇性自行导尿术。

具体做法：用一次性导尿管，每隔 4～6 小时导尿 1 次，拔出导尿管后如反复使用，必须：

（1）清洗消毒，并准确记录导尿时间和尿量。

（2）操作要点：①每次导尿前，让患者试着自行排尿，一旦开始排尿，需测定残余尿量。两次导尿之间能自主排尿 100 mL 以上、残余尿量 300 mL 以上时，每 6 小时导尿 1 次；两次导尿之间能自主排尿 200 mL 以上、残余尿量 200～300 mL 时，每 8 小时导尿 1 次；残余尿量 100～200 mL 时，每日导尿 1～2 次；当残余尿量少于 100 mL 或为膀胱容量 20％ 以下时，即停止导尿。②每日液体摄入量应严格限制在 2000 mL 以内，即每小时在 100～125 mL，并均匀摄入。

6. 留置导尿

对无法接受间歇性清洁导尿的患者，如昏迷、泌尿系统疾病手术后、会阴部有损伤时，可留置导尿管持续导尿，但极易引起泌尿系统感染，要注意加强对留置导尿管的管理，如严格遵守无菌操作原则，尿道口每天消毒 2 次，贮尿袋每天更换 1 次，尿管每周更换 1 次，并及时清倒尿液，保持引流管通畅，防止尿液逆流。

（二）尿失禁

排尿失去控制而尿液不自主地流出，称为尿失禁。其护理与训练的目的是帮助患者解除痛苦，恢复膀胱功能，促使膀胱贮尿。

1. 心理护理

尿失禁患者因尿液刺激和尿液异味等问题常感到自卑和忧郁，心理压力大。因此应尊重、关心患者，给予理解和安慰，做好心理护理。

2. 尿意习惯训练

帮助患者建立规律性排尿习惯，每天规定特定的排尿时间，如餐前 30 分钟、晨起或睡前鼓励患者如厕排尿。一般白天每 3 小时排尿 1 次，夜间 2 次，并根据具体情况适当调整。对体能障碍或年老体弱无法如厕者，应提供便器，定向力差者给予如厕帮助。

3. 盆底肌肉锻炼

指导患者收缩耻骨、尾骨周围肌肉（会阴及肛门括约肌），每次持续 10 秒，重复 10 次，每天 5～10 次，以减少漏尿的发生。

4. 设法接尿

使用外部集尿器装置，男性用阴茎套型集尿装置，或用长颈尿壶置于外阴接取尿液；女性用固定于阴唇周围的乳胶制品或尿垫，亦可用女式尿壶紧贴外阴接取尿液。

5. 留置导尿

根据病情可给予留置导尿管持续导尿或定时放尿，一般每 3～4 小时放尿 1 次，现多用气囊导尿管，安装封闭式尿袋。应注意加强护理，预防感染。

6. 皮肤护理

保持皮肤清洁干燥，及时用温水清洗会阴部，被褥、衣服应勤洗勤换，以避免尿液刺激皮肤，去除异味，防止感染和压疮的发生。

三、膀胱功能训练注意事项

1. 导尿操作须严格遵守无菌原则，用物须经消毒灭菌，随时进行尿常规、尿细菌学检查，以防尿路感染。

2. 选择光滑和粗细适宜的导尿管，一般不应超过 14 号，防止因导尿管过粗使括约肌松弛，引起漏尿。

3. 间歇导尿时，操作手法应轻柔、缓慢，并润滑导尿管，以免损伤尿道黏膜。

4. 留置导尿后，应鼓励患者多饮水增加尿量，达到自行冲洗的目的。尿管未阻塞，勿常规进行膀胱冲洗，防止逆行感染。

5. 训练前应进行尿流动力学检查，确认膀胱类型，确保安全，避免因训练方法不当引起膀胱输尿管反流等并发症。

观察患者，如出现突发性血压升高、皮肤潮红、出汗、头痛等反应，通常是因膀胱压力过高引起自主神经反射亢进所致，应及时排空膀胱。

第五节　肠道功能训练

肠道功能康复护理与训练的目的是帮助患者建立一个在规定时间内定期排便的模式，解除或减轻便秘者的痛苦，消除或减少大便失禁给患者造成的难堪，预防并发症的发生，提高患者的生存质量。

一、排便功能评定

通过询问和观察了解患者现有的排便功能情况，是否有便秘和大便失禁等，以判断肠道系统的功能，制订具体的肠道护理措施和训练方法。排便功能评定有以下主要内容：

（一）大便次数、量和性状

如大便次数增多或减少，每次耗时多少，每次大便间歇时间是否基本固定，有无栗子样、糊状或水样便等。

（二）辅助排便情况

如有无使用手掌刺激法（仅掐压左手拇指和第一掌骨处即可）、肛门栓剂排便，或服用缓泻药物及灌肠法排便等。

（三）排便习惯

如排便的体位姿势，患者是否能自理等。

二、肠道功能训练方法

（一）便秘

便秘是指粪便在肠腔内停留过久而导致的粪质干燥坚硬，排便节律性消失和排便频率减少。护理与训练的目的是帮助患者建立排便规律。

1. 取得患者合作

对患者说明各种康复护理及训练的目的及注意事项，使患者能密切配合操作。

2. 调理饮食

向患者介绍饮食种类、数量与排便的关系，指导患者多食蔬菜、水果、粗粮等含膳食纤维多的食物，适当补充双歧杆菌、乳酸菌等有益菌以改善肠道微生态环境。多饮水，每天饮水量在 2000 mL 左右。

3. 养成定时排便习惯

指导患者选择适当的排便时间，即使无便意也要定时排便。一般在早餐后最适宜，因为此时胃结肠反射最强。

4. 选择排便姿势和便器

根据病情和残疾状况，协助患者尽量以蹲、坐姿排便。如卧位排便时，使用橡皮囊式便盆，能随患者体位变形而密切接触皮肤，且刺激性较小。能坐位排便者，必要时可在厕座上放气垫，两脚踏地坐在便器上，以习惯姿势并借重力协助排便。

5. 手法按摩腹部

患者取仰卧位，屈膝放松腹部，用手掌沿升结肠、横结肠、降结肠、乙状结肠方向，即自右下腹—右上腹—左上腹—左下腹进行环状按摩。每天早晚各 1 次，或便前按摩，每次约10 分钟。同时鼓励卧床患者多进行床上活动，如仰卧起坐、平卧抬腿及抬臀等，以增加肠道蠕动。

6. 药物软化粪便

根据病情可口服软便剂如液状石蜡 10～15 mL，每晚睡前服用 1 次；番泻叶泡水饮用，每天 3g；麻仁丸每次 1 丸，每天 2～3 次等。或使用肛门栓剂如开塞露、甘油栓等，在排便前把药物放入直肠内。

7. 指间刺激法

肛门括约肌痉挛患者，可进行指间刺激。方法是：护理人员戴手套用食指蘸润滑剂，将肛门口的大便挖出，把手指放在肛门括约肌处，做 360°环状刺激 15～30 秒，隔 15 分钟再挖大便。

8. 灌肠法

灌肠法适用于经上述方法处理后仍无法排便者。可首先采用小量不保留灌肠，常用灌肠液有 50％甘油、"1、2、3"灌肠液（50％硫酸镁 30 mL、甘油 60 mL、温开水 90 mL）。大量不保留灌肠用于 3～4 天未解大便且大便干硬者，常用灌肠液有生理盐水或 0.1％～0.2％肥皂液500～1000 mL。

（二）大便失禁

大便失禁是指因中枢神经的损伤或病变导致排便不受意识支配，肛门括约肌失去控制能力，大便不自主地排出。康复护理及训练的目的是帮助患者控制大便。

1. 饮食调理

在无肠道感染的情况下，应减少调味品及粗纤维食品的摄入。

2. 观察排便反应

了解患者排便时间、规律，观察排便前表现，如患者因进食刺激肠蠕动而引起排便，则应在饭后及时给予便盆；如患者排便无规律，则应酌情定时给患者使用便盆，以试行排便，帮助患者重建排便的控制能力。

3. 刺激肛门收缩

对肛门括约肌松弛的患者，可用特殊电极对肛门括约肌进行低频脉冲电刺激，增加肛门括约肌的紧张度；用手指按压、弹拨刺激肛门括约肌收缩；有意识地进行抬臀、缩肛、提肛练习等。

4. 皮肤护理

及时用温水清洗会阴及肛门周围的大便，以免引起肛周皮肤感染。如肛周发红，可涂氧化锌软膏。

三、肠道功能训练注意事项

1. 做好心理护理工作，尊重患者人格，鼓励患者树立信心，使患者认识到排便训练要有耐心和毅力，需要坚持数周甚至数月，不能因为暂时效果不佳半途而废。

2. 训练时间应符合患者的生活规律，并根据具体情况适当调整。

3. 避免长期使用缓泻药，以建立良好的排便规律为目的，尽量少用或不用药。

第六节 压疮护理

一、概述

压疮或压力性溃疡是身体局部组织长期受压、血液循环障碍、组织营养缺乏导致皮肤失去正常功能，而引起的组织破坏和坏死。压疮具有发病率高、病程发展快、难以治愈和治愈后易复发的四大特点。久治不愈的压疮还易并发骨髓炎、败血症和低蛋白血症等。这些并发症不仅使治疗更加困难，甚至因此而导致死亡。

（一）压疮的发生原因

1. 压力

长时间持续的机械压力由身体表面传至骨面，压力呈锥形分布，锥底为受压的身体表面，而骨骼上的组织承受最大的压力。因此最重的损伤常见于肌层而非皮肤。主要见于意识不清、感觉障碍或不能主动变换体位的患者。另外，使用石膏、夹板固定或所用支具、轮椅规格不适宜时，也易使局部组织受压。

2. 剪切力和摩擦力

当皮肤保持不动而其下的组织移动时会发生剪切情况，若皮肤在其承重面上移动则会产生摩擦力，最轻的摩擦引起皮肤撕裂，但破损限于表皮和真皮层。剪切力、摩擦力与骶部压疮发生率高有关。若床头抬高，则骶骨部组织所受压力比床放平时更大，尽管骶尾部皮肤与床面附着在一起，但身体却滑向床尾，这就会使从下面的肌肉供应血液给皮肤的动脉受压，使皮肤缺血而引起基底面积广泛的剪切性溃疡。剪切力的常见原因包括痉挛、坐姿不良、卧姿不良、转移不当等。当合并有压力和剪切力时，摩擦力会进一步加重损害。

（二）压疮形成的继发性危险因素

1. 运动

控制身体姿势能力的丧失或减弱是压疮最常见的危险因素。引起运动能力减弱的主要疾病有卒中、关节炎、多发性硬化、脊髓损伤、脑外伤、抑郁、躯体无力和精神错乱，应协助患者达到和保持尽可能高的运动水平，采取有效措施增加身体运动。

2. 营养状况

机体营养状况差、水肿、贫血、极度消瘦、恶病质，以及患有糖尿病、截瘫、持续性植物状态等疾病的患者，由于局部组织血液及氧气供应差，承受压力能力低，极易发生压疮，而且产生压疮后的恢复能力也较差。

3. 年龄

随着年龄增长，有效分配压力的能力被削弱，伴有胶原合成能力下降，导致组织弹力降低且僵硬程度增加，这些因素可使组织容易受损而修复能力减低。

4. 潮湿

潮湿是压疮形成的一个重要促进因素，若不能有效控制会使皮肤软化。随着表皮组织的软化，张力降低；受压后给予较大摩擦力时皮肤极易破损。如大小便失禁或汗液、分泌物未及时清除，使局部皮肤浸泡于粪、尿、汗和分泌物中，导致皮肤抵抗力及对压力的耐受性降低，容易破损而诱发压疮。

二、压疮预防

压疮的预防包括环境与设施的管理、预防措施及健康教育等。

(一) 环境与设施

①保持环境安静、清洁、通风。②床单位保持整洁，当床单被弄湿，应立即更换，使床单平整，避免起皱。③使用辅助器具减轻皮肤的压力，如轮椅坐垫、减压床垫及受压皮肤使用泡沫敷料等。

(二) 预防措施

①认真了解容易导致压疮发生的潜在危险因素，如患者的精神状态、大小便控制能力、营养状况，以及皮肤的外观、张力和皮肤感觉是否正常等。②对压疮高危患者制订康复护理计划，如使用啫喱垫、波浪床及泡沫垫等预防压疮装置，每 2 小时内翻身、检查皮肤 1 次。③失禁患者要局部预防性使用药膏保护皮肤，如氧化锌等。④协助患者进行体位转移时要有足够人手，避免拖拉患者而产生摩擦。⑤改善患者营养状况，营养状态不佳者要多进食高蛋白、高碳水化合物食物及富含微量元素、维生素的食物，体重超标者要制订减肥计划。

(三) 健康教育

①对患者及家属做好相关的健康教育，让他们认识到压疮的危害以及预防压疮的重要性。②指导患者定时检查自己的皮肤，例如每天睡前或晨起时全面检查皮肤，如发现皮肤压红或破损应及时处理。③睡前及使用轮椅前，应检查床单、椅面有无异物，及时将异物清扫干净。④患者处于坐位时，髋关节、膝关节及足跟应保持直角，使体重平均分布于两侧臀部，截瘫患者坐轮椅时，应每隔 30 分钟抬起臀部减压 1 次。⑤贴身衣物应质地柔软合体，无褶皱。⑥保持皮肤的卫生，定时沐浴，使用温和的沐浴用品，但避免过度搓揉皮肤。⑦鼓励患者尽量增加活动，以促进血液循环，减少血管栓塞的机会。

三、压疮治疗

压疮的治疗包括全身治疗和局部治疗两方面。

(一) 全身治疗

改善患者的营养状况是促进创面愈合的重要条件，因此压疮患者应给予高蛋白、高热量、高纤维素饮食，还可按医嘱给予静脉滴注血浆、清蛋白、丙种球蛋白等增强全身抵抗力。同时使用敏感抗生素控制感染，防止感染扩散。

(二) 局部治疗

局部治疗的原则主要是解除压迫、保护创面、促进愈合。根据压疮的不同时期，选择合适的治疗方法。

1. 清洗伤口

①创面的清洗宜用生理盐水。②消毒剂应慎用，因为消毒剂虽然有杀菌效果，但是也对新生的细胞有毒性作用。③清洗伤口最好采用冲洗方式，以减少医用棉球或棉签上的棉絮掉落在伤口基部组织，影响伤口的愈合，若无法采用冲洗方式，必须将棉球或棉签完全浸湿再进行清洗消毒。④局部感染压疮伤口可使用抗菌敷料或负压引流装置，压疮伤口已造成败血

症等严重并发症时，应使用全身性抗生素控制感染，抗生素的选择应依据创面的细菌培养和药物敏感试验结果而定。⑤护士应根据压疮的具体情况确定换药的频率。

2.清创

有坏死组织的压疮，应先清除坏死组织。切除坏死组织可以缩短伤口的愈合过程。有坏死性创面的压疮应该彻底地清洗，并通过酶性、机械性或自溶性清创方法进行清创。

3.伤口敷料的选择

目前普遍认为，湿润的伤口环境可使上皮细胞增生加快，促进伤口的愈合。选择敷料的原则是保持压疮组织的潮湿环境及周围完好皮肤的干燥。目前用于压疮的敷料有多种。在临床上应根据压疮的具体情况选择换药的敷料。伤口敷料分为内层、中层和外层：①内层敷料直接与压疮伤口接触，应具备吸收伤口渗液、使伤口不过于潮湿的能力，而且保护伤口不受感染，也不会与伤口粘连，如油纱。②中层敷料的主要功能是吸收引流液并缓解外界的摩擦和碰撞，可用棉垫、纱布等。③外层敷料必须使中内层敷料紧密靠合固定，又能符合身体活动的要求而屈伸自如，让患者感到舒适，同时外层敷料还有加压伤口的作用，如绷带。

4.负压引流

负压引流疗法是近年迅速发展起来的新的创面治疗技术，有助于刺激肉芽组织生长、充分引流、抑制细菌的生长、保持伤口湿润等。由于负压引流是封闭式引流，可减少异味，使患者感觉舒适，同时减少换药次数，减轻护士工作量。负压引流主要用于难愈合性、感染性伤口，不适用于有瘘管、血管暴露的伤口等。负压引流的具体操作步骤：①评估伤口的情况。②清洗伤口，有坏死组织的伤口应先进行清创。③适当剪裁伤口引流用的海绵，尽量做到与创面大小相符，使伤口创面均可接触到海绵。④覆盖透明薄膜，然后于密封的薄膜上剪出一个直径约 5 cm 的空洞，将负压吸管口对准空洞，并做好固定。⑤打开负压，调节负压参数，观察并记录引流情况。

5.物理治疗

不同时期的压疮可根据创面的情况适当选用红外线、紫外线或超短波等物理治疗方法。

第七节　日常生活活动能力训练

日常生活活动对于一般人来说是很容易完成的简单动作，而对于病、伤、残造成的功能障碍者，则是难以完成的复杂动作。通过康复训练及护理，使患者尽可能地获得日常生活活动能力，对提高患者生活质量及实现回归社会具有重要的意义。

一、日常生活活动能力训练原则

1.根据日常生活活动能力评定结果，制订切实可行的训练计划。

2.设计的活动项目难度应比患者的能力稍高，并针对患者的生活习惯、活动表现及学习态度灵活应用。

3.训练应与实际生活相结合，指导和督促患者将训练内容应用于日常生活活动中，如进食活动在中、晚餐时训练，更衣活动在早晨或晚间训练。

4. 鼓励患者尽量自己完成所有的训练步骤，必要时护理人员才给予协助。

5. 患者家庭成员参与训练，指导家属学会用恰当的方式帮助患者自理生活。

6. 配合其他治疗性活动，促进体能与运动的协调性，增强活动的技巧性。

7. 使用辅助器之前，应先考虑其他实用方法，只有必须使用时，才提供辅助器及其使用技术。

二、日常生活活动能力训练方法

（一）饮食动作训练

饮食是人体摄取营养的必要途径，营养是保证人体健康的重要条件。康复患者常因进食不能自理而直接影响营养的补充，因此，对意识清醒、全身状况稳定的患者进行饮食动作训练，对促进其身体康复、提高生活活动能力具有很重要的意义。

1. 训练方法

（1）进食训练：①患者身体靠近餐桌，患侧上肢放在桌子上，手臂正确的位置可以帮助患者进食时保持对称、直立的坐姿。②将食物及餐具放在便于使用的位置，必要时碗、盘应用吸盘固定。③用健手握持筷（勺）子，把筷（勺）子放进碗内，拨动筷（勺）子把食物送进口中，咀嚼、吞咽食物。④帮助患者用健手把食物放在患手中，再由患手将食物放于口中，以训练健、患手功能的转换。⑤当患侧上肢恢复一定主动运动时，可用患手进食。⑥丧失抓握能力、协调性差或关节活动受限者，应将食具加以改良，如使用加长加粗的叉、勺，或将叉、勺用活套固定于手上。

（2）饮水训练：①杯中倒入适量的温水，放于适当的位置。②可用患手持杯，健手帮助以稳定患手，端起后送至嘴边。③缓慢倾斜杯子，倒少许温水于口中，咽下。④必要时用吸管饮水。

2. 训练注意事项

（1）为患者提供良好的进食环境，进食前如有活动的义齿先取下。

（2）鼓励患者尽可能自己进食，必要时才给予帮助。

（3）注意观察患者的咀嚼及吞咽能力，防止发生误吸。

（二）穿脱衣服训练

衣物穿脱是日常生活活动中必需的动作。康复患者因功能障碍，造成衣物穿脱困难，只要患者能保持坐位平衡，有一定的协调性和准确性，就开始指导其利用残存的功能进行穿脱衣物训练，以尽快获得独立生活的能力。下面以偏瘫患者为例介绍瘫痪患者穿脱衣服训练。

1. 训练方法

（1）穿脱开身上衣：穿衣时，患者取坐位，健手找到衣领，将衣领朝前平铺在双膝上，患侧袖子垂直于双腿之间。用健手将患肢套进衣袖并拉至肩峰→健侧上肢转到身后，将另一侧衣袖拉到健侧斜上方→健侧上肢穿入衣袖→整理并系好扣子。脱衣过程与穿衣相反，健手解开扣子→健手脱患侧衣服至肩下→脱健侧衣服至肩下→两侧自然下滑脱出健手→再脱出患手。

（2）穿脱套头上衣：穿衣时，患者取坐位，健手将衣服平铺在健侧大腿上，领子放于远端，患侧袖子垂直于双腿之间。健手将患肢套进袖子并拉到肘以上→再穿健侧袖子→健手将套头衫背面举过头顶，套过头部，整理好衣服。脱衣时先将衣服上推至胸部以上→再用健手拉住衣服背部→将衣服经过头退到前面→脱出健手→最后脱出患手。

（3）穿脱裤子：穿裤子时，患者取坐位，健手置于腘窝处将患腿抬起放在健腿上。健手穿患侧裤腿，拉至膝以上→放下患腿，全脚掌着地→穿健侧裤腿，拉至膝上→抬臀或站起向上拉至腰部→整理系紧腰带。

脱裤子时，患者取站立位，松开腰带，裤子自然下落→坐下抽出健腿→抽出患腿→健腿从地上挑起裤子→整理好备用。

平衡较好的患者取坐—站式，平衡不好的患者取坐—卧式穿脱衣裤。

（4）穿脱鞋袜：穿鞋或穿袜子时，患者取坐位，双手交叉将患腿抬起放在健腿上→健手为患足穿鞋或穿袜子→放下患腿，全脚掌着地，身体重心转移至患侧→再将健腿放于患腿上→穿好健足鞋或袜子。脱鞋或脱袜子顺序与穿相反。

2．训练注意事项

（1）帮助患者选择大小、松紧、厚薄适宜的衣物，以利于穿脱和穿着舒适。

（2）偏瘫患者穿衣服时应先穿患肢，后穿健肢；脱衣服时先脱健肢，后脱患肢。

（3）将患者衣服上的纽扣换成尼龙搭扣或按扣，裤带选用松紧带，以便操作。

（4）鞋和袜子应放在患者身边容易拿到的地方，且位置应固定。

（三）个人卫生训练

清洁卫生是人不可缺少的需要。全身皮肤的清洁，对于调节体温和预防并发症有重要意义。康复患者生活不能自理，大多体现在不能解决个人卫生问题上，这不但对健康不利，且对个人形象也有影响。因此，当患者能在轮椅上坚持坐位30分钟以上，健侧肢体肌力良好时，应尽快进行个人卫生训练。

1．训练方法

（1）洗脸、洗手、剪指甲等训练：①患者坐在洗脸池前，健手打开水龙头放水，调节水温。健手洗脸、洗患手及前臂。洗健手时，患手贴在水池边伸开放置，将毛巾固定在水池边缘，涂过香皂后，健手及前臂在患手或毛巾上擦洗。拧毛巾时，将毛巾套在水龙头上或患侧前臂上，用健手将两端合拢，向一个方向拧干。②打开牙膏盖时，可借助身体将物体固定（如用膝夹住），健手将盖旋开，刷牙的动作由健手完成，必要时可用电动牙刷代替。③清洗义齿或指甲，用带有吸盘的毛刷、指甲剪等，固定在水池边缘。④剪指甲时，可将指甲剪固定在木板上进行操作。

（2）洗澡训练：①盆浴时，患者坐在紧靠浴盆的椅子上，脱去衣物，用双手托住患腿放入盆内，再用健手握住盆边，健腿撑起身体前倾，抬起臀部移至盆内，健腿放入盆内；亦可用一块木板，下面拧入两个橡皮柱固定在浴盆一端，患者将臀部移向盆内木板上，将健腿放入盆内，再帮助患腿放入盆内。②洗涤时，用健手握毛巾擦洗或将毛巾一端缝上布套，套于患臂上协助擦洗，也可借用带有长柄的海绵球擦洗背部和身体远端。③拧干毛巾时，将其压在腿下或夹在患侧腋下，用健手拧干。④洗毕，出浴盆顺序与前面步骤相反。⑤淋浴时，患者可坐在淋浴凳或椅子上，这样洗澡较容易进行。

2．训练注意事项

（1）根据季节调节浴室温度，一般在（24±2）℃，洗澡水温在 40～45℃。

（2）训练时护理人员应在旁保护，患者出入浴室应穿防滑拖鞋，洗澡时间不宜过长，以免发生意外。

（3）注意观察患者体温、脉搏、血压等全身情况，如有异常及时处理。

三、日常生活活动能力训练注意事项

1．训练前做好各项准备。如帮助患者排空大小便，避免训练中排泄物污染训练器具；固定好各种导管，防止训练中脱落等。

2．训练应由易到难，循序渐进，切忌急躁，可将日常生活活动的动作分解为若干个细小动作，反复练习，并注意保护，以防发生意外。

3．训练时要提供充足的时间和必要的指导，护理人员要有极大的耐性，对患者的每一个微小进步，都应给予恰当的肯定和赞扬，以增强患者的信心。

4．训练后要注意观察患者精神状态和身体状况，如是否过度疲劳，有无身体不适，以便及时处理。

第八节　心理护理

一、概述

（一）定义

心理护理是指在康复护理过程中，护士运用心理学的理论和技术，以良好的人际关系为基础，通过各种方式或途径，积极地影响、改变患者的不良心理状态和行为，以解决患者的心理健康问题，促进患者的康复。

（二）特点

①个体化与复杂化：每个患者对疾病的体验都不相同，而且在不同的阶段，患者的心理问题也不同；同时，患者的心理状态受到多种复杂因素的影响，因此护士应针对每个患者的心理特点，进行个体化的心理护理。②广泛性与情境性：广泛性是指患者在医院环境下，其心理活动无时不在护士的影响下产生作用；情境性是指患者的心理活动受环境的影响而变化。③社会性：指患者的心理状态离不开社会环境的影响，社会环境包括社会支持、周围人们的态度等。

（三）原则

心理护理的原则：①建立良好的沟通环境：融洽和良好的沟通环境是心理护理的基础。②身心治疗相结合：在康复护理中，各种疾病的心理因素和躯体因素可以互为因果和互相影响，因此在心理护理的同时应综合药物、运动等其他治疗方法，积极处理和改善躯体症状，而在躯体治疗的同时，应充分发挥心理护理的作用，以减轻消极心理因素，使患者积极面对疾病。③自主性原则：使患者认识到自我护理是一种为了自己的生存、健康所进行的活动，是一种心理健康的表现，应自觉地在医护人员的指导下参与自身的康复护理过程。

二、心理护理方法

（一）环境要求

在病房和床位的选择上，针对患者的不同的疾病特点、性格特点、心理特点进行安排。将积极、开朗、乐观的患者与消极、抑郁、悲观的患者安排在同一间病房，或者将康复进展迅速、成功的患者与病情反复、情绪低落的患者安排在同一间病房，使他们能够互相交流情感，用一方积极的情绪去感染和改变另外一方，从而激发患者的积极的心理状态。同时，应主动与患者交流，尊重患者，善于倾听。当患者有疑问时，应及时予以解决，以建立和谐的沟通环境。

（二）放松疗法

放松疗法又称为肌肉松弛训练或自我调整疗法，是一种通过各种固定的训练程序，使患者学会生理上和躯体上放松的一组行为治疗方法。放松训练可以使患者肌肉放松，消除紧张和疲劳，缓解疼痛，镇静和催眠，让患者处于放松、休息状态。放松训练可以在任何体位上进行。

1. 渐进性放松法

渐进性放松法是指患者依靠自我暗示来有意识地反复练习肌肉的紧张和放松，然后使全身逐渐进入放松状态。

具体操作方法：让患者靠在舒服的椅子上，回想最令人愉快和松弛的情景，双臂放于椅子扶手，处于舒适随意的状态。首先让患者握紧拳头，然后松开，咬紧牙关，然后松开。反复做几次，目的是让患者细心体会什么是紧张，什么是松弛。在领会了紧张与放松的主观感觉之后，才宜进行放松训练。放松训练从前臂开始，因为前臂的松弛度最易掌握。然后依次练习放松面部、颈部、肩、背、胸、腹、下肢。借助生物反馈技术，可加快放松进程。放松训练时周围环境要安静，光线柔和，气温适宜。每天训练 20～30 分钟，每天或隔天一次，最终要求患者在日常生活中可以随意放松，达到自如的程度。

2. 钟摆样摆动法

将上肢或下肢置于下垂位，前后放松摆动，直到肢端出现明显的麻木感为止，也可以加 0.4～1.0 kg 重量的物体于肢端，然后再摆动，以达到肌肉放松的程度。也可用此方法来训练肩、髋、膝关节的活动。

3. 深呼吸放松训练

深呼吸放松训练方法简单，常可以起到很好的放松效果。具体做法：让患者处于站位或坐位，双肩下垂，闭上双眼，慢慢做深呼吸。在呼吸变慢、越来越轻松的同时，想象自己的心跳也在渐渐地变慢，变得越来越有力，整个身体变得很平静，周围好像没有任何东西，自己感到轻松自在，静默数分钟结束。

4. 肌肉放松体操

用于肌张力严重增高无法放松的患者。主要用于颈部、肩部、胸部、背部肌肉的放松训练。做肌肉放松操前在相应的部位进行热敷和按摩，可在仰卧位、坐位、站立位、步行等各种姿势下进行。多数体操配合呼吸运动，让患者吸气时收缩，呼气时放松。

（三）心理支持

心理支持疗法主要针对处于震惊、否定和抑郁阶段的患者。进行支持疗法时，护士要热情对待患者，对患者的痛苦与困难给予高度同情，给予他们关心和尊重。主要治疗程序包括倾听、解释、指导、支持等。

1. 倾听

护士一定要善于倾听患者的诉说。一方面是为了了解患者的痛苦和问题所在，另一方面护士专心倾听他们的诉说，会使患者体会到护士在严肃认真地关心他们的病情，有助于患者树立起战胜疾病的勇气和信心，也使护士和患者之间建立起充分信任的关系。

2. 解释

护士在了解患者心理问题的原因后，应对问题进行透彻的分析，并向患者做出适当的解释，提出解决困难的办法和真诚的劝告，以便于患者慢慢地领悟。

3. 指导

调动患者自己内在的积极性，共同对存在问题进行透彻的分析，让患者认清问题的实质，逐渐领悟出解决问题的有效方法，并树立信心去解决。

4. 支持

许多患者的恢复是一个漫长的过程，患者往往陷入悲观、无助的境地。因此，护士应多关心患者和患者家属，同他们一起制订康复护理计划，让患者感受到所有的医护人员都在支持他，从而树立信心，积极参与康复。

参考文献

[1] 张秀花. 护理院康复技术 ［M］. 北京：科学出版社，2021.

[2] 杨信才，刘涓，周顺林，等. 高等医学院校教材 康复护理学 ［M］. 北京：北京大学医学出版社，2020.

[3] 刘陵鑫. 现代临床康复治疗学 ［M］. 哈尔滨：黑龙江科学技术出版社，2020.

[4] 郭声敏，刘鹏飞，冯利. 康复护理学 ［M］. 北京：中国科学技术出版社，2020.

[5] 沈泽群. 康复护理实践与探究 ［M］. 上海：同济大学出版社，2020.

[6] 刘越. 实用康复治疗与操作技巧 ［M］. 开封：河南大学出版社，2020.

[7] 戴波，薛礼. 康复护理 ［M］. 武汉：华中科技大学出版社，2020.

[8] 梅求安. 临床康复评定与治疗 ［M］. 长春：吉林科学技术出版社，2019.

[9] 谭燕泉. 康复护理 ［M］. 南京：江苏凤凰教育出版社，2019.

[10] 刘爱杰，张芙蓉，景莉，等. 实用常见疾病护理 ［M］. 青岛：中国海洋大学出版社，2021.

[11] 张翠华，张婷，王静，等. 现代常见疾病护理精要 ［M］. 青岛：中国海洋大学出版社，2021.

[12] 郑敏娜，孟磊，苏晗. 老年康复护理 ［M］. 武汉：华中科学技术大学出版社，2021.

[13] 张秀花. 护理院康复技术 ［M］. 北京：科学出版社，2021.

[14] 霍孝蓉；钱新艳. 专科护理临床指引老年及康复分册 ［M］. 南京：江苏科学技术出版社，2020.

[15] 丁小萍，彭飞，胡三莲. 骨科疾病康复护理 ［M］. 上海：上海科学技术出版社，2020.

[16] 刘跟莉. 心脑血管疾病康复护理 ［M］. 北京：中国纺织出版社，2020.

[17] 徐春红. 临床外科诊治与护理康复 ［M］. 长春：吉林科学技术出版社，2020.

[18] 朱俊玲. 心内科疾病护理与康复 ［M］. 南昌：江西科学技术出版社，2020.